现代著名老中医名著重刊丛书

北京中医医院　北京市中医学校　编

第二辑

现代著名老中医名著重刊丛书

刘奉五妇科经验

人民卫生出版社

图书在版编目（CIP）数据

刘奉五妇科经验/北京中医医院等编. —北京：人民卫生出版社，2006. 2

（现代著名老中医名著重刊丛书　第二辑）

ISBN 978-7-117-07400-1

Ⅰ. 刘…　Ⅱ. 北…　Ⅲ. 中医妇科学－经验－中国－现代　Ⅳ. R271. 1

中国版本图书馆 CIP 数据核字（2005）第 160866 号

现代著名老中医名著重刊丛书

第　二　辑

刘奉五妇科经验

编　　者：北京中医医院　北京市中医学校
出版发行：人民卫生出版社（中继线 010-59780011）
地　　址：北京市朝阳区潘家园南里 19 号
邮　　编：100021
E - mail：pmph @ pmph. com
购书热线：010-59787592　010-59787584　010-65264830
印　　刷：中农印务有限公司
经　　销：新华书店
开　　本：850 × 1168　1/32　　印张：10. 75
字　　数：230 千字
版　　次：2006 年 2 月第 1 版　2025 年 1 月第 1 版第 16 次印刷
标准书号：ISBN 978-7-117-07400-1
定　　价：20. 00 元
打击盗版举报电话：010 - 59787491　E - mail：WQ @ pmph. com
质量问题联系电话：010 - 59787234　E - mail：zhiliang @ pmph. com

出版说明

自20世纪60年代开始，我社先后组织出版了一批著名老中医经验整理著作，包括医论医话等。半个世纪过去了，这批著作对我国近代中医学术的发展产生了积极的推动作用，整理出版著名老中医经验的重大意义正在日益彰显，这些著名老中医在我国近代中医发展史上占有重要地位。他们当中的代表如秦伯未、施今墨、蒲辅周等著名医家，既熟通旧学，又勤修新知；既提倡继承传统中医，又不排斥西医诊疗技术的应用，在中医学发展过程中起到了承前启后的作用。这批著作均成于他们的垂暮之年，有的甚至撰写于病榻之前，无论是亲自撰述，还是口传身授，或是其弟子整理，都集中反映了他们毕生所学和临床经验之精华，诸位名老中医不吝秘术、广求传播，所秉承的正是力求为民除瘼的一片赤诚之心。诸位先贤治学严谨，厚积薄发，所述医案，辨证明晰，治必效验，不仅具有很强的临床实用性，其中也不乏具有创造性的建树；医话著作则娓娓道来，深入浅出，是学习中医的难得佳作，为近世不可多得的传世之作。

由于原版书出版的时间已久，已很难见到，部分著作甚至已成为学习中医者的收藏珍品，为促进中医临床和中医学术水平的提高，我社决定将一批名医名著编为

《现代著名老中医名著重刊丛书》分批出版，以飨读者。

第一辑收录13种名著：

《中医临证备要》　《施今墨临床经验集》
《蒲辅周医案》　《蒲辅周医疗经验》
《岳美中论医集》　《岳美中医案集》
《郭士魁临床经验选集——杂病证治》
《钱伯煊妇科医案》　《朱小南妇科经验选》
《赵心波儿科临床经验选编》《赵锡武医疗经验》
《朱仁康临床经验集——皮肤外科》
《张赞臣临床经验选编》

第二辑收录14种名著：

《中医入门》　《章太炎医论》
《冉雪峰医案》　《菊人医话》
《赵炳南临床经验集》　《刘奉五妇科经验》
《关幼波临床经验选》　《女科证治》
《从病例谈辨证论治》　《读古医书随笔》
《金寿山医论选集》　《刘寿山整骨经验》
《韦文贵眼科临床经验选》
《陆瘦燕针灸论著医案选》

这批名著原于20世纪60年代前后至80年代初在我社出版，自发行以来一直受到读者的广泛欢迎，其中多数品种的发行量都达到了数十万册，在中医界产生了很大的影响，对提高中医临床水平和中医事业的发展起到了极大的推动作用。

为使读者能够原汁原味地阅读名老中医原著，我们在重刊时采取尽可能保持原书原貌的原则，主要修改了原著中疏漏的少量印制错误，规范了文字用法和体例层次，在版式上则按照现在读者的阅读习惯予以编排。此外，为不影响原书内容的准确性，避免因换算造成的人为错误，部分旧制的药名、病名、医学术语、计量单位、现已淘汰的检测项目与方法等均未改动，保留了原貌。对于犀角、虎骨等现已禁止使用的药品，本次重刊也未予改动，希冀读者在临证时使用相应的代用品。

人民卫生出版社

2005 年 10 月

编写说明

刘奉五老医生从事中医妇科40多年，具有十分丰富的临床经验，临床疗效显著，在中医界颇有影响。现将其临床经验整理后汇集成册，定名为“刘奉五妇科经验”。本书内容包括以下三个部分：

一、医话类：共计13篇。主要反映他在实践中，对于中医妇科基本理论的独特看法和临床体会。例如，肝、脾、肾三脏及冲任二脉的生理病理与妇科病发生的关系；妇科气证、血证、月经失调辨证论治规律的初步探讨；对妇科手术后感染发烧、妇科肿瘤化疗后胃肠道反应中医辨证论治的心得体会；以及某些妇科常用方、药的个人体会和发挥等。

二、医案类：计有41个病种，131个病例（连同医话类的病种举例4个，病例20个，共计病种45个，病例151个），绝大多数属于妇科常见病、多发病，以及一些疑难重症，按照经、带、胎、产、妇科杂病序列分述。主要反映他的辨证立法思维和制方用药特点，不但包括成功的经验，对于失败的教训也加以分析。通过个例的特殊性，也将对这一类疾病的普遍看法一并叙述，力求比较全面地反映他的临床经验。

三、经验方药类：主要收集他在长期实践中逐步摸索出来的，针对妇科常见病、多发病及一些疑难病，比较定型且行之有效的经验方16个。刘老医生也曾参加过农村巡回医疗队，到山区为农民服务，受到欢迎。本书也把他根据当地的中草药情况和实际需要实践过的有效小方小药17个一并收入。同时还将妇科常用中药（98味）心得，并按升、降、收、开、温、清、补、泄8类进行归纳，以供参考。

北京中医医院　北京市中医学校

1976年5月

目　录

医 话 类

“脾胃升降”临床意义浅见

脾与胃以膜相连，位于腹中，一脏一腑，互为表里，为机体气化升降的枢纽。脾主运化，胃主受纳，脾为胃行其津液，升清降浊输布水谷之精微，为气血生化之源。胃强脾健则水谷气盛，精足神旺，气机畅和，先天得养，后天得济。另外脾还有益气、统血、主肌肉、主四肢等重要的功用。脾胃还能使糟粕、腑气向大肠传导输化，以化腑浊泄毒热，故称之为“后天之本”。

一、“脾胃升降”的体用关系

脾胃在消化水谷、吸收输布津液方面，是相互合作的。脾居中州，在里属阴，藏而不泻，故脾为阴脏。但其性主升，升则为阳，升也要靠阳气，津液赖以上输。脾不升则无用，无阳则不可以升。脾主运化，为动，动则为阳，故脾是体阴而用阳。胃为腑属阳，泻而不藏，其性主降，降则为阴，水谷入胃得以下行，全靠胃腑下降之功。无阴则不降，不降则腑气不通，糟粕不下，毒浊污物不化，故胃是体阳而用阴。

脾喜燥而恶湿，胃喜润而恶燥。湿为阴邪，湿邪太过，脾阳受困不能升，则脾运失司。胃得湿润之气方能下降，燥为阳邪，燥气过盛则阴气必伤，阴气伤则失去润下之功。正如《叶天士医案》中所说：“脾宜升则健，胃宜降则和。太阴湿土，得阳始运；阳明燥土，得阴始安。”虽然，脾喜燥、胃喜润，但是，也不能太过，燥气太过反伤脾之阳气，耗其津液；滋润太过，反伤胃之阳气。燥与润相反相成，升与降相须为用。

二、“脾胃升降”与诸脏的关系

（一）肝与脾

《金匮要略·脏腑经络先后病脉证》中说：“见肝之病，知肝传脾，当先实脾”，意思说通过恢复脾胃的功能，尔后达到治疗肝病的目的，治脾宜升，治胃宜降；肝气郁结、横逆首先伤脾，肝旺则胆火郁结，若与胃气相并则上逆，逆而为病，则见恶心、呕吐、口苦等症。治疗时，应疏肝解郁，条达气机，清肝胆火，使胃气下降，脾气得升，则诸症皆除，此乃通过治肝而达到治脾的目的；又如肝旺脾虚，致使脾气不升，痛必泄泻，治疗时则应抑肝健脾，方用痛泻要方，其中白芍和肝抑肝，防风疏肝升脾阳，白术健脾补气，陈皮和胃，肝郁疏解，脾气得升，则痛泻自止。

（二）心与脾

心藏神，脾主思。思虑过度则心脾两伤。脾气郁久，则气结而不得升，心气衰则脾气易损，肌肉消瘦。妇科常用归脾汤以养血补心，升脾益气。养心气才能解郁结，郁结解则脾阳升畅，气旺而血自生。

（三）肺与脾

脾主散精，上输于肺。脾气旺盛，则肺气充足，脾气不足则肺气也虚，所以，治肺也要治脾。而肺主治节，洒陈津液，若肺气不宣，则脾气也难以升畅。如四君子汤中人参补肺气，白术补脾气，茯苓佐白术以健脾渗湿，甘草益气补中，健脾养胃升阳补气。如肺虚、肺痨、虚损等证，阴津不足，饮食少进，精血不足，妇女闭经。一般多脾肺双补始能速效。

（四）脾与肾

肾是藏精之脏，乃“先天之本”，居于下焦，为阴中之至阴，既存真阴又寓真阳。而脾为气血津液化生之源，是供给肾阴肾阳不断滋生的物质基础。肾阳不足，不能鼓动脾阳，则脾气不易升畅。脾气弱，运化失职，不能输精于肾，则肾气也不足。脾与肾相互滋助。例如，四神丸虽称主治肾泄，而其中破故纸补命门之火，吴茱萸温中祛寒，肉豆蔻行气消食，暖胃理肠，五味子敛阴益气，固涩止泻，生姜暖胃，大枣健脾。此方温肾暖脾，固肠止泻，脾肾双治，以治肾为主。

三、“脾胃升降”的临床意义

（一）治脾与治胃的内在联系

脾与胃互为表里。脾既病，胃不能独行津液，胃既病，脾无所禀受，故脾胃为病相互影响。临床上往往会出现病在胃兼见脾病证候，病在脾兼见胃病证候。如果单纯表现为脾虚，也可以重点补脾，方如参苓白术散、补中益气汤等。有时虽表现为脾虚，而源于胃病，例如因为胃滞下利影响脾气，似为脾虚泻，但是重点不能治脾，而应消食导滞，滞去则利止，脾气也得以恢复。相反，若见有食纳量少、口干、心慌、气短，似为胃滞纳呆，单纯用消导剂不能奏效，而用香砂六君子汤或五味异功散等以补脾为主，反而能治愈。因此，健脾与和胃两者殊难分开，必须分清主次，有所侧重，以求治本。

（二）升阳与滋阴的辩证关系

升阳与滋阴的关系，实际上是临床针对脾喜燥、胃喜润的特性所采取的具体措施，也适应了脾升胃降的对立统一法则。若脾虚，脾气不升，运化无权，就会出现脘冷腹胀，食入运迟，喜热饮，大便溏薄，小溲清利，妇女月经不调，崩漏带下，甚至气虚下陷，四肢乏力，气短懒言，脱肛等症。例如，治疗妇女脾虚湿滞，神倦食少，便溏足肿，带下不止，常用完带汤。方中党参、白术、苍术、陈皮、甘草补脾益气，升阳燥湿，是升阳的侧重方面。同时又用柴胡、荆芥穗加强其升阳散湿的作用。而白芍、山药则滋阴和肝补脾，车前子利水除湿。全方寓补于（升）散，寄消（燥湿）于升（阳），补虚而不滞邪。正确的处理升阳与滋阴的辩证关系，使之阳升阴长，阴生阳长，阴阳协调。又如对于脾虚夹湿崩漏下血，常用的升阳益胃汤加减，名虽益胃，实则健脾。方中六君子助阳益胃，加生黄芪以助补气升阳之功，而柴胡、羌活则升阳散湿（决不可误以其发汗解表弃而不用），都是其升阳的侧重方面。白芍则敛阴以和荣，茯苓、泽泻利湿降浊，少佐黄连以泄降虚火。上述方药，都是根据脾升胃降的特点，正确处理升阳与滋阴二者关系的较好方例。

胃喜润而恶燥，性主降。胃中燥热，阴津不足则咽干口渴，胃纳不佳，治以清（胃）热养阴为主。如沙参麦冬汤中沙参、麦冬、玉竹、天花粉等清热润燥生津养阴之品，重在润降，而扁豆、甘草则益气和中，桑叶轻宣升散，辅以升宣助脾。又如：妇女月经因燥邪伤阴，血虚津亏而致血涸经闭，可用三合汤（即调胃承气、凉膈散、四物汤三方组合而成），使燥热得清，阴津恢复，胃气得降，脾气得升，冲任脉道通利，经水自调。又如妇科温热病出现腑实证时，里热炽盛，使用大承气汤加减急下，通降燥热，结果是生津存阴。有时对于血虚经闭，用归脾汤治疗，欲降先升，欲通先补，阳升血足，冲任满盈，则经血自通。因此无论急下存阴、甘润增液，或升阳益气、阳升阴长，目的都在于正确地处理升阳与滋阴的辩证关系。

总之，医家论脾胃者甚多。结合临床实践体会到，脾胃互为表里，一阴一阳，一升一降，相互为用。脾为阴脏其用在阳，不升则阳无所用，用阳则必升；胃为阳腑其用在阴，阴主降，不降则阴无所用。因此，治脾必知其欲升，治胃必知其欲降。察其阴阳，知其升降，明其补泄，才能抓住脾胃功能的要点。

谈“肾”二三事

肾藏精，主人体生长发育与生殖机能，以及人体的水液代谢，故为“先天之本”。肾所藏之精，包括来源于饮食之精和肾本身之精（生殖之精）。这些精的生成与储藏都由肾气所主。所以肾包括肾精和肾气，亦即肾阴、肾阳两部分。肾精是肾气的物质基础，肾气是肾精的功能体现，两者相互为用。肾的生理功能以及病理变化与妇女的生长发育，以及胎、产、经、带诸证，密切相关。除其他篇节已述者外，赘补以下几点。

一、肾司开阖

《素问·六节藏象论》中说：“肾者，主蛰，封藏之本，精之处也”。《素问·金匮真言论》中说：“北方黑色，入通于肾，开窍于二阴，藏精于肾”。所谓“开窍”与“封藏”，不仅包括水液代谢，而且与泌尿、生殖、排泄器官的生长发育，生殖机能密切相关。概括而言，也就是肾气的开阖功能。肾气充盛则开阖有节，当开则开，当阖则阖。肾气开，则二便自调，月经按时而至，精血、津液排泌适度，性欲正常，两精相搏故能有子。肾气开而不阖，则见泄利、尿频、崩漏、胎漏、性欲妄动等。肾气阖而不开，则肠燥便结，排便无力，小便癃闭，月经稀发、量少，甚而闭经，精血津液枯竭，性欲减退，外阴干枯，阴户失荣，甚致闭锁，交媾困难，卵萎不孕或不能系胎。所以，临床上均应从治肾入手，以求其本。重点在于滋补肾精以益其损，或充养肾气以促进开阖之功能。例如调理月经常用的定经汤；治疗崩漏的寿胎饮，以及治疗习惯性流产、更年期综合征、不孕症的经验方药，都以补肾为主，或辅以补肾的药物。使之肾气充沛，开阖自如。

二、肾气通于脑

《素问·骨空论》中说：“督脉者，起于少腹以下骨中央，女子入系廷孔……，其络循阴器……合少阴，上股内后廉，贯脊属肾”，说明足少阴肾脉与督脉相联，而督脉起于胞中下出会阴，沿脊柱上行过风府入络于脑，至巅顶过百会穴，沿额部下达鼻柱与任脉合于人中穴。所以，肾气与脑，由督脉相贯通。肾精充盛，可以促使脑力充沛，脑主思维，情志舒畅可以促进肾气的功能，二者相互关联。中医认为肾为先天之本，天癸赖以滋养，肾虚则天癸竭，月经闭止，腰酸腿软，性欲减退，面色晦暗，全身乏力，精神疲惫，健忘。从西医的观点来看，月经正常与否有赖于大脑皮层—下丘脑—垂体—卵巢—子宫之间功能协调，其中任何一个环节发生病变，都可以导致月经失调。例如，席汉综合征。除闭经外，还会出现生殖器萎缩，乳汁分泌减少，阴毛、腋毛脱落，性欲减低，消瘦，面色苍白，记忆力减退，精神萎靡，极易疲劳，肌张力减退，基础代谢降低，血压低，血糖低等。临床使用四二五合方（经验方）治疗，取得一定的疗效。方中以五子衍宗丸补肾气，仙茅、仙灵脾补肾阳，四物汤养血补精，突出从肾论治。通过实践不但能改善症状，月经能通，而且萎缩的生殖器官也逐渐有所恢复，内分泌检查结果也有所改善。因此对于本病的病理变化的探讨上，中西医之间看来是有共同可寻之处，值得进一步研究。

三、肺肾相关

《灵枢·经脉》中说："肾足少阴之脉……贯脊，属肾，络膀胱；其直者，从肾上贯肝膈，入肺中，循喉咙，夹舌本"。说明肺与肾在经络上是相通的。因此在水液代谢上，肺主通调水道，为水之上源，肾主开阖，为水之下源。在呼吸方面，肺的呼吸功能，要靠肾的纳气，所以肺主吸气，肾主纳气。肺为华盖居人体的上焦至高之位，肾居下焦至阴之地，上下相隔悬殊，表面上似无联系，但从整体观念来看，肺与肾是有一定联系的。这种联系就是肺主治节，能够输精布化，肺气虚实能够影响肾气。肾受气于肺，又为肺之根，两者相互资助。所以《素问·经脉别论》中说："饮入于胃，游溢精气，上输于脾，脾气散精，上归于肺，通调水道，下输膀胱。水精四布，五经并行。"足太阳膀胱经与足少阴肾互为表里，因此，膀胱为太阳之腑，太阳主一身之表气（皮毛），而肺又主皮毛，所以膀胱与肺在三焦气化过程中，可以说是腑气与表气的关系。若皮毛遇寒则腠理闭塞，膀胱之气也不开，肾气开阖之功也受限。若欲开肾气而利膀胱，则必须通过皮毛宣肺气，始能奏效。例如：五苓散中用桂枝（入太阳经），温通皮毛开太阳之表，肾气也受益而得开，膀胱气化得行，癃闭得通。有些产后尿潴留的患者属于此种类型。可见肺、肾、膀胱的相互关联甚为密切。若从两脏的内在联系来看，足少阴肾之经脉，贯脊属肾，络膀胱而又上贯肝膈，入肺中。肺之精华可以直接入肾以养肾气。肺虚则肾失所养，而肾虚又可以影响到肺。例如：黑锡丹治疗肺肾不足、肾不纳气之虚喘，用黑锡、硫黄温肾补肾以纳肺气而平喘。又如人参、黄芪原为补肺益气之药。但李时珍说，黄芪主虚喘，治肾虚耳聋。他对人参的看法又引用朱丹溪之说，“肺肾虚极者独参汤主之”。可见补肺之药可以益肾。《药性赋》中说:“五味子止嗽痰，且滋肾水”，说明五味子原为入肺之药，既能补肺气也能入肾。妇科常见病中与肺直接相关者较少，多与肾直接相关，有时治肾也借助补肺气而提高疗效。例如：崩中下血危急时大汗出，气虚欲脱，急宜独参汤以救脱，若单纯补肾则远水不解近渴，不能应急救危。近年来，使用四二五合方（经验方），治疗席汉综合征，效果尚好，加人参、黄芪之后，效果更为理想，就是根据肺肾相关的道理逐步摸索出来的。

为什么说“肝为五脏六腑之贼”
——兼谈妇科治肝八法

临床上经常有人提到“肝为五脏六腑之贼”（也有

人说是五脏之贼）。其意义何在？值得推敲。

一、肝的生理功能

为了搞清楚这句话的含义，首先应了解一下肝的生理功能。肝藏血，为罢极之本，意即贮藏血液调节血量，故能耐受疲劳抵御外邪。在体为筋，其华在爪，开窍于目，其液为泪。而且主疏泄条达。人的生命活动，靠脏腑间的密切联系构成生理功能的整体性。肝与其他脏腑、器官、经络密切相关，即相互联系、依存、制约和相互促进。表明了肝能生养五脏六腑的特点。

所谓“肝为五脏六腑之贼”，必然涉及到肝与五脏六腑之间的关系，特别是与五脏之间的关系问题。例如：

肝与肾：肝与肾二者同源，相互滋养。肝之疏泄条达与调节血量的功能，依赖于肾阴的滋助，肾阴（精）物质又需通过肝的疏泄而藏于肾。

肝与脾：脾的运化，必须通过肝的疏泄。反之，脾失健运，也会影响肝的疏泄。

肝与肺：肺主治理调节全身之气，肝主调节全身之血。肝向周身各处输送血液，依赖于肺的治节肃降；肝失条达气壅郁滞，反过来也会影响肺之治节肃降。

肝与心：主要是血液环流与血量调节的关系。心血不足则影响肝的调节，肝血不足也可影响心的功能。心主精神意识，肝主疏泄条达（情绪舒畅），精神与情绪也是相互影响的。

另外，肝与冲任二脉，从经络上就有连属关系。肝为藏血之脏，冲为血海，任主胞宫，肝的功能正常，肝血充足，则血海满盈，月经能以时下。肝与六腑、器官、经络的关系，也都因与其相表里的五脏相关，而直接或间接地相互影响。

总之，肝为血脏，功能贮藏和调节全身的血量。五脏六腑、四肢百骸、各器官组织都赖血以养，肝又能疏调气机，使之气血流畅，经络疏浚，脏腑功能和调，四肢关节健利，诸窍开阖正常，从而使整体机能健壮，精力充沛，情绪舒畅，耐受疲劳，能以抵御外邪。所以，肝能生养五脏六腑，这些都是肝对五脏六腑极其有利的一面。

二、肝的病理

肝以阴血为主以气为用，体阴而用阳，其性喜柔恶刚。所以肝气太过与不及均可致病。主要表现为肝气、肝火、肝风、肝寒等。

肝气：肝气以条达疏畅为顺，若遇太过与不及均可演变为病理性的肝气。不及，则气机不利，胆汁分泌不足，脾胃运化功能减退，脏腑经络的供血不足，筋骨肌肉也失养，耳目不聪，手不能握，足不能步，全身趋于衰退，故有“罢极之本”之称。太过，则气机壅塞郁滞不畅，气机不畅，经脉不通，轻者表现为游走性肢体、关节、肌肉疼痛，即所谓之“肝气窜痛”；重者烦急，胸闷，气憋，两胁胀痛，横逆而犯脾胃，以致嗳气吞酸，胃气上逆，脾湿内生，湿热内蕴，甚至出现黄疸，即所谓“万病不离于郁，诸郁皆属于肝”。是有一定道理的。

肝火：外因所致者，多表现为肝火胆热升腾，目赤眵多，口干口苦，口渴，舌红苔黄或便干溲赤，皮肤起疱疹，局部红肿灼痛。肝胆火热下注，则睾丸阴部肿痛，步履艰难，内因所致者，多因气郁化火。郁火热势较缓，多见烦躁，胸闷，口干，咽燥或见低烧。另外，尚可因为暴怒伤肝（怒则气上），肝气冲逆，血随气上，甚则热势郁结而欲动风，正如《素问·生气通气论》中所说:“大怒则形气绝，而血菀于上”，而出现吐血、衄血、中风、出血、倒经等证。

肝风:《素问·至真要大论》中曾说:“诸风掉眩，皆属于肝”。肝风有内、外、虚、实之分。外因所引起的肝风，多系肝胆热盛而动风，症见惊厥抽搐，即所谓热极生风（或热惊风）；内因所引起的肝风，可因暴怒伤肝，肝风内动，风火相煽，症见严重的眩晕，头痛如裂，颈项牵强，震颤，言语不利，惊厥等，如实火中风见有头剧痛、抽搐等，若因肝阴不足，肝阳上亢，肝风上扰，则见头痛头晕，失眠，肢麻，属于虚风。至于热病后期阴血大伤，也可以引起血虚风动，属于虚风。

肝寒：肝阳不足，虚寒循经下行，则见寒疝，妇女多表现为少腹两侧及腰骶部寒痛。

以上所说的是肝本身的病理。至于肝气、肝火、肝风、肝寒对于诸脏的影响以及夹杂为病，其范围就更加广泛了。例如：

肝与肾：肝阴不足，肝阳上亢，由于肝肾同源，肾阴不足肝阴也虚，也可以导致肝气、肝火、肝风的形成或加重其病情。肝肾阴虚两者也可同时兼见。肝火旺盛，疏泄太过，也可以导致肾不闭藏。

肝与肺：肝火灼肺，则可见咳嗽咳血。肝气郁滞也可以影响肺的肃降，以致喉痒作咳两胁掣痛，或梅核气等。

肝与脾胃：若脾运失职，湿滞中焦，则影响肝之疏泄。脾湿肝郁日久也可以生风。肝气横逆侵犯脾胃，又可以引起脾失升举，胃失和降。

肝与心：心血不足则肝血也不足，肝血不足也可以影响心的功能，肝火上炎也可以引动心火，肝风内动心神也必受扰。

综合以上所述，肝的生理功能正常，则气机条达，经络畅通，气血和调，五脏六腑的功能才能保持正常，所以说肝能生养五脏六腑。如果肝的功能失常，发生肝气、肝火、肝风或肝寒时，则五脏六腑必受其贼害，所以说“肝为五脏六腑之贼”。

三、妇科常见病中的治肝八法

对于肝的具体治疗法则，《素问·脏气法时论》中说：“肝苦急，急食甘以缓之”，“肝欲散，急食辛以散之，用辛补之，酸泻之”。说明肝为血脏，血燥则苦急。其性喜条达，故欲散，且以散为补，以敛为泻。临床上也有“肝无补法”之说。这些都是根据肝的生理特性所拟定的基本法则。具体到妇科临床，内容就更加丰富。

从妇科常见病、多发病的治疗中，可归纳为舒肝调气、清肝泄火、清热平肝、抑肝潜阳、镇肝息风、养血柔肝、化阴缓肝、暖肝温经等治肝八法，分述于下：

（一）舒肝调气（包括舒肝与疏肝）

舒肝调气是疏通和舒理肝气郁结的方法，使之肝气条达以调理全身之气机。主要用于治疗肝气病。舒肝与疏肝意义相近，但是同中有异。舒肝偏于上下舒理条达，重在气机之升降；疏肝偏于疏通横散，重在气机之开阖与经络气血之疏浚。舒肝常用柴胡、荆芥穗、香附；疏肝常用青皮、郁金、枳壳、砂仁、木香、瓜蒌，甚或山甲、王不留行、漏芦等。有时也可合用。常用的方剂如逍遥散、得生丹。

（二）清肝泄火（包括清肝与泄肝）

清肝泄火是以苦寒泻火的药物，清肝热泄肝火的方法，使肝热得清，肝火得泄。主要用于肝热冲逆，肝火上升诸证。肝热势缓清之则热平，肝火势急非泄不折。火与热也是程度上的差异，所以清肝、泄肝同中有异。清肝常用黄芩、黄连、栀子、夏枯草等药；泄肝常用胆草、芦荟、大黄等药，有时也可同用。常用方剂如龙胆泻肝汤、当归芦荟丸。

（三）清热平肝

是针对肝热上扰或肝阳上亢的治疗方法。常用的药物如桑叶、菊花等，而不是苦寒重剂。肝热重则可以配合一些清肝泄热的药物，如黄芩、栀子。若为肝阳上亢，因其有阴虚的一面，则常配合养阴平肝的药物，如女贞子、旱莲草、枸杞子等。常用的方剂如清眩平肝汤（经验方）。

（四）抑肝潜阳

抑肝潜阳是治疗阴虚肝阳上亢的方法。一方面养肝育阴，另一方面平抑肝阳。养肝阴常用的药物如女贞子、旱莲草、生地、山萸肉、枸杞子、龟甲、阿胶等，平抑肝阳的药物如钩藤、菊花、僵蚕等。常用方剂如清眩平肝汤加味。

（五）镇肝息风

镇肝息风是治疗肝风的方法。若为热惊风，则重用清热息风的药物，如羚羊角、菊花、钩藤、僵蚕。若为阴虚风动，则用养肝阴的药物或用镇肝的药物，如生龙齿、生牡蛎、珍珠母、生石决明、朱砂面。常用的方剂如羚角钩藤汤、镇肝息风汤。

（六）养血柔肝（包括养肝、柔肝）

养血柔肝，两者意义相同，是治疗肝血虚的方法。肝为刚脏，赖血以养，所谓养肝柔肝实际上就是养肝血。常用的药物如当归、白芍、熟地、川芎、何首乌等。常用的方剂如一贯煎、四物汤加味。

（七）化阴缓肝

化阴缓肝是治疗肝阴虚的方法之一，用酸甘化阴的药物，间接养肝阴缓肝急。因为酸能敛肝阴泻肝阳，甘能养肝阴缓肝急，符合“甘以缓之，酸以泻之”的组方原则。常用的药物如甘草、白芍、酸枣仁、浮小麦、百合、生地、麦冬等。常用的方剂如甘麦大枣汤、芍药甘草汤。

（八）暖肝温经

暖肝温经是治疗肝寒血滞，经脉受阻的方法。主要使用温经散寒暖肝的药物如吴茱萸、小茴香、荔枝核、橘核等，有时尚需配合一些活血化瘀通络的药物如红花、桃仁、泽兰、益母草、牛膝等。常用的方剂如暖宫定痛汤、橘核丸等。

实践体会，肝是人体很重要的脏器之一。虽然“肾为先天之本”，“脾为后天之本”是在于说明机体功能物质基础的来源为脾、肾，而对于功能的维持和调节，以及在生、老、病、死过程中，肝脏则是调节的枢纽，以期保证机体的气血调和，阴阳平衡。所以不但要看到“肝为五脏六腑之贼”的为害面，更要看到它能生养五脏六腑的有利面。而“肝为五脏六腑之贼”的说法，是在于说明肝在人体为害、致病的普遍意义。同时从妇科常见病中也验证了肝病的广泛性。从而使我们有可能比较好地总结出一套治肝的法则，尚需经过不断的实践、认识、再实践、再认识，才能逐步地上升到理论。

略谈“冲任不能独行经”

妇科治疗月经、带下、妊娠病，以及妇科杂病时经常提到安冲、固冲、调理冲任、调补冲任、降冲逆等治则。但是，未能从本草书中查到入冲脉或入任脉或冲任并入者，即或是治冲任的药物也都没有入冲任二脉之说。因为冲任二脉是奇经八脉中的二条脉络，不是正经。所以，在具体运用这些法则时，就需要搞清楚冲任二脉从属的脏腑以及与正经的关系。

临床用于调治冲任的药物，绝大部分都有补肾、理脾、和肝的作用。由此可见冲任二脉不能看成是一个独立的经络，而是附属于肝、脾、肾三脏的两条脉络。所以说:“冲任二脉不能独行经”。另外，十二正经与五脏六腑直接相通，而奇经八脉是经外之经、脉外之脉，并不与五脏六腑直接相通。营卫、气血、津液依靠脏腑通过十二正经，才能运送到奇经八脉。若脏腑发生病变时，往往通过正经而累及奇经。因此在治疗时必须以治脏腑为先。若病发于外在的奇经也必然累及正经，或由正经内传脏腑。临床上一般也多以治疗脏腑、正经为主。试从以下三方面进一步说明“冲任不能独行经”的道理。

一、冲、任二脉的循行及其生理功能

冲脉最主要的一条起始于胞中（子宫），下出会阴，于腹股沟处（气街）与足少阴肾经相并上行，经

过脐旁，过于胸中，再上则到咽喉部，又环绕口唇。还有一条经脉，从胞中分出，通过脊柱，循于背部。冲脉为“十二经脉之海”，又称为血海。能够调节十二经的气血。所主病候为月经不调、崩漏、带下等妇科疾患，以及少腹痛、气上冲心等证。任脉起于少腹部，下行于会阴，由此向前向上走行，经过阴毛处，沿腹里上行至关元穴处，再上直到咽喉，然后环绕口唇，经过面部，进入目下。任脉为“阴脉之海”，与足的三条阴经（肝、脾、肾三经）会于曲骨、中极、关元。阴维脉及冲脉均在腹部与任脉相合。因此，任脉对于人身的阴经有调节作用，且与月经、妊育有关。所以说“任主胞胎”（其所主病候：在男子为疝气，在女子为月经不调、带下、不孕、癥瘕、遗尿等）。

根据冲、任二脉的始末与循行，足以说明冲、任二脉与足少阴、足厥阴、足太阴经脉相通。冲脉充盛，任脉通畅则月事以时下，二者互相滋助。正如《医宗金鉴·妇科心法要诀》中所说：“先天天癸始父母，后天精血水谷生，女子二七天癸至，任通冲盛月事行。”

二、从与肝、脾、肾三脏的关系来看“冲任不能独行经”

冲、任二脉虽然不与脏腑直接相通，但是与肝、脾、肾三脏间接相通。也就是肝、脾、肾所属的经脉由冲任（和带脉）联系起来。因此冲、任二脉的生理功能可以说是肝、脾、肾三脏的功能体现，所表现的证候也是肝、脾、肾的证候。

（一）肝与冲任二脉的关系

足厥阴肝经络阴器，与冲、任二脉相通。肝主血液的贮藏与调节，血液化生之后，除营养周身外均藏于肝。肝血有余，下注血海，变化而为月经。肝喜条达，肝气郁滞则经血不畅；肝气上逆则经血随冲气而上逆，以致倒经；肝郁化火内灼津液则阴因耗竭而致血枯或经闭。故临床有“调经肝为先，疏肝经自调”的说法。

（二）肾与冲任二脉的关系

冲脉出会阴至气街即与足少阴肾经相并而上行。任脉为阴脉之海，在腹部与足少阴肾脉相会，所以冲任二脉均与肾间接相通。肾主二阴，肾气盛则任脉通，太冲脉盛，月事才能按时以下，且能孕育生子。若肾气衰，涉及任脉虚衰，太冲脉也衰少，地道不通，形坏而无子。肾失闭藏，开阖失司，可致崩漏、带下。肾不系胎则胎漏或无子。

（三）脾胃与冲任二脉的关系

足太阴脾经、足阳明胃经在少腹部的气街以及三脘穴与冲任二脉相通，故有“太冲脉隶属于阳明”之说。所以，冲任二脉间接与脾、胃相通。脾胃为气血化生之源、月经之本。如薛立斋所说：“血者水谷之精气也，和调于五脏，洒陈于六腑，妇人上为乳汁，下为月经”。脾胃精气充盛，则冲脉盛，血海盈，月经以时下。若脾胃虚弱，气血化生无源，则经血稀少或经闭。脾虚不能统血，则经血淋漓不断或崩中下血。故临床有“治血先治脾”之说。

综上所述，冲为血海，而血的来源与生成依赖脾胃之生化与肝的调节，血的贮存与排泄依赖肾的闭藏和脾的统摄。如果脾胃不生化则经血无源，肝不藏血则血海盈亏无度，脾不统血，肾失闭藏则经血外溢而失控。任脉虽主胞胎，但是气血、津液、阴精均源于脾胃之生化，故脾为孕育之源；其所以能孕育和系胎，又依赖于肾气之盛衰，故肾为孕育之根。大凡冲任之为病均责之子肝、脾、肾三脏，冲任二脉的生理病理现象均依附于肝、脾、肾三脏，“冲任不能独行经”的道理也就在于此。

三、从临床治疗的具体方药来看“冲任不能独行经”

冲任为病以月经病、带下病和妊娠病为多见。而在治疗选方用药上也多以调理肝、脾、肾三脏为主。例如，月经病中，对于月经先期量多或崩漏下血，属于血热伤经迫血早行者，多选用清经汤为主方加减。方中丹皮、地骨皮、黄柏、白芍凉血和肝；青蒿养阴清肝热，茯苓健脾宁心；熟地补肾安冲。总起来说是通过凉血清肝热，健脾补肾而后达到安冲的治疗作用。若属于脾虚者，多选用归脾汤进行治疗。方中四君子汤加黄芪健脾补气为主要组成部分。脾气充足则能统血，配合远志、酸枣仁、桂圆肉养心。有时尚需根据病情加用川断、熟地补肾，通过健脾养心补肾而发挥固摄安冲的治疗作用。对于月经先后不定期，从临床病象来看主要是气血不调冲任功能紊乱。但是引起的原因则为肝郁脾肾两虚所致。在治疗时多选用定经汤为主方。其中柴胡、荆芥穗舒肝；山药、茯苓健脾；熟地、菟丝子补肾为主要药物；佐以当归、白芍养血和肝。更能说明是从调补肝、脾、肾入手而达到调理冲任的目的。其他如得生丹、逍遥散也都是通过调肝疏气，养血和肝来调理冲任。再拿张锡纯以固冲命名的固冲汤为例。从其证候特点来看也是由于脾气虚衰不能摄血，以致冲任不固而引起的崩漏。但是方中却以生黄芪、白术健脾益气为主药，脾气足则能以统摄；山萸肉、白芍补肝肾和阴血；佐以煅龙骨、牡蛎、海螵蛸、棕榈炭、五倍子收敛止血。就以其中收涩固冲止血的药物分析，五倍子入肺、肾、大肠经，煅龙骨入心、肝、肾经，牡蛎入肝、胆、肾经，海螵蛸入肝、肾经，棕榈炭入肺、肝、大肠经，均不入冲任。全方也是通过健脾益气，凉肝止血而达到固冲的目的。

治疗白带的常用方剂完带汤中，以党参、苍白术、山药健脾燥湿为主药，配合陈皮和胃理脾气；柴胡、荆芥穗舒肝散湿，车前子泄肾中之湿浊而有补肾之功。通过调肝理脾达到燥湿止带的目的。

对于妊娠病的治疗，如常见的妊娠恶阻。因为冲脉隶属于阳明，冲气上逆不得下泄，则可引起恶心、呕吐。常用的安胃饮、加味温胆汤，其中除了清肝、清胃的药物外，常用的药物如半夏、厚朴、苏梗，通过降胃气，而降冲脉之逆气。其他如不孕症、流产等妊娠病，因为肾为冲任之总司，脾为后天之本，所以在治疗时，也多以补肾、健脾、养血为法。常用的方剂如五子衍宗丸，其中枸杞子、菟丝子、覆盆子、五味子补肾益精为主。又如张锡纯的寿胎丸，方中以川断、菟丝子补肾为主。泰山磐石汤为八珍汤去茯苓，加川断、生黄芪、黄芩、砂仁、糯米。通过健脾益气，补肾养血而达到固冲安胎的目的。

所以从临床治疗冲任病常用的方药来看，也都是通过治疗肝、脾、肾而达到安冲、固冲、调理冲任、调补冲任的目的。

总之，通过冲任二脉的循行与其他经脉的关系，其与肝、脾、肾三脏的关系，以及临床治疗冲任二脉疾病的常用方药来看，都充分说明冲任二脉的生理功能，实际上是肝、脾、肾三脏生理功能的体现。对于冲任二脉为病也是通过治疗肝、脾、肾，尔后达到治疗冲任的目的。所以说“冲任不能独行经”。

妇科血证论治体验

妇科“血证”可谓之常见的、多发的病证。因此治血法则在应用上也比较广泛。为了探讨妇科血证论治的基本规律，谈谈自己的粗浅看法：

一、对于血的生成及其生理功能的看法

血，是营养全身的物质基础。血盛则形体盛，血衰则形体衰。血来源于水谷之精微，正如《灵枢·决气》中所说:“中焦受气取汁，变化而赤，是谓血”。《灵枢·邪客》中说:“营气者，泌其津液，注之于脉，化以为血，以荣四末，内注五脏六腑”。就是说中焦吸收了饮食水谷的精微之后，通过气化作用成为营气，营气所分泌的津液，入心化赤而为血，注入血脉之中以营养全身。即所谓“化气者为阳，化血者为阴，上浮者为阳，下凝者为阴，阳者气也，阴者血也”。血的生成、循环、调节与心、肝、脾三脏的功能密切相关。心生血主血脉、脾统血、肝藏血。血的功能主要是营养全身，凡皮毛、筋骨、经络、脏腑等一切组织器官，均需要血的营养才能发浑其生理功能。所以《素问·五脏生成》中说:“肝受虚而能视，足受血而能步，掌受血而能握，指受血而能摄取”。血在人体无处不到无处不有，循环无端不能休止。即《灵枢·本脏》中所说的“血和则

经脉流行，营复阴阳，筋骨强劲”。

从血的生成来源看。从中焦一方面“受气”，一方面“取汁”，营气又泌其津液入心化赤注之于脉，因此可以认为“血”分为实质性的血与血中之气。前者是物质，后者是功能。血，必须在气帅血行、循环流动情况下才能发挥其生理功能，否则不流功的血（死血）非但无用反而为害。如果不明确这一点，对于某些血中的气药（入血分能行血中之气的药物如川芎等）就不理解，更不会使用了。

二、对于气、血关系的看法

“气”一方面指体内流动着的营养精微物质，具体到脏腑则是指脏腑的生理功能活动。而血的生成，是通过脾胃的运化将水谷消化后的精微物质上注于肺，与肺气相合，经过心的功能，化赤而为血。所以血的来源就离不开气。形成血之后又在气的统帅下，沿着经脉规律地环行。如心的推动血脉，肝的调节血量，脾的统摄血液，都是脏腑之“气”所发挥的作用。故“气为血帅，气行则血行”。气能行血也能摄血。但是气又依赖于血才能发挥作用，血中含有津液，得阳则能化气，所以说“血为气之母”，“气主煦之，血主濡之”。气属阳主动，血属阴主静，阴阳互根。有血无气则血不能运行，血之所以能够周流不息滋养全身，全靠气的推动。有气无血则气无所依附，气血相配二者不可缺一。这就是“无阳则阴无以生，无阴则阳无以化”的意思。人身必须有气有血方能生存，孤阴不生，独阳不长。气血相依不但能够维持机体的生命活动，同时也起着抗御外邪的作用。如果气血旺盛，营卫调和则外邪不可干扰。气血不足，营卫不和，脏腑功能失调，则容易感受外邪的侵袭。

三、血的病理及妇科血证

血病与“气”及心、肝、脾三脏的功能失调密切相关。而血又具有得寒则凝聚，得温则流通，得热则妄行的特性。结合妇科临床实际归纳为以下几种证型：

（一）血瘀

包括血行缓慢，滞塞不通，或凝集聚结等不同情况。引起血瘀的原因很多，首先是气滞，因为气帅血行，气行滞缓血必涩流，气行有阻，血必不通。血瘀的程度取决于气滞的程度。另外，血虚同样也可以引起血瘀，血虚不能充盈脉道，不但不能营养脏腑四肢百骸，同样不能营养全身的脉管，血中之气也衰少，因而脉涩血行缓慢，甚而瘀阻脉道以致血瘀，即临床上经常提到血虚血瘀诸证。其他如血寒、血热、外伤也都可以引起不同性质和不同程度的血瘀。血瘀的主要症状为疼痛，而且痛有定处，钝痛或刺痛，血瘀日久可以蕴热而出现低烧。血瘀内停新血不守可以引起出血。瘀血内停新血不生也可以引起血虚。血瘀凝聚可以形成癥块、肿物。血瘀位于肝脾则两胁刺痛（或见癥块），血瘀胞宫或冲任二脉则月经不调，则见崩漏或闭经；血瘀阻络则肢体疼痛、麻木；血瘀肌肤则皮肤发紫斑。常见于痛经、闭经、崩漏、产后诸证、子宫肌瘤等。

（二）血热

泛指热入于血分而引起的证候。外因热邪或热毒由卫入气、入营、入血，属于温病范畴，可见于妇科外感风热或毒热等证。而临床最多见的是阴虚火动、气郁化火、瘀血蕴热、湿热入于血分所引起的证候。血得热则妄行或流溢于脉络之外。可见于倒经、崩漏或月经先期等。若湿热入于血分可见赤带、月经中期出血。若血热日久灼伤血中阴津则可引起血燥，以致阴血枯涸而经闭。

（三）血寒

血遇寒则凝泣，血脉流行不畅。一般多因外受寒邪，或过食生冷，或阳气虚弱阴气过盛而致。血寒经脉滞涩不畅则肢体疼痛怕冷。冲任寒凝则月经稀发、后错甚则闭经。寒客胞宫则宫冷不孕。由于寒凝脉滞，血行不畅，血的功能降低，故可兼见血虚、血瘀诸证。

（四）血虚

血虚包括实质性的血少和功能不足两种情况。①实质性的血少：多因骤然失血或生血不足。例如产后出血过多、血崩、经血淋沥不断，新血难以生成，而生血不足主要是心、肝、脾等脏腑功能障碍所致。关键在于脾胃功能虚衰，运化失职，水谷精微化生无源。②血的功能不足：系指血中之气虚或受气病的影响，以致血行不畅，流行缓慢，这种情况实质的血并不少，但是血的功能不足，同样表现为血虚的证候。所以血虚往往伴发于血瘀、血热、血寒等病理情况，而且互相兼见或互为因果，往往不是孤立的存在。常见于月经病、产后病等。

其他尚可兼见气虚、阴虚、血燥、冲任失调，或兼感风、寒、湿、热等外邪。也可以兼见肝、脾、肾等脏腑的功能失调或实质性的亏损等等。这样，除了病机相同或在同一疾病的不同阶段，就可以按照“同病异治，异病同治”的原则治疗，逐步摸索出妇科血证论治的基本规律。

四、妇科治血八法

妇科血证基本上可以概括为以上四种证型，即血的虚、实（瘀）、寒、热。因此血证的治疗大法不外乎补、消、温、清。临床上曾有“血以调为补”的说法。所谓“调”就是调其偏向。若因血瘀，血流必然缓慢，甚而凝聚成块或为死血，这些无气以帅行之血，当然就失去了血的生理功能。除了阻滞经络而作痛，瘀血化热，瘀血内停，新血不守，见有出血的症状外，伴发的症状就是血虚。如果用“消法”活血祛瘀以恢复其血行环流，充分发挥血的动能，就等于补血。若因血热，血流沸腾疾速，或上冲下溢，或妄行吐衄，或壅滞结热，或灼耗阴津，以致津枯液涸。灼热之血不能循经而走，循络而行，当然不能发挥血的营养功能。除了上述证候外，伴发的症状同样表现为血虚血少，如果用“清法”凉血泄热，引血归经，恢复其功能也等于补血。若因血寒凝泣，或阻塞脉道，或凝集集结，血行滞涩，经络阻隔，脏腑、经脉、四肢百骸无以养，除了寒凝疼痛外，伴发的症状同样表现为血虚血少。如果用“温”法，散寒温经，使之流行通畅，凝结化散同样也等于补血。总之消其瘀、凉其血、温其寒以纠其偏向，实际效果就是补血。所以“血以调为补”的说法，实际上就是通过调理和纠偏，以达到恢复和充分发挥血的功能的作用。另外，在补血法中若欲充实其阴血物质，也是要通过益其气，以提高血中之气的功能，使之阳生阴长而促进新血自生；或养其阴津，使之阴盛阳附，阴阳和调而血自足，同样也意味着“血以调为补”的含义，并非几味中药就可以把亏虚的血液补充起来了。因此“血以调为补”的观点，对于临床治疗血证，还是很有意义的。

试就妇科常见的血证，综合其治疗大法和常用方药介绍如下：

（一）血瘀证类

多使用活血化瘀、破瘀散结、养血活血等法则。

1. 活血化瘀法：主要针对血瘀气阻、血行滞涩等证。以活血药为主，行血中之气，通畅血脉，疏浚经络。常用的方剂如失笑散、产后生化汤、佛手散等。

2. 破瘀散结法：主要针对血瘀日久或凝聚成块，或阻塞脉道等证。以破瘀的药物为主，配合软坚散结或破血消癥的药物，破除瘀血消散有形的死血凝块，祛瘀生新，疏通经脉。常用的方剂如抵当汤、桂枝茯苓丸或大黄䗪虫丸等。

上述两种法则是根据血瘀的不同程度而设。前者不一定为有形的瘀血，或仅仅表现为气行缓慢不够畅通，而后者已见有形之凝块。所以运用活血化瘀法则时，还需要配合使用行气的药物，气行以帅血行。若血瘀偏热，又需要配合凉血的药物，使之循经而行不致妄走。若兼血虚，尚需补血生血，血足则能行。若兼见肝郁气滞更需要疏肝调气。对于有形的瘀血凝块，死血聚结，就需要用破瘀软坚散结力强的药物。临床运用时应当辨证精确和考虑到邪正的关系以防伤正太过。所以，必须掌握好活血药物的作用强度和适应范围。根据临床体会：若用于一般活血并针对无形的血瘀（仅仅表现为血行缓慢者）开始多选用当归、川芎、益母草、红花。若用于化瘀，而有形的瘀血尚不明显时，多选用桃仁、红花、没药、刘寄奴、蒲黄、五灵脂等。对于有形的血块则用三棱、莪术、桃仁、丹参、血竭、苏木。对于有形的死血，多选用破血去瘀的水蛭、虻虫、大黄、䗪虫等药。

3. 养血活血法：主要针对血虚脉空，血行涩缓诸证。血虚宜补血，血脉充盈始能流行畅通，即所谓“若欲通之，必先充之”的法则。对于血虚所引起的血瘀证候，首先要补血才能达活血化瘀的目的。常用的方剂如桃红四物汤。四物汤中的熟地补阴血；白芍酸甘化阴均能补充有形之血（即血中之阴）；而当归、川芎偏于辛甘温，川芎更能行血中之气，使活血之功增强。辛甘为阳以助血中之阳，以阳带阴使之阴随阳转。一阴一阳既补充血的实质，又增强血的功能；而桃仁、红花少用能养血，多用能活血，再多用则能破血。因此在养血的基础上活血，以达到血充而瘀化的目的。

（二）血热证类

多使用清热凉血、养阴化燥等法则。

1. 清热凉血法：主要针对血热所引起的月经失调、冲任不固等证。以凉血药物为主配合清热之剂，凉血和营，调理冲任。常用的方剂如清经汤、清热固经汤。若属湿热蕴于血分，则常选用芩连四物汤或清肝利湿汤。

2. 养阴化燥法：主要针对血热日久，灼耗阴液所引起的病证。所谓津枯液燥多指胃阴枯竭，生化之源燥结，阴血枯燥等证。所以在治疗时要增液养阴而化燥。常用的方剂如两地汤或四物汤、增液汤合方。如果燥热内结，则多选用三合汤（即四物汤、调胃承气汤与凉膈散加减。药物组成为：川芎、当归、生地、白芍、栀子、连翘、大黄、元明粉、甘草。其中四物汤养阴润燥；栀子、连翘清热散结；大黄、元明粉釜底抽薪，泻火救燥）。通过临床实践摸索出来的养阴化燥的经验方瓜石汤可供参考。

（三）血寒证类

多使用温经散寒等法则。

温经散寒法：主要针对内寒或外寒入于血分，或寒邪凝泣经脉等证。以温血通经、散寒祛瘀的药物为主，使之温散流通，瘀祛而生新，寒祛凝散则经络疏浚。常用的方剂如温经汤（《金匮要略》方或《妇人良方大全》方），或少腹逐瘀汤等。

在具体运用温经散寒法则时，应当根据病情的需要，配合温补气血的药物。因为虚能生寒，寒久必虚，故当温补。另外气滞则血瘀，血瘀则气滞，滞则阳气不通，寒不得祛，故又要配合行气通络，温化祛瘀的药物。例如：四物汤、附子、肉桂、桂枝、炮姜、香附、艾叶、吴茱萸、仙茅、仙灵脾等。

（四）血虚证类

主要针对气血双虚等证。

1. 益气养血法：通过益气以气带血，使之阳生阴长。气足则能促进血的功能，使新血旺盛以达到气血双补的目的。常用的方剂如参芪四物汤、八珍益母丸、人参养荣丸、八珍汤、十全大补汤等。

2. 滋阴养血法：主要针对阴血双虚诸证。其目的偏重于补充阴血物质的不足，多使用血肉有情之品。常用的方剂如三胶四物汤等。偏于阴虚者多选用两地汤加减。

在使用益气养血药时，尚需根据病情的需要配合温阳、升阳、健脾补肾的药物。在使用滋阴养血的法则时，尚需根据病情需要配合清热化燥等药物。

综合以上所述，妇科的血证可谓之常见、多见的证候。治血法则也较多，简单归纳如前，以供在探讨血证辨证论治规律时参考。

谈谈对于“热入血室”的临床体会

关于“热入血室”一证，在《伤寒论》与《金匮要略》书中均有相同的描述，属外感病的范畴。所谓血室，历代注家有冲脉、肝脏、子宫等不同的看法。根据临床体会，所谓血室对于妇女来说，实际上是指以胞宫（子宫）为主体，包括与其相连属的冲任二脉以及肝脏等，围绕着妇女月经生理的综合性功能概念。因为冲脉为血海，任脉主胞宫，为妇人生养之本，而且肝脉络阴器，又为藏血之脏。所以对于血室的概念，必须全面地加以概括才能符合临床实际。否则把血室单纯地看作是某一个实质性器官，未免太局限了，对于某些临床症状也就不好解释，同时也会失去其临床的实际意义。

所谓“热入血室”，从临床上看：多指妇女感受风寒或风热之邪。如果正值月经来潮或月经将净，甚或产后气血大伤之际，血海空虚，外邪余热乘虚而入，与正气相争，搏结于血室，即称为“热入血室”。从其热型来看：除了书上所描述的“续来寒热”，“如疟状”的常见热型外，也可以表现为不典型的热型，如自觉“时发寒热”等。从经血的情况来看：热入血室后，不但可以见到经水适断、经血不畅等阻于胞宫的情况，或热入血分，迫血妄行，或经血淋漓不断，或血崩下血等，也可以表现为，经后血室空虚，邪热内结，不能随经血而解，瘀阻于胞宫的不同情况。因为，妇女经期外感，在一般情况下本来可以热随血解，不药而愈。但是在月经期或产后，胞宫空虚之际，热瘀于内，邪热与经血相搏，正邪交争，不得外解，就可以出现瘀阻于胞宫的异常现象。

对于热入血室的治疗原则：因为血海本已空虚，不论是热被血截或邪热瘀阻胞宫，都不能妄用破血之法。即或是热迫血行，也不能单纯清热凉血。因为，清热凉血的药物，虽然能够解热清血，但不能透邪外出。所以给邪热找出路，使之能以透达外出，是当务之急。足厥阴肝经绕阴器（此处可以理解为是环绕胞宫），在血室的外围，从厥阴肝经着手，可透达血室的邪热。又因肝、胆互为表里，所以，治厥阴必须治少阳，从少阳以解厥阴之邪热。一方面提透下陷之邪，清解内陷之热，清透兼施；另一方面，也要照顾到正气，使之能够鼓邪外出。

关于“热入血室”的具体治疗：《伤寒论》与《金匮要略》中的条文相同。但是从温病学的观点来看就不同。正如叶天士所说“如经水适来适断，邪将陷血室，少阳伤寒言之详悉……但数动与伤寒不同，仲景立小柴胡汤……”。说明伤寒虽为寒邪，但逐渐化热入里，且热邪初陷，证见往来寒热如疟状。在治疗上，除有针刺期门外（不用药），可以用小柴胡汤治疗。而温热病热邪内陷所引起的“热入血室”证，情况就比较复杂。因此，不能拘泥于小柴胡汤一方，必须根据证情辨证论治。他曾经提出用陶氏小柴胡汤加减、桂枝桃花汤加减治疗，以及其他见证的加减原则。可以说是对热入血室治疗的一些发展。根据临床体会：对于热入血室的治疗，还是可以小柴胡汤为主。方中柴胡、黄芩是主要药。因为柴胡可以舒解肝气，提举陷入血室之外邪，使之透达而出；黄芩苦寒清热，使半里之热邪得以内彻；人参、姜、枣等调和营卫之品，旨在扶正以鼓邪外出。当然，在使用时还要根据具体情况灵活加减。若为月经初来，风寒外感，寒邪化热，热入血室。开始可见恶寒发热，尔后则往来寒热如疟状，经血被截而适断。对于其轻证或兼有正虚之体，单纯使用小柴胡汤即可。热去而经水续来，按期而止。若兼有血块或小腹胀痛，说明瘀血内阻，可以加益母草、当归、泽兰、红花以活血调经，疏导化瘀。若外感风热，或邪热较重，兼见冲任失调，肝不藏血，热迫血行，经血反而淋漓不止或崩中下血，延期不断者，就必须加用清热凉血的药物。这一点是根据师传"小柴生地牡丹皮，能治崩漏"的经验，用于治疗热入血室的个人体会。所以常用小柴胡汤加生地、丹皮、青蒿、地骨皮等凉血养阴清热的药物。若见冲任不固，出血较多，还可以加升麻炭、地榆炭、莲房炭以固冲任，或加三七面以止血。又若热邪较重，血被热截，阻于胞宫，热邪与瘀血搏结，随冲任二脉上逆，传于阳明，出现口干苦、口渴、头痛、面赤、烦躁者，轻者可加黄连、栀子以清热。若阳明燥结，大便不通，则可加大黄或用大柴胡汤加减治疗。而对于月经将净，或产后血海空虚感受外邪，邪热内结，瘀阻于胞宫的虚证，就应当重视血虚瘀阻的特点，使用柴芩四物汤、逍遥散或丹栀逍遥散加减治疗。为了更具体地说明这些看法，举例如下：

例一：患者王某，女，25 岁，门诊简易病历。初诊日期：1974 年 11 月 7 日。因月经提前、量多 1 年余来院就诊。曾服用健脾养血，固冲止血之剂，出血未止。在此期间，突然感冒发热（体温 38℃），头晕，不欲进食，心烦，恶心欲吐，胸满憋闷。舌质淡，脉滑细数。辨为邪侵少阳，热入血室。治以和解少阳，清热凉血。方药如下：

柴胡一钱　党参二钱　黄芩二钱　半夏二钱　甘草一钱　生地四钱　丹皮二钱　地骨皮二钱　青蒿二钱　马尾连二钱　生姜二片　大枣二枚　三七面八分（分冲）

11 月 9 日，服上方 1 剂后，阴道出血已止，体温正常，寒热已退，精神好转，食纳已香，仍感有头晕、憋气、二便自调，上方去三七，继服 3 剂诸症皆除。

【按语】 患者原为功能性子宫出血，病程已 1 年余。10 月 26 日月经适来，量较多，色鲜红，有大血块，持续 8 天不断。当此胞宫血虚之际感受外邪，热入血室，见有邪入少阳的典型证候。治以和解少阳，清热凉血。方用小柴胡汤加生地、丹皮、地骨皮、青蒿养阴清热凉血；马尾连配合黄芩清解上逆之郁热；三七面活血止血。药证相符，收效甚速。

例二：患者韩某，女，28 岁，门诊简易病历。初诊日期：1975 年 4 月 19 日。患者于 1974 年 12 月 10 日产后，曾患外感高烧，经中药治疗烧退后。经常失眠，心烦意乱，自觉有时发寒热。近 1 周来夜寐不实，梦乱纷纭，有幻视，眼前似有二人，一黑一白，夜见昼消。故夜间不敢关灯睡觉，自觉头痛头晕，心烦急躁，时觉身热汗出，心跳，惊悸，胆怯，恶心，胸胁胀满，小腹发胀，小便黄短，月经未至。舌质红，脉弦。辨为产后外感，余邪未尽，热入血室，扰于神明。治以和解肝胆，清热安神。方药如下：

柴胡二钱　党参二钱　黄芩三钱　半夏三钱　甘草二钱　枳壳二钱　栀子三钱　连翘三钱　白芍三钱　生姜三片　大

枣三枚　生龙齿一两　丹皮二钱

治疗经过：4 月 24 日，上方服 3 剂后，诸症减轻，寒热已退，能够关灯入睡，幻视消失。仍有头晕，恶心，纳差，胸胁胀，继服 3 剂，诸症皆愈。

【按语】 本例是妇女产后病之一。根据其症状西医多诊为神经官能症。从中医观点来看，患者于产后外感，经中药治疗后烧已退，但未彻底，后经常出现失眠，心烦意乱，时发寒热，迄今已两月余。近 1 周来夜寐不实，梦乱纷纭，而且有幻视，不敢入睡，身热，汗出。有似《金匮要略·妇人杂病脉证并治》中所说的“妇人伤寒发热，经水适来，昼日明了，暮则谵语，如见鬼状者，此为热入血室”之证。从程度上看比书上所述者轻，但是病程较长。余邪内伏血室，也就是内伏血分。肝经蓄热上升则见头痛，头晕，心烦急躁。肝热郁阻胸胁则见恶心，胸胁胀满。肝热及心，心经火盛，热扰神明，故见心跳惊悸，幻视不眠，不敢入睡。肝热及胆则恶心，胆怯。因为冲脉隶于阳明，血室伏热，涉及阳明则时觉身热汗出，少腹发胀，小便黄短。舌质红，脉缓，则为产后阴血大伤之证。所以，归纳起来辨证为产后外感，余邪未尽，热入血室，扰于神明。从本例的发展看来，已缠绵日久，故无大热或如疟状，仅表现为有时寒热（测体温并不高），是在产后气血两虚的情况下余热搔扰之故。正气已虚，余邪仍未尽，正虚而邪实。从《金匮要略》的记载已说明，此类证候表面上很重，其实并不重，主要是经血尚未闭止，邪陷不深，如果“无犯胃气及上二焦，必自愈”。但是本例患者产后体虚，伏热已影响到心、肝、脾、胃等脏腑。热虽不重，但是已入血分，又由于产褥期月经未至，余邪无法随经血而去。所以在正不胜邪的情况下持续了两个多月，近1周来症状反而加重，已无自愈的可能性。在治疗上，开始也曾考虑到是否采用养血安神、镇心安神或舒肝解郁等治疗方案。但是通过详细询问病史和分析其发展过程，认识到“热入血室”是其病理实质。拟以和解肝胆，清热安神为法。而用小柴胡汤全方，从少阳和解，从厥阴透邪，加丹皮、栀子清肝胆热而凉血；栀子与连翘相配能清心经热；白芍养血凉血，与党参相配益气养血以扶正；柴胡配枳壳疏郁解热，稍佐龙齿镇肝清心安神。本方的功用以和解透达，凉血清热为主，益气养血扶正为辅。一方面透邪外出，边透边清，另一方面扶正使之鼓邪外出，邪去而正安。

从上述两例的治疗体会到：所谓“热入血室”，在临床上绝不可能像书上所记载的那样证证俱备非常典型，因此要从临床实际出发，抓住“热入血室”的病理实质，辨证论治，才能比较全面地理解其临床意义。

略谈“汗”与妇科常见的“汗”

中医学对于“汗”的生理病理，以及临床意义有其独特的看法。因此《素问·宣明五气》中说：“五脏化液，心为汗”。所谓“汗为心之液”，是因为心为阳，主血，阳动则汗出。因此汗不能单纯视为外泄于体表的汗液。从广义讲汗属于津液，由气血所化生，排出体外为汗。温病学中认为汗液是由人体津液蒸化而成。故《温病条辨·汗论》中说：“汗也者，合阳气阴精蒸化而出者也……盖汗之为物，以阳气为运用，以阴精为材料，阴精有余，阳气不足，则汗不能自出……阳气有余，阴精不足多能自出……”。由此可见汗属于全身之津液，而全身津液之主司在于心阳。另外，肾又主五液，故心阳虚不能卫外则自汗。肾阴衰不能内营则盗汗。总之，"汗"源于全身之津液，为肾所藏，以心阳化气而为用，排出体外而为汗液。临床又分正常的汗与病理的汗两大类。

一、正常的汗与病理的汗

（一）正常的汗

正常的汗是体内新陈代谢的正常排泄物。随着气候的变化出汗的情况也有异。春三月此为发陈，气候由严寒逐步变为温和。汗出津津似汗非汗，此为正汗。夏则气候化为火热，炽热蒸腾，体内阳气过盛，极易汗大泄，蒸蒸而汗出，甚则汗出淋漓也是正汗。秋天则气候渐凉，阳气逐渐收束以自卫，肌表卫气加固，腠理渐密汗出减少。冬至气候寒冷，腠理固密，阳气内伏，化为津液以养全身，故汗出极少，均为正常的生理现象。

（二）病理的汗

病理的汗是由于外因或内因所引起的营卫失和，气血失调，脏腑功能紊乱而出现的病理性汗。从其出汗的情况又分为自汗、盗汗、大汗、战汗、微汗、汗出濈濈然、蒸蒸汗出、汗出津津、汗出如油、漏汗、脱汗（绝汗）等等。从其出汗的部位来看，除了全身出汗以外，尚有头汗、额汗、心汗、腋汗、阴汗、半身汗出等等。从其出汗的性质来分，又有冷汗、热汗、黄汗（湿热伤其血分）等等。情况复杂，名目繁多。从临床实用的角度，除了注意其出汗的情况、部位、性质以外，更重要的是分析引起汗出的原因和辨别其虚实。因为"汗出"仅仅是机体病理过程的现象之一，抓住其病理实质，有针对性地解决其主要矛盾则出汗自止。

二、妇科常见的汗

妇科胎、产、经、带四大证及杂病中，伴有病理性汗出的，除了一般症状外尚有其一定的特点。例如：气滞寒凝所引起的痛经，往往表现为经期腹痛伴有冷汗出，治以温经散寒，痛止则冷汗自止。若闭经日久，血不下行，瘀热循经夹肝火上冲，血化为汗，多见烦躁，喜怒，面赤而汗出，属于热汗、实汗，治以清肝火引血下行，冲任脉通，经行热解则汗自止。又如崩漏日久，或暴崩下血，阴血从下脱，阴不固阳，则阳气外越，故大汗淋漓甚则漏汗不止，属于虚汗。治以益气养血固脱敛汗。在更年期综合征的见症中也可以有汗出，属于肝火上逆，气余化火，阳气迫汗外出，所以应当清肝泄肝则汗自止。

妇科见汗最多者为产后病，如《金匮要略·妇人产后病脉证并治》中说："新产血虚，多汗出，喜中风，故令病痉；亡血复汗，寒多，故令郁冒；亡津液胃燥，故大便难"。而且还说："产妇郁冒，其脉微弱，呕不能食，大便反坚。但头汗出。所以然者，血虚而厥，厥而必冒；冒家欲解，必大汗出。以血虚下厥，孤阳上出，故头汗出。所以产妇喜汗出者，亡阴血虚，阳气独盛，故当汗出，阴阳乃复"。说明产后三种常见病的发生，与失血汗出亡津的关系十分密切。新产妇之所以容易出汗，是因为产后失血过多，以致亡阴血虚，阳气偏旺，通过出汗以损阳，使阴阳调和，是一种正常的现象。如果产后调护适当，完全可以避免产后三症的出现。但是产后血虚出汗过多，如果不注意避风邪，则极容易受风而发生痉病，产后失血又加上出汗伤阳，寒邪便会乘虚而入发生郁冒；产后失血出汗，津液亏损，胃肠失润而干燥，所以大便困难。此时，开始的汗出是一种生理性保护措施，但是到了后来，就变成产后痉病、郁冒、大便难的内因根据。如果不注意补血养阴，敛汗护津，则变证纷起，病情益重。一般治疗产后汗出以补虚为主，尤以养血为重。多用四物汤加参、芪、浮小麦益气固表。

其他如产后感染发烧，妇科术后发烧等等也都是因为热盛汗出，属于实证热证范围，应当根据其不同病因而祛邪，邪去热退则汗自止。

三、治汗大法

病理性汗出取决于“本病”的病因和病理。所以治汗时要考虑到“标本缓急”、“轻重先后”的关系，而不能单纯为“治汗”而治汗。对于实证类的汗，宜清、宜泄；对于虚证类的汗，宜收、宜补。

（一）清法

主要针对“实汗”、“热汗”。即所谓“热则清之”的法则。例如：对于阳明经证所引起的大汗，重用生石膏以清气、清胃热。对于血分热盛而引起的汗出，当用黄芩、黄连、黄柏等苦寒泄火之剂，以清血分之热。对于阴分的伏热，则用生地、白芍、丹皮以凉血清热。

（二）泄法

主要针对脏腑实热所引起的“实汗”，即所谓“实则泻之”的法则。例如：泄肝火以敛肝气，常用龙胆草、芦荟之类。泄胃肠以解燥热，常用大黄、芒硝通腑以导热外出。

（三）收法

主要针对腠理不同，浮阳溢散之虚汗。即所谓“散则收之”的法则，此为治标之法。常用的药物如浮小麦、龙骨、牡蛎、五味子、大枣、诃子等。

（四）补法

主要针对气、血、阴、阳诸虚，卫外不固所引起的虚汗。即所谓“虚则补之”的法则。例如：用参、芪补气，补肺固表，使气达表，肺气充沛以固卫外；用酸枣仁、浮小麦，补心回液，益心气收心液；重用白术，补脾助肺固表，补脾又能除湿，以制湿邪外溢之汗出；用熟地补肾阴，或以桂、附补肾阳，补肾以收下注之湿而治疗阴汗；若欲补阴以抑阳则用生地、白芍。

另外，柴胡、防风、桂枝也可用于一般止汗。柴胡佐人参能治中气不足的汗出，防风佐生芪可治表虚自汗，桂枝佐白芍调和营卫，也可以固表止汗，都是临床常用的治汗药组。

妇科“手术后感染发烧”辨证论治体会

妇科手术后感染发烧是临床上可能遇到的情况。一般西医多采用抗生素控制感染。但是有时由于耐药菌株感染以及病人体质的差异性，单纯使用抗生素又难以控制，就需要采取中西医结合的方法进行治疗。近些年来，在与西医共同治疗这类病症的过程中，初步体会如下：

一、对于手术后体质特点的看法

除了小手术以外，一般经历大、中手术后的患者，按照中医的观点来看，多属于气阴两伤或气血两伤。因为患者在术前都具有“邪实”的一面，邪实必然伤正，极易耗伤人体的气血津液。有的为产前，而产前多热，也能灼耗阴津。有的为长期慢性病（例如卵巢囊肿，盆腔内肿块等），属于中医癥瘕积聚或气滞血瘀等范围。这些病长期存在，对于人体的正常生理功能均有一定的影响，在手术治疗后正气就更受损伤了。在手术过程中由于失血耗液以及手术后近期内不能摄食，胃肠功能障碍，整个机体的恢复和组织的修复均需要一定的时间，即或是无感染，患者也多表现为气弱，倦怠，乏力，口渴，纳食不香，尿少，大便不畅。另外出血渗液在吸收过程中有时也会引起一些全身性反应，甚至可以出现低烧等等。对于剖腹产的产妇来说，一般“产后多虚”，阴阳失衡，需要注意调护，而剖腹产后有术后、产后双重致虚因素，因而气血、气阴两伤的情况就表现得更为明显。

二、对于手术后感染的看法

妇科手术主要是针对盆腔内的脏器，所以细菌感染的部位也多在盆腔，有的形成盆腔脓肿，有的尚可以引起全身性感染。少数是一般感冒（病毒感染）或肠道感染（如细菌性痢疾）。从中医观点来看：除了手术金刃所伤以外，因为术后体质虚弱卫外不固，外邪极易乘虚而入。外邪之中又以风寒、风热、湿热、毒热为多。由于机体防御能力降低，外邪极易由表入里。所以表邪未解里热已盛，表里俱热的情况较为多见。另外风寒化热，风热蕴毒，湿热互结，毒热炽盛，很快由气分深入血分，以致气血两燔。再有产后容易过食肥甘，即或是正常的摄入量，对于产妇的脾胃来说也是负担过重，难以运化、输布和通降，以致食滞积热。若兼外感则内热与外热相搏，多表现为外热内滞，表里俱热的现象。概括来说热毒炽盛是术后感染的外因特点，气阴、气血两伤是术后体质的内因特点。机体的阴阳失衡，热毒又容易伤气伤阴，所以术后感染如不及时控制，则正气虚者更虚，邪实更加猖狂，虚虚实实难以纠正，值得认真对待。

三、术后感染的中医辨证论治要点

通过实践体会到，对于术后感染应用中西医结合。在分析上应当把西医的诊断（辨病）和中医的辨证结合起来，合理地使用中西医两套方法，取长补短。从中医的观点来看，既要参考手术情况，化验检查，但又不能受其约束，而是根据中医的体系和中医的基本理论，辨证分析。一般讲术后感染发热，属于温病范畴者居多，所以多采用卫、气、营，血辨证法则。但是由于外因不同（如风寒、风热、暑湿、湿热、毒热等），病位不同，以及术后、产后等体质特点，所以也要从整体观念出发，参考六经、脏腑、气血等辨证法则进行全面分析。辨治要点如下：

（一）抓住毒热炽盛的特点，重用清热解毒，化瘀消痈，兼顾护阴扶正。

例一：陈某，女，26 岁，外院会诊病历。住院号126302。会诊日期：1970 年 8 月 22 日。患者因孕过期3 周余，自然破水。于 1970 年 8 月 12 日行剖腹产。术后即觉胃胀痛，腹胀（合并肠麻痹）。阴道出血不多，尿少。体温 37 ~ 38℃之间。血查，白细胞 24900/立方毫米，曾用红霉素静脉点滴及服中药，大便次数反而增多。胃痛及两侧腹部疼痛仍在。8 月 19 日开始体温逐渐升高，伴有发冷，躁热，口干，无汗。血查，白细胞 44300/立方毫米，曾使用庆大霉素、四环素、氯霉素、卡那霉素等，体温仍在 38～40℃之间。目前持续高热已 10 天之久。4 月 22 日最高体温 40℃，口干，口渴，烦躁，食欲不佳，胃痛，食纳日减，腹胀痛、拒按，大便日解 4 次黄色黏稠便，小便正常。无恶露，右下腹可触及有包块，有明显压痛。

检查：8 月 22 日体温 38.3～40℃之间，腹部明显膨隆，两胁下部及腰两旁肌肉紧张，右下腹可触及 7 厘米×4.5 厘米的包块，压痛明显，有反跳痛。内诊检查：子宫界限不清，无恶露排出，左侧宫旁组织有浸润块，有压痛。白细胞 22200/立方毫米，中性粒细胞 90%。舌质红，苔白稍腻。脉滑数有力。

西医诊断：①术后盆腔腹膜炎。②盆腔脓肿。

中医辨证：毒热壅盛，血瘀成脓。

治法：清热解毒，化瘀消痈。

方药：

连翘五钱　银花五钱　蒲公英七钱　败酱草五钱　赤芍二钱　丹皮二钱　黄芩三钱　马尾连二钱　玄参三钱　生地三钱　青蒿三钱　地骨皮四钱　地丁四钱　薏苡仁四钱　犀黄丸三钱（分服）

治疗经过：8 月 23 日：体温逐渐下降（37℃～39.3℃）合并使用青霉素、庆大霉素。8 月 24 日：晨起体温已正常。复查白细胞 14350/立方毫米。食欲好转，腹痛减轻，腹软，左侧宫旁组织压痛仍较明显，有时阴道有血性分泌物，出汗较多，全身皮肤湿黏。脉沉缓，苔薄白稍腻。拟以清热解毒佐以养阴为法，方药如下：

连翘五钱　银花四钱　蒲公英四钱　败酱草三钱　生地四钱　白芍三钱　麦冬三钱　玄参三钱　甘草三钱　丹皮一钱　黄芩二钱　犀黄丸一钱（分服）

8 月 27 日：近两天来体温正常，午后见有头晕，恶心。出汗仍较多，夜间出汗更多，食纳尚好，右下腹包块较以前缩小，压痛减轻，子宫轮廓清楚，血性恶露极少。拟以育阴敛汗为主，佐以清解余热，方药如下：

生地四钱　玄参三钱　麦冬三钱　甘草二钱　地骨皮三钱　焦栀子三钱　黄芩三钱　马尾连二钱　赤芍二钱　丹皮一钱半　生龙骨八钱　阿胶四钱　浮小麦八钱

8 月 31 日，药后一般情况尚好，有时低烧，体温最高 37.5℃，心烦急躁，睡眠不佳，汗出仍多。脉滑稍数，苔白，拟以清心化热和胃为法，方药如下：

生地四钱　赤芍三钱　黄芩三钱　马尾连三钱　焦栀子三钱　地骨皮三钱　银花七钱　木通一钱　天花粉三钱　生石膏五钱　蒲公英五钱　延胡索二钱　枳壳一钱

9 月 4 日，药后出汗已大减，胃及下腹部有时疼痛，口干，低烧未退。白细胞 16500/立方毫米，中性粒细胞 88%，脉滑数，舌赤苔少。方药如下：

生鳖甲七钱　地骨皮三钱　青蒿二钱　蒲公英六钱　败酱草六钱　丹皮二钱　银花一两　大青叶三钱　连翘三钱　黄芩二钱

9 月 9 日，左侧下腹仍痛，二便自调，低烧仍在，右侧髋窝内侧的包块如鸭蛋大，有轻压痛，活动不明显。化验：白细胞：13200/立方毫米，中性粒细胞 83%，淋巴 17%。方药如下：

银花五钱　蒲公英五钱　败酱草五钱　地丁五钱　连翘四钱　丹皮二钱　生地二钱　犀黄丸一钱半（分服）

9月11日，症状同前，上方去生地，加赤芍一钱半，冬瓜子一两，黄芩三钱。9月14日，体温在37℃左右，伤口缝线感染有脓汁排出，恶露多，色鲜红，有臭味。拟以清热解毒，凉血化瘀，方药如下：

连翘五钱　银花五钱　蒲公英五钱　败酱草五钱　天花粉三钱　赤小豆三钱　地丁三钱　赤芍二钱　丹皮二钱　益母草三钱　五灵脂二钱　犀黄丸二钱（分服）

9月16日，一般情况尚好，腹痛已减轻，仍有低烧、腹胀，创口感染换药。上方去益母草、赤芍、丹皮，加黄芩三钱，马尾连二钱。以后曾加减使用过土茯苓、生地、地骨皮等。一般情况平稳，低烧逐渐消退。10月14日，体温在37℃以下，右侧下腹未触及界线明显的硬块，皮肤伤口缩小。10月14日，化验白细胞5000/立方毫米。10月22日，体温正常，右下腹包块已消失，伤口尚清洁，一般情况良好，出院换药

【按语】　本例系剖腹产术后腹腔感染，形成盆腔脓肿，继发肠麻痹，病情比较复杂。当时症见高烧，口干，腹胀痛而拒按，右下腹部可触及包块且有压痛。白细胞明显增高。脉见滑数有力，舌质红，苔白稍腻。已无表证可言，腹部胀痛，大便次数多，色黄黏稠，也非腑实证，而是毒热壅聚，气血瘀滞，内痈为患。毒热内攻胃肠，腑气不畅则胃痛腹胀便稀便泄。气滞血瘀则痛有定处，癥块凝聚，恶露不行，停聚于胞宫。毒热壅聚，内炽日久，更加耗伤阴津、气血以致正虚邪实。治疗时以清热解毒化瘀消痈为主。重用连翘、银花、蒲公英、败酱草、地丁清热解毒，消痈散结；赤芍、丹皮凉

血活血，但用量不宜过大以防毒热走散；生地、青蒿、地骨皮、玄参养阴清热为佐；薏苡仁配合败酱草解毒排脓消痈；芩、连清理胃肠之毒热；犀黄丸清热解毒、活血化瘀。配合原来使用的抗生素，次日体温开始下降。方中虽然未用行气消胀之品，但是毒热清解之后，腹胀腹痛也明显好转。继用上方之后，热势渐衰，气血已见活运，故腹部包块压痛已减，恶露已行。由于汗出较多，所以二诊时加麦冬、玄参养阴生津。赤芍改为白芍，因为赤芍破血疗腹痛可解烦热，而白芍补虚生新血，尤能退热。但是，由于瘀血恶血，毒热蒸腾，故汗出量多。三诊时，使用黄芩、马尾连、栀子欲清三焦之热邪以治其本，又加生龙骨、浮小麦养阴敛汗以治其标。药后汗出仍多，低烧未除。四诊时，加生石膏、银花、蒲公英清毒热则汗出减少。本例因病情复杂合并症也多，疗程也长。长期高烧虽然已退，但是持续低烧仍未除，而且又合并伤口感染，恶露量多、色鲜红有臭味。所以曾加减使用过益母草、五灵脂以活血调经；冬瓜子活血行气，化瘀清热而排脓；赤小豆入血分凉血清热，活血排脓。在中西医配合治疗两个月后，右下腹包块消失，白细胞正常，局部伤口清洁，一般情况尚好出院。

例二：杨某，女，29岁，外院会诊病历。住院号162710，会诊日期：1975年4月20日。患者于4月19日行剖腹产。术后即开始发烧，口渴，全身痛，腹痛拒按，多汗，心跳，下腹部有包块。恶露不多，尿红赤。曾使用过庆大霉素、青霉素静脉点滴及地塞米松，体温持续两天未退，而且逐渐升高（最高体温40℃）。尿蛋白（++）。现症：高烧，胸闷，口渴。

检查：体温40℃，呼吸32次/分，心率118次/分，肺部清音。胃胀明显，下腹两侧均有压痛。白细胞7150/立方毫米，血红蛋白9.5克/分升，阴道分泌物培养为大肠杆菌（对庆大霉素、氯霉素等中度敏感；对卡那霉素、链霉素低度敏感；对四环素、新青Ⅱ号、青霉素、红霉素耐药）。舌尖红，苔薄黄，脉沉数。

西医诊断：术后盆腔感染。

中医辨证：毒热内蕴，热盛伤阴。

治法：清热解毒，养阴凉血。

方药：

连翘一两　银花一两　蒲公英一两　败酱草一两　赤芍二钱　丹皮二钱　玄参三钱　天花粉三钱　麦冬三钱　大生地四钱　淡竹叶二钱　黄芩三钱　犀黄丸三钱（分服）

治疗经过：4月21日，药后体温逐渐下降（38～39.5℃之间），腹泻7次，大便化验有红细胞20～25，白细胞2～4。上方去天花粉、玄参、麦冬、生地、竹叶，加黄连一钱半，青蒿三钱，地骨皮三钱。

4月24日，体温于22日下降（37～38℃）。4月25日，体温已恢复正常，大便化验阴性，苔白黄腻，脉沉弦。上方再加白芍三钱，瓜蒌三钱，枳壳一钱，继服。4月26日、4月27日曾两次突然高烧，继服中药3剂，体温趋于正常，5月9日痊愈出院。

【按语】 患者剖腹产后继发感染，病程仅两天，且以但热不寒，口渴，胸闷，舌尖红，苔黄、脉沉数为主。证属毒热内蕴，热盛伤阴。阴伤则舌尖红，无力鼓邪外出则脉见沉数，治以清热解毒为主，佐以益阴凉血。方中重用连翘、银花、蒲公英、败酱草清热解毒散结，生地、玄参、天花粉、麦冬养阴清热；黄芩清肺热寓清大肠以防热滞；淡竹叶清热利小便导热外出；赤芍、丹皮凉血活血。以清解祛邪为主，生津护阴扶正为辅。二诊时，见有腹泻系因毒热夹湿伤于大肠，故加黄连配合黄芩清热燥湿以清肠胃。本例证情不重病程较短，且以毒热为主，内无滞热燥结，所以治疗比较顺利。

（二）既要重视西医的诊断又不能受其约束，而是要根据中医的基本理论辨证论治。对于本证，不论感染的程度和病程的长短，若见表证仍须解表。对于表邪的寒热属性更应注意。若见邪居少阳仍需枢转和解。若见热毒内蕴外邪袭表则应清里疏表，内外兼治。

例三：贾某，女，36岁，外院会诊病历。住院号：159110。会诊日期：1975年1月24日。患者因阴道流血10多天，左下腹痛，低烧，入院检查，诊为子宫黏膜下肌瘤继发感染。于1975年1月7日行全子宫切除手术。术后一直发烧（最高达到40.2℃），至今已18天。全腹有压痛。经用青、链霉素、卡那霉素、红霉素、庆大霉素、新青Ⅱ号等治疗，高烧不退。现症：自觉先恶寒后发热，无汗，头晕，口干，气短，恶心，食欲不佳，腹痛拒按，阴道溢脓。

检查：最高体温39.3℃，面色黄，心率98次/分。血查白细胞13800/立方毫米，中性白细胞98%，淋巴细胞2%，血色素9.1克。内诊检查盆腔左侧增厚，有包块8×7×6厘米，压痛明显。检查后有脓自阴道溢出，且有臭味。舌质黯淡，苔白。脉弦细滑数。

西医诊断：术后感染，盆腔脓肿。

中医辨证：热毒内蕴，外邪袭表。

治法：疏解表邪，清热解毒。

方药：

荆芥穗二钱　防风二钱　柴胡二钱　炙甘草二钱　半夏三钱　黄芩三钱　连翘三钱　败酱草五钱　生姜三片　大枣三枚

治疗经过：1月25日：服上方1剂后，体温逐渐下降（晨36.7℃，晚38℃），食欲好转，稍有汗出，口干。继服上方。1月28日：药后一直未发烧，今日体温：36.7℃，眠食均好，仍有身倦无力，腹痛尚在。改以托里定痛，益气活血为法，方药如下：

当归四钱　川芎一钱半　白芍三钱　生地三钱　乳香一钱　没药一钱　党参三钱　炙甘草二钱

1月30日：体温正常，一般情况尚可，上方加生黄芪继服。肛查盆腔左侧脓肿缩小至3厘米×4厘米×3厘米，压痛已消失。阴道仍有黄脓流出。2月7日：复查白细胞6350/立方毫米。2月15日：自服中药以来体温正常，阴道仅有少量脓液流出。肛查盆腔脓肿缩小至3厘米×2厘米×3厘米，压之阴道脓液不见增多。2月18日出院继续治疗。

【按语】 本例系子宫全切除术后腹腔感染形成盆腔脓肿，而且脓肿破溃从阴道溢出。根据临床所见，化脓性感染是肯定的。常规使用抗生素也是正确的。经使用多种抗生素感染仍未控制。在分析时应当辨病与辨证相结合。但是中医治疗时不能拘泥于细菌感染，而是依据其证候特点辨证论治。患者虽然已发热18天，当时仍以恶寒发热，头晕为主症。一般认为：“有一分恶寒便有一分表证”。故外邪未去表是当时的主要矛盾。邪热犯胃，胃热则口干，胃气上逆则见恶心，食纳少。而腹痛拒按，阴道溢脓，脉弦细滑数，为术后正气有伤，毒热内蕴。证系表里同病，而以表证为当务之急。故以疏解表邪为主，兼解毒热。方用荆防败毒散加减为主。荆防败毒散原方为辛温解表剂，但是通过加减，仍又可用于内有蕴热外有表邪之证。其中以荆芥穗、防风疏散表邪，使里热有出路；柴胡疏散达邪且有解热之功，三者合用为本方的主要部分；黄芩、半夏清热降逆止呕；连翘、败酱草清热解毒，消痈散结；姜、枣、草调和营卫。表里双解而以解表为主。若从六经辨证来看，属于太阳、少阳同病，故而太少同治。从指导思想上比较强调中医的辨证分析。清热解毒药物仅用两味，同样能够达到解热退烧的目的。热退后，说明表热已解。里热虽减，但是毒热壅聚未消，当时并未沿用清热解毒消痈之常法，而是考虑到患者为术后气血耗伤之体。又大量使用过抗生素（从临床上看，抗生素类药物似有中医所谓苦寒清热剂的特点）。在正虚的情况下若过用苦寒之剂，毒热易于凝聚不化。所以改用托里定痛，益气活血为法，使用《医宗金鉴》中的托里定痛汤加减。因毒热内蕴，故去肉桂，以防肉桂助热。方中四物汤养血扶正；党参益气扶正；乳香、没药活血通络透脓。以后也加用生黄芪益气托毒。总的治疗原则是益气血扶正托毒而透脓。感染得以控制，盆腔脓肿逐渐缩小，病情稳定，基本痊愈出院。从整个治疗过程可以看出，运用中医的基本理论辨证论治。立足于术后体质的整体情况，同时也重视局部脓肿的特性，局部与整体相结合。

例四：白某，女，28岁，外院会诊病历。住院号127076，会诊日期：1976年3月6日。患者于1976年2月14日因卵巢囊肿入院。2月27日行左侧附件，卵巢囊肿摘除术。术后第2天开始发烧（上午38℃以上，下午39℃），持续8天未退。曾使用过红霉素、卡那霉素、庆大霉素及中药清热解毒凉血剂、紫雪、犀黄丸等，体温仍未退。血查：白细胞16 000/立方毫米，中性粒细胞87%，淋巴细胞13%。胸透（－），腹部透视肠曲未见充气。现症：仍有发烧（体温38.3℃），往来寒热，日行数次，口干，口淡无味，头晕，恶心，耳聋，胸憋气短，两胁胀满，视物模糊。舌象：舌尖红，舌苔薄黄。脉象：弦细。

西医诊断：术后感染发烧。

中医辨证：少阳蕴热，津液灼耗。

治法：和解少阳，佐以益阴清热。

方药：

柴胡三钱　黄芩三钱　半夏三钱　枳壳二钱　白芍三钱　生地四钱　石斛四钱　生姜三片　甘草二钱　大枣三枚

治疗经过：3月8日复诊时称，服上方1剂后有微汗出。昨日（3月7日）晨起体温37.4℃，下午仍为38.3℃。鼻涕及痰中有少量血丝。烧时仍感头晕耳鸣。再进1剂，今日体温正常，恶寒已减，胸胁发胀好转。上方加丹皮三钱继服。3月11日复诊时，体温一直正常，其他症状均消失。3月12日痊愈出院。

【按语】 患者术后发烧虽已8天，从其症状特点来看，已无表证可言，但是里热根据也不足。虽然高烧但未见烦渴引饮、大汗、脉洪大等气分热象。仅觉口干，口淡无味。曾用大剂清热解毒凉血及紫雪、犀黄丸，热仍未解。《伤寒论·辨太阳病脉证并治中》中曾说："伤寒五六日，中风往来寒热，胸胁苦满，嘿嘿不欲饮食，心烦喜呕，或胸中烦而不呕，或渴，或腹中痛……小柴胡汤主之"。详查本例非但属于《伤寒论》

中关于选用小柴胡汤时所说的“但见一症便是，不必悉具”的范围，而是比较典型的邪居少阳，因而清解无效。患者又曾用过紫雪，其中含有泻下之剂。《伤寒论·辨少阳病脉证并治》中又说:“少阳中风，两耳无所闻，目赤，胸中满而烦者，不可吐下……”。《伤寒论·辨太阳病脉证并治中》中说:“凡柴胡汤病症而下之，若柴胡证不罢者，复与柴胡汤，必蒸蒸而振，却发热汗出而解”。这些论述为本例提供了明确的治疗原则。临诊时见有寒热往来，日行数次。表邪久羁半表半里，故见往来寒热。邪在表，心腹不满，邪在里，则心腹胀满。少阳经络荣于头目，胆火上炎则见耳聋，视物模糊。邪热灼津故口干，舌尖红，舌苔薄黄。综合上述证候可以看出，本例实属典型的少阳蕴热不解，虽经清解轻下，尚未造成坏病，而是“柴胡证不罢”，所以复与小柴胡汤。因其已见阴伤，故加白芍、生地、石斛以清热养阴；枳壳宽中下气。服药后有微汗出，邪热尽解。通过本例的治疗说明对于术后感染发烧，既要重视西医诊断，又不能受其约束，不论其感染程度和病程长短，均要根据中医的基本理论辨证论治。本例见有少阳证，故仍需要枢转和解为要。同时，也说明不能把中药的清热解毒剂当成西药的抗生素来使用，应当根据辨证选用，否则仍可贻误病机，这些也是值得吸取的教训。

例五：刘某：女，30 岁，外院会诊病历。会诊日期：1972 年 7 月 17 日。患者于 7 月 12 日行中期引产、绝育术后，突然发烧，寒热交作，胸胁满闷，头目眩晕，耳聋，不思饮食，寒热有定时，每日一发（一般在 16:00 ~ 20:00），发烧前恶寒战栗，烧时大渴引饮，而后汗出热退。曾查血：白细胞：8 000/立方毫米，疟原虫阴性。舌质红，苔白腻，脉弦滑。

西医诊断：术后感染。（败血症？）

中医辨证：暑湿夹感，邪伏少阳。

治法：和解少阳，清暑祛湿。

方药：

柴胡二钱　半夏三钱　黄芩三钱　枳壳二钱　大黄一钱半　白芍三钱　香薷三钱　葛根二钱　杏仁三钱　蔻仁二钱　生苡仁五钱　坐姜三片　大枣三枚　焦六曲三钱　生石膏五钱

治疗经过：7 月 20 日：3 日来寒热未作，一般情况良好，偶有头晕、恶心，出汗较多。予下方以巩固疗效，药后痊愈出院。

柴胡二钱　葛根二钱　扁豆衣三钱　半夏三钱　黄芩三钱　陈皮二钱　草蔻二钱　炒白芍二钱　炙甘草二钱　生姜三片　大枣三枚　当归三钱

【按语】 本例西医诊断为术后感染（疑诊为败血症）。根据中医观点属于“痎疟”范围。也就是中医所谓之疟疾。《素问·阴阳应象大论》中曾经说：“夏伤于暑，秋必痎疟”。意思是说：夏日炎热之际伤于暑邪伏而不发，到了秋季寒郁化热引动伏热，以致寒热交争而称为痎疟。患者寒热交作已 5 天，当疟邪与人体的卫气相迎时，互相交争，定时而分，烧前先恶寒战栗，继而高烧，以后正胜邪却，汗大出则热退。此时疟邪与卫气相离，寒热暂时休止，故烧退后如常人。正如《素问·疟论》中所说：“疟之始发也，先起于毫毛，伸欠乃作，寒栗鼓颔，腰脊俱痛；寒去则内外皆热，头痛如破，渴欲冷饮”。疟的发作时间也有一定的规律性，有的每日一发，有的间日一发，有的三日一发。但是本患者发病为7月中旬，并非“秋必痎疟”之时，这是因为患者病前内有伏热夹有暑湿。在术后正虚之际，又感暑日之寒，此为秋气先期而至，寒邪侵袭，卫气相争，故见恶寒战栗。少阳经脉布于两胁，热郁两胁，气机不得宣达，故见胸胁满闷。郁热上犯，故见头目眩晕、耳聋。寒邪化热入里与伏热相搏，故见高热，烦渴引饮，脉弦滑，舌质红。又因暑必夹湿，所以兼见不思饮食、苔白腻等湿热之象。这样就形成了暑湿侵袭邪羁少阳，阳明湿热的交错证候。在治疗时以和解少阳清暑祛湿为法。故以大柴胡汤为主，与三仁汤、香薷饮合方加减。且以柴胡为主要药，和解少阳；佐黄芩清热止渴除烦；大黄，枳壳攻里泄热；半夏和胃止呕；姜、枣调和营卫而行津液；白芍益阴清热；焦六曲化滞；生石膏清阳明热；香薷辛温而有芳香之气，既能发汗解肌又能宣化湿邪；葛根鼓舞胃气，解肌和表，以助香薷发表而化湿；杏仁开上焦肺气；蔻仁宣化中焦湿浊而利气机；薏苡仁渗利下焦之湿而泻热，使之上下分利，湿化热清。全方表里兼治，攻里解表，上下宣利。药后寒热未作，惟时有头晕、恶心，是因为术后气血两虚，清窍失荣之故，所以在原方基础上，去枳实、大黄、生石膏、杏仁、蔻仁、薏苡仁、焦曲，加陈皮、扁豆衣、草蔻化湿健脾，和胃以止呕；当归养血育阴，以调理善后而愈。

（三）正确地处理扶正与祛邪的辩证关系

若见表热里实，气血俱热等实证，虽然要充分地重视术后（产后）气血、气阴两伤的正虚一面，但是由于邪实则应以攻邪为主，邪去才能正安。如果过于姑息或不敢攻邪，则实邪益炽更加伤正。

例六：张某，女，25岁，外院会诊病历，住院号

140527。会诊日期：1973 年 3 月 27 日。患者妊娠 5 个多月，因有风湿性心脏病，于 3 月 10 日作小剖宫绝育术。术后一般情况尚平稳。3 月 22 日已准备出院。因吹风受凉后突然发高烧（体温 38～39℃）自觉气憋，心慌，咳嗽。3 月 24 日下午左侧腹痛明显，曾用青霉素、链霉素、庆大霉素、卡那霉素治疗，发烧仍未退。现症发烧，畏寒，头痛，恶心，食后胃部嘈杂，神倦不欲睁眼，上身汗多，下身汗少，汗出而热不退，大便秘结，2 日未解。

检查：体温 39℃，白细胞 13 900/立方毫米，中性粒细胞 90%，淋巴细胞 10%，尿蛋白（+）。妇科检查：阴道分泌物为血性黏稠样，无脓。子宫前位，孕 7 周大小，宫底稍有压痛，两侧宫旁组织软，无明显增厚，无包块。右侧有压痛。舌质黯红，苔黄厚腻，脉沉弦有力稍数。

西医诊断：术后高烧待查。（上感？）

中医辨证：表热入里，阳明腑实，热盛伤阴。

治法：清表解里，通里化燥，佐以养阴。

方药：

连翘八钱　银花七钱　蒲公英七钱　地丁七钱　玄参四钱　麦冬五钱　丹皮三钱　炒莱菔子三钱　枳壳二钱　川军一钱　小生地四钱　石斛四钱　地骨皮四钱　黄芩二钱　生石膏五钱　炒鸡内金三钱　元明粉一钱半（冲）　犀黄丸三钱（分服）

治疗经过：3 月 28 日，上午体温 38℃，夜间热退。29 日最高体温 37.8℃。大便自解 1 次，量多，有黏液，稀而色黑，胃脘胀感减轻，腹部仍有压痛，胃纳不香，有恶心，头晕，头痛，身倦无力。血培养阴性。舌质黯，苔薄黄稍腻，脉沉缓。拟以清热解毒，和胃化滞。上方去玄参、炒莱菔子、枳壳、生地、石斛、生石膏、元明粉，加赤芍二钱，马尾连三钱，甘草二钱。继服2剂。

3月30日，体温36.7～37.2℃，腹痛减轻，精神好转，头痛头晕好转，方药如下：

连翘五钱　银花五钱　蒲公英五钱　败酱草五钱　地丁五钱　地骨皮三钱　马尾连二钱　黄芩三钱　炒莱菔子二钱　炒炽壳一钱　炒鸡内金二钱　麦冬三钱　丹皮二钱　赤芍二钱　川军五分　犀黄丸三钱（分服）

4月3日，体温3天来均正常，一般情况好，食纳增加，大便每日1次，睡眠尚好。血查白细胞11 300/立方毫米，中性粒细胞78%，淋巴细胞22%。停上方，改用健脾佐以清热解毒之剂调理善后。4月16日痊愈出院。

【按语】 患者为小剖宫绝育手术后。开始一般情况尚好已准备出院，尔后有明显的外感病史，突然高烧，考虑上感可能性较大。内因食滞蕴热再加上外受风热之邪，两热相合搏结于阳明胃腑。由于术后气血耗伤，故阳明经热四大证并非悉具，也不典型。所以，虽然发热而兼见畏寒，畏寒是正气（阳气）虚弱的表现，而不是表邪未解的恶寒战栗。脉象不洪大，而是沉弦稍数。出汗虽多而热仍不解，不是大汗，而是上身汗多下身汗少。中医认为上半身为阳，下半身为阴。阳明热盛，阳气蒸腾，逼汗外出，故上半身汗多。因为阴虚亏于内，故下半身汗少。邪热入里搏结于阳明，已经不能“汗出而散”。若汗出过多反而更加伤阴耗津。另外，神倦不欲睁眼是脾热的表现。胃内蕴热则食后嘈杂，大便秘结2日未行，苔黄腻均属腑实热证。治疗时虽有正虚，但在邪实热盛之际，仍应以清气解热，通腑导热为主，佐以扶正。所以用白虎汤、大承气汤合方加减。方中生石膏、连翘、银花、蒲公英、地丁、黄芩、丹皮、清热凉血解毒；炒莱菔子、枳壳、川军、元明粉、炒鸡内金导滞润燥清热通下；佐以麦冬、玄参、生地、石斛、地骨灰养阴生津，清热润爆。另加犀黄丸活血解毒而清热。药后烧退热解大便已通，进而小其剂继服。最后以健脾和胃清热而收功。

从本病例看出，证情虽然复杂，但是病理实质尚属明确。当时因为求胜心切，用方过于庞大。应辨证求因，抓住实质集中药力，取其药少而力专，特此精选药味拟方如下：

生石膏一两　连翘八钱　银花八钱　川军一钱半　枳壳三钱　炒莱菔子三钱　石斛八钱　麦冬五钱

例七：张某，女，33岁，外院会诊病历。住院号135344，会诊日期：1974年9月7日。患者因妊娠足月头盆不称，于8月31日上午行剖腹产术。产后当日下午突然感到发冷发烧，全身发抖（体温38℃），腹部微胀，右下腹部疼痛，恶露量不多。随即用抗生素治疗。

9月2～9日体温一直在38.7～40.3℃之间。前额头痛，眼胞发胀，视物昏花，口干渴思冷饮，身灼热而无汗，恶露咖啡色，有味，尿深黄，尿道灼痛，胸闷，气促咳嗽，痰不易咳出，烦躁不得眠，大便秘结2日来行。

检查：宫颈拭子培养有大肠杆菌、金黄色葡萄球菌（凝固酶试验阳性）。血常规：白细胞16 600/立方毫米，中性粒细胞90%，淋巴细胞10%，血红蛋白8.8克/分升。肝功能正常。查血未找到疟原虫。尿蛋白（+），白细胞10~15/HP，红细胞0~1/HP，透明管型0~1/HP。胸透：心肺未见异常。苔黄厚腻，脉滑数有力。

西医诊断：①术后宫腔感染。②盆腔腹膜炎。③病毒性感冒？

中医辨证：表热入里，阳明燥结。

治法：清表通里，凉血解毒。

方药：

生石膏一两半　知母三钱　连翘八钱　银花八钱　炒枳壳二钱　黄芩三钱　川军一钱　炒莱菔子三钱　炒鸡内金二钱　丹皮二钱　赤芍三钱　地骨皮三钱　犀黄丸三钱（分服）

治疗经过：药后当日夜间体温降至38.8℃。继续使用庆大霉素、红霉素。9月8日，晨起体温37.8℃，头痛腹胀减轻，食纳佳，汗出较多，咳嗽吐白痰，继服上方。9月9日，体温正常，咳嗽减轻，精神好转，大便仍未解，按上方加减继服。9月10日，停用抗生素，化验白细胞12800/立方毫米，中性粒细胞86%，淋巴细胞14%，大便已通，诸症皆除，9月14日出院。

【按语】 本例西医诊断为剖腹产术后宫腔、盆腔感染，病毒性感冒？开始有明确的外感病史，突然发冷发烧，全身发抖，而后呈弛张热型，使用抗生素体温未降，高热7天。始于表热证，此时已入于阳明气分，故不恶寒但恶热，全身有灼热感，脉见滑数，口干渴思冷饮，但无汗出，是因为炽热入里，闭塞腠理。汗孔不畅，汗液不能外出所以无汗。前人曾有："伤寒遇汗阳将解"，"体若燔炭，汗出而散"之说，均说明外感证表寒化热或表热侵袭，若遇汗则热能随汗而解。目前无汗，热闭于里，已无法由汗推出。邪热袭肺，上焦失于宣达，故兼见胸闷、气促、咳嗽等证。前额头痛，眼胞发胀、烦躁不得眠，均为阳明经热所致。而视物昏花一症有似《伤寒论》中所描写的“目中不了了”，也是由于阳明热盛所引起的视物昏花不清。《医宗金鉴》曾解释这种证候是“热结神昏之渐，危恶之候……”。说明实热炽盛将扰神明。大便燥结2日未行、尿深黄、尿道灼痛，苔黄厚腻，均为阳明热盛燥结之证。总之属于表热入里，阳明燥结，而且热势鸱张，已见深陷之危候。所以重用生石膏、知母、银花、连翘、黄芩清表解热，直折热邪嚣张之势；另用川军、枳壳、炒莱菔子、炒鸡内金导滞通里，以“釜底抽薪”，撤热化燥于下；佐以丹皮、赤芍、地骨皮养阴清热凉血活血；并用犀黄丸以加强清热解毒活血通络之功。由于突出了清解与通下的特点，所以服药后，当日夜间体温即开始下降，次日即下降至正常范围。由于重用了生石膏，取其解肌清热之功，热势解腠理开而汗出。但是大便尚未通，可能是川军的用量稍嫌不足之故，继服2剂后，大便已通，结热尽除。

（四）既要突出审证求因

抓住其病理实质的特点，又要根据其发展和不同阶段的具体情况辨证论治。若为湿热蕴于胃肠，应当从中焦论治。若在患病过程中兼感表邪，又要清里解表。另外对于中西医药物的配合，也应当根据病情的实际需要合理使用。

例八：佟某，女，57岁，外院会诊病历。住院号1939。会诊日期：1974年9月29日。患者因右下腹持续胀痛11小时，下腹肿物如妊娠3个月，伴有发烧，于9月3日急诊入院。9月4日晨，在硬膜外麻醉下行剖腹探查术，发现卵巢囊肿约12厘米×15厘米×8厘米大小，并行切除。术后3周有下腹痛仍不止，高烧不退。9月22日以后一直恶心呕吐，不能进食，大便有黏液，日解4次，伴有里急后重。曾用庆大霉素、卡那霉素、氯霉素、链霉素、青霉素、红霉素等药物。发烧持续不退，迄今已3周余。

检查：体温39.5℃，消瘦，精神萎靡，语言低微。血压130/80毫米汞柱。血查白细胞15 200/立方毫米，中性粒细胞90%。9月25日内诊：左侧附件包块约8厘米×8厘米×6厘米，穿刺有脓，伤口继发感染（12厘米×5厘米大小）。病理报告（9月10日）为卵巢浆液性乳头状囊腺瘤，部分区域增生活跃，伴有急性炎症。血沉第1小时80毫米，第2小时116毫米，抗"O" 1：400单位。大便镜检：有少数脓球。舌质紫黯，舌苔白腻，脉弦滑略数。

西医诊断：①术后感染。②细菌性痢疾。

中医辨证：湿热内蕴，肠胃不和，气血壅滞。

治法：清热燥湿，和胃化滞。

方药：

黄芩二钱　黄连一钱半　竹茹三钱　枇杷叶三钱　陈皮二钱　冬瓜子一两　炒枳壳二钱　赤小豆五钱　半夏二钱　连翘三钱

治疗经过：9月30日，服上方2剂后，腹痛、腹胀减轻，已能排气，大便日解4次，量少色棕黑。大便化验仍有脓球、红细胞。体温在37.8～38.4℃之间。脉弦细，舌象同前。拟以清热燥湿，解毒止痢。方药如下：

白头翁八钱　川连一钱半　黄芩三钱　生白芍二钱　银花三钱　秦皮三钱

10月5日，体温下降至36℃，精神尚好，下腹已无胀痛，肛门坠感消失，大便仍稀，日解4次，稍带血液。恶心作呕，呕吐物为苦水量少，伴有恶寒战栗，腰背发凉，起坐头晕，纳食欠佳，舌黯红，苔黄垢，脉弦细。停用青、链霉素。证属胃肠湿热内蕴，兼感外邪。拟以清热化湿解表。方药如下：

柴胡二钱　葛根二钱　半夏三钱　藿香三钱　橘皮二钱　白芍三钱　白蔻二钱　薏苡仁五钱　杏仁二钱　生姜三片　大枣三枚

10月7日，服药后吐止，大便日2次。体温38.2℃，精神欠佳，白细胞21 900/立方毫米，中性粒细胞90%，淋巴细胞10%。加用四环素、卡那霉素。方药如下：

柴胡三钱　葛根三钱　桂枝二钱　半夏三钱　黄芩三钱　党参三钱　薏苡仁四钱　藿香三钱　砂仁二钱　陈皮二钱　草蔻二钱　生姜三片　大枣三枚

10月10日，体温仍高（38.2～38.9℃），大便溏稀，日解4次，镜检（－），血查白细胞24 400/立方毫米，中性粒细胞92%，淋巴细胞8%。内诊：盆腔包块为2.5厘米×3厘米×2厘米，无压痛。10月8日，加用四环素后见有恶心呕吐，经讨论后停用全部抗生素，继续服用中药观察，方药如下：

柴胡三钱　葛根三钱　半夏三钱　黄芩三钱　马尾连三钱　陈皮三钱　白芍三钱　枳壳二钱　竹茹三钱　枇杷叶三钱　生姜三片　大枣三枚

10月12日，药后体温降至37.3～37.5℃之间，恶心呕吐已止，纳食增加，大便日解3次。原方葛根加至三钱，白芍加至五钱，再服3剂。药后至10月13日，大便正常，日解1次，精神食欲均好，体温逐渐下降。自10月19日以后，体温恢复正常。10月21日血查：白细胞6 800/立方毫米，中性粒细胞66%，淋巴细胞34%。10月25日，内诊检查：子宫萎缩靠后，无触痛，未触及包块，前后穹隆均软，无触痛。经观察一般情况恢复，伤口愈合良好。10月30日出院。

【按语】 患者为剖腹检查术后继发感染，合并细菌性痢疾持续高烧已3周余。证属湿热内蕴，肠胃不和，气血壅滞。湿热壅滞肠胃，脾气不得升，胃气不得降，故见恶心，呕吐，纳差，腹泻。湿热积滞，腑气不畅，故见里急后重等症。患者虽为术后气血大伤之体，病程已3周余，正气消耗较大。形体消瘦，精神萎靡，言语低微。仍应本着急则治其标的原则，先以黄芩、黄连清热燥湿止泻痢为主；配合竹茹、枇杷叶、陈皮、半夏和胃降逆止呕；赤小豆、连翘、当归清热解毒，利湿活血排脓。药后体温稍降，腹痛腹胀略减轻，但是大便化验有脓血，说明湿热已入于血分。遂改用白头翁汤为主方。以白头翁、秦皮清血分湿热以止血痢；银花、白芍清热凉血，和肝安脾。后期内蕴之湿热渐清，由于正虚之体未复，外邪又乘虚而入，以致寒热复作，故见恶寒战栗，背部发凉，恶心呕吐。证变法亦当变，故三诊时改用清热化湿解表为法。方中柴、葛解肌，疏达肌表之阳气以祛邪为主；藿香助柴胡解表化湿调胃；配合杏仁开上焦之肺气，蔻仁宣化中焦之湿浊而利气机，薏苡仁健脾利下焦之湿邪而泻热。上下分利化湿清热。但药后体温未降，查血白细胞反而增高（21 900/立方毫米）。曾加用过桂枝意欲通阳透达；党参温补助气；草蔻辛温燥湿。但是患者内有湿热蕴育之隐患，以上三药又偏于温燥，用后非但无益反而助热为害。说明这样的加减是失败的教训，仍以柴胡、葛根为主以解其表；芩、连以清其里，陈皮、枳壳、竹茹、半夏、枇杷叶以和其中；白芍、生姜、大枣调和营卫以扶助正气。表里双解内外兼治，并停抗生素，单纯使用中药最后治愈。

本例由于寒、热、虚、实交错，病程也长。在辨证论治的过程中，虽然尚能掌握其病理变化，但也走了一些弯路，应当引以为戒。因为虽有正虚但是邪实，应当“急则治其标”。而不宜过早温补扶正，以防“闭门留寇”。在治标的过程中，因为内有胃肠湿热外有表邪，故宜表里双解内外兼治。首次方中单用芩、连而未用柴、葛偏于清里，故胃肠湿热见减但表邪未清；而后单用柴、葛而未用芩、连偏于达表，故表邪虽减而里热未退。由于误用温燥之品反而助热为害。最后柴、葛、芩、连并用表里双解方才奏效。

结　　语

1. 通过上述讨论和实际病例，初步认识到：患者在经过大、中手术之后，一般多表现气血或气阴两伤为其体质特点。由于正气虚弱，外邪侵袭，多表现为毒热炽盛。更由于术后脾胃功能失调，兼见食滞蕴热者居多。所以内外合邪，表里俱热是其证型的主要特点。在分析病情时应当辨病（西医诊断）与辨证相结合；在辨证治疗时又不能受化验检查的约束，而是应当根据中医的理论体系辨证论治，正确地处理扶正与祛邪的辩证关系。若见毒热炽盛就要抓紧时机重用清热解毒。若见里实热证，不要因为正虚而不敢攻邪，因为邪去才能正安。既要注意审证求因抓住病理实质，又要根据其发展和不同阶段的具体情况具体处理。

2. 关于中西药的配合问题：抗生素能够控制细菌感染是肯定的，而且疗效迅速。对于耐药菌株感染西医往往联合使用抗生素，或根据细菌培养结果更换敏感度较高的抗生素，同样也包含了辨证用药的概念。根据中医观点以及临床现象看来。抗生素的效应有似中药的苦寒清热解毒剂，具有祛邪作用，是其长处。某些清热解毒剂，经过实验研究也证实对细菌有抗菌或减毒作用，但是效价较低，与敏感的抗生素无法相比。但是当细菌感染后，人体阴阳、气血、经络、脏腑功能均发生紊乱，除了发烧、白细胞增高外，还会出现由于不同的病因所引起的一系列热象，诸如表热、里热、表里俱热、表热里实等等。抗生素仅仅能够控制细菌，而不能及时地改变机体的病理生理状态，只有在细菌被控制之后，机体机能自行调整后才能恢复正常。因此临床上往往会见到细菌培养已转阴性，但是发烧、口渴、便干等热象还未解除，这是它的短处。而中医中药除了祛邪作用以外，尚要根据机体的偏盛偏衰加以调整。有表热者疏表；有里热者清里；表里俱热者表里双解；表热里实者疏表通里。祛邪与调整机体的状态相提并论，这是中医整体观念的长处。另外，过多或过杂地使用抗生素，又会引起体内的菌群紊乱反而破坏了人体的整体防御机能。在这种情况下，就要停止使用抗生素采取相应的措施，否则会引起严重的后果。术后感染性疾病，由于毒热炽盛，热邪极易由表入里，深入血分，所以临床上多采用凉血活血解毒的法则。轻者加用丹发、赤芍、白茅根或黄连解毒汤等，重者使用犀黄丸、犀角地黄汤等等，清解血分之毒热。另外，还可以活血散瘀，把毒热与死血凝聚的闭塞瘀滞化散涤逐掉，祛瘀而生新，清血而解毒。因此，如果能够很好地组合中西药，取长补短，互相补充，就能大大地提高对于术后感染的疗效。

妇科肿瘤化疗后胃肠道反应中医治疗一得

近几十年采，肿瘤的药物治疗已经有了很大的发展。对于妇科某些恶性肿瘤来说，可作为首选的治疗方法。并可作为配合手术或放射治疗的主要辅助措施。但是，在治疗过程中也会出现一定的副反应。胃肠道反应多见有恶心，呕吐，食欲不振，腹痛，腹泻，口腔溃疡，甚至可以伴发高烧。对于这些副反应的中医治疗也可以说是一个新课题，仅就自己在实践中的肤浅体会，提出以下两点看法：

一、从整体观念出发，注意调整脾胃的功能。预防为主，防治结合

在化疗过程中所出现的胃肠道反应，程度有轻有重，出现的时间有早有晚。从中医观点来看与整体情况、平素脾胃机能状况密切相关。轻者仅有恶心、食欲不振，停药后可以自愈；重者前述症状俱见，虽然停药也难以自愈。所以，在使用化疗之前，应当全面地分析其整体和脾胃功能情况。根据中医的基本理论辨证分析，最好能在胃肠反应发生之前或初期即开始调治，不要等到反应严重再配合中药。从其反应的情况来看，以脾虚胃弱，胃气上逆，或夹寒湿，或夹湿热，致使中焦阻塞，脾运失常，脾胃升降功能失调。脾气主升，当升不升则运化失职，上不能输送精微，下则泄泻不已。胃气主降。当降不降，则胃气上逆，浊气不能下行，上逆而作呕，壅滞而蕴热。所以，仍以调整脾胃的升降功能为主要法则。同时，也要注意到肝气为害。若肝郁气滞，横逆犯脾胃，则脾胃升降失司，也会诱发前述症状。

另外，妇科恶性肿瘤的药物治疗，又往往在手术或放射治疗后配合进行。所以，对于接受过这些治疗的体质特点，也应当予以重视。一般认为手术后多表现为阴虚、血虚或气阴两伤。放射治疗后多因放射线的灼伤而出现阴虚血少，津液灼耗，气阴两伤，或热蕴胃肠等证候。因此，在术后或放疗后及时根据四诊所见，辨证地配合中药治疗，以纠正机体气血阴阳之偏向，就有了可能避免或减轻化疗的副反应。总之，应当从整体观念出发，注意调整脾胃的功能，预防为主，防治结合。

二、应当根据中医的理论体系辨证论治，不要拘于一方一药

对于化疗后胃肠道反应中医治疗的报道为数不少，积累了丰富的经验，提出过一些有效的方药。但是，在实际临床应用中，如果不能很好地掌握中医辨证，仍然不能达到预期效果。所以，应当根据中医的理论体系，密切结合患者的实际情况辨证论治。

（一）分清虚实

化疗后胃肠道反应，虽然都可以见有恶心、呕吐、腹痛、腹泻等。但是从中医观点来看，仍需根据其兼证和四诊所见分辨虚实。举例如下：

王某，女，53岁，外院会诊病历。会诊日期：1975年8月26日。患者原为子宫颈黑色素瘤，于1975年8月14日在连续硬脊膜外腔神经阻滞麻醉下，行广泛性子宫全摘除术。术前曾每日静脉注射环磷酰胺0.2克，共计4次。手术经过顺利，术后第2天及第3天继续静注上药0.2克，胃肠道反应较重，恶心，呕吐剧烈，以后即停止化疗。至8月17日因胃肠道反应有所减轻，又开始静注上药0.2克。次日，病人出现恶心，胃脘堵闷又加重，口干苦，不思饮食，小便次数增多，大便干，进食很少，食后即吐，甚至吐出苦绿水。因反应较重不能坚持化疗。现症：胃痛似针扎，恶心，呕吐，不能进食，头晕，气短，脑冷，腰背、少腹及手脚发凉，腰酸腿软，小便次数增多而量少。曾服加味温胆汤近1周，症状仍同前，舌质淡，苔白，脉沉细。辨为：脾胃虚弱，寒湿伤胃。治以健脾除湿，舒气和胃。方药如下：

藿香三钱　苏梗二钱　厚朴二钱　砂仁三钱　陈皮四钱　焦白术二钱　茯苓四钱　半夏三钱　竹茹三钱　枇杷叶三钱　当归三钱

经过治疗：8月29日，服上方3剂后，恶心减轻，纳食较前增加，头晕，气短减轻，小腹仍觉发凉，夜尿多。原方厚朴加至三钱。9月2日，服上方3剂后，症状大减，偶有恶心但未吐。昨日开始静注环磷酰胺0.2克，今日见有纳差，口干。原方当归加至三钱，继服。9月5日，服上方3剂后，症状减轻，昨天又静注上药1次，反应不重。9月16日，药后情况尚好，仅有纳食不香。原方加炒谷麦芽各一两。9月19日，药后情况良好，纳食仍欠佳，改方如下：

藿香三钱　砂仁三钱　厚朴二钱　陈皮二钱　竹茹三钱　当归三钱　炒谷芽一两　炒稻芽一两

9月23日，昨日自感恶寒欲吐，上方加苏梗一钱。9月26日药后已不恶心，因过食油腻又有恶心。上方加焦楂炭三钱，鸡内金三钱，炒莱菔子三钱。9月29日至10月5日继服上方。患者自8月26日服中药后，能够坚持每周化疗2次。从9月29日至10月10日，每日静注环磷酰胺0.2克，未见恶心，呕吐，食欲尚好。

【按语】 本例系因宫颈黑色素瘤手术后，因严重胃肠反应不能坚持化疗。开始曾因兼见口干、便干、胃脘堵闷等症，辨证属于肝热气逆，使用加味温胆汤治疗。其中有芩、连、枳壳等，均为苦寒行气降逆之属，结果未效。详细审证后，认识到患者曾经广泛性子宫全摘除术，气血已伤，见有剧烈呕吐，胃病，头晕，气短，怕冷，腰背少腹及手脚发凉，小便频而量少，舌质淡，脉沉细，并非实证热证，而是脾胃虚弱，寒湿伤胃。所以改用健脾除湿，舒气和胃为法。使用安胃饮（经验方）加焦白术、当归，配合茯苓健脾补气养血，以扶正固本；竹茹、杷叶和胃气。当虚实分辨清楚之后，改变原治法，不但纠正了胃肠道反应，而且在中药的配合下圆满地完成了化疗疗程。

（二）辨别寒热

对于化疗后胃肠道反应不但虚实应分，寒热亦当辨，若属于实热证，不但不能妄补，反而应当清热导下。举例如下：

沈某，女，26岁，外院会诊病历。住院号165270，会诊日期：1976年3月6日。患者系因葡萄胎于1975

年7月份住院刮宫3次。1975年12月份随诊，查尿妊娠试验1:200阳性。于12月5日第2次入院，确诊为恶性葡萄胎。于12月17日开始使用5-氟脲嘧啶治疗。当进行到第3个疗程的最后阶段，反应较重，口腔黏膜充血潮红，并发溃疡，恶心，呕吐，腹痛较重，大便稀。日解2～3次。3月2日大便日解10多次，水样便，发烧（体温持续在38.5～39.4℃之间），曾使用过庆大霉素、新霉素、红霉素、链霉素、吐灭灵。3月3日，又配合服用中药（方中有白术、茯苓、白扁豆、炒薏苡仁、滑石、黄芩、马尾连、白芍、甘草、车前子、银花、连翘、败酱草、蒲公英）3剂。症状仍未改善。因反应较重已停止化疗。3月6日（停化疗的第7天）当时见症：发烧已7天（体温高达40.2℃），恶心，腹泻，满腹胀痛，胸中烦热，口渴，两颧红赤，喜冷饮，大便日解10多次，水稀样便，小便量少黄赤。血查白细胞14 600/立方毫米。舌质红，苔薄黄，脉弦滑数大。辨为胃肠滞热，湿阻中焦。治以清热和胃，佐以消导。方药如下：

黄芩四钱　黄连面一钱　瓜蒌六钱　石斛四钱　竹茹四钱　枇杷叶四钱　白芍三钱　炒枳壳二钱　鸡内金三钱　大黄七分　天花粉三钱

治疗经过：3月7日，上方服1剂后，体温下降至38.9℃，大便次数减少至3～4次/日。腹痛见轻，恶心、呕吐也减轻。继服前方1剂。3月8日，体温下降至正常，仍有腹痛，恶心，大便次数7～8次/日，口渴喜冷饮，尿少，舌质红，脉滑数。方药如下：

黄芩四钱　黄连面一钱　生白芍五钱　甘草一钱　车前子三钱　木香一钱　陈皮二钱　竹茹三钱　滑石粉五钱

3月9日，体温正常，口腔溃疡已愈合，精神好转，腹泻已止，大便日解1次。复查白细胞6 100/立方毫米，继服前方。3月11日，体温一直正常，腹痛已止，精神好，仅有食欲稍差，苔薄白，脉弦滑，按前方加减以巩固疗效。

黄芩三钱　生白芍三钱　黄连面五分　甘草二钱　竹茹三钱　枳壳二钱　木香一钱　枇杷叶三钱

【按语】 本例胃肠道反应较重，且以发烧，恶心，腹泻，腹满痛为主症。虽有水稀样大便日解10多次，但是两颧红赤，口渴喜冷饮，小便黄少，舌质红，苔薄黄，脉滑大弦数。开始曾虑其脾虚，曾使用过白术、茯苓、白扁豆、炒薏苡仁等健脾之剂，症状非但不减，反而体温上升至40.2℃。详细审证，认识到虽有正虚，但是以胃肠滞热，湿阻中焦为主，湿与热邪互结，壅滞中焦。脾胃升降失司，胃气不降，则呕逆频作。腑气不行则腹满痛，湿浊下迫则泻利不止。清浊不分则小便短少而大便水泻，湿热相搏胃津不布，则口渴喜冷饮，口舌生疮。以滞热中阻为主，兼见胃津被劫，若用白术等温燥健脾之剂反而助热，而是应当使用清热导下的法则。具体到本例来说，大便水泻10余次，又与阳明实热里结不同。对于阳明腑实证邪热在里，劫灼津液，下之宜猛。而本例为湿热内搏下之宜轻，所以仅用大承气汤中的大黄、枳壳（未用枳实），用量也轻（大黄仅用七分），配合黄芩、黄连苦寒清热燥湿；竹茹、枇杷叶清热和胃；瓜蒌、石斛、天花粉清热利气，养阴生津；生白芍和肝缓急偏于凉血；鸡内金消食导滞。寒热辨清，虚实分明，舍温燥健脾补气血之剂不用。药后体温逐渐下降，滞热已通。但是大便次数仍多，说明湿热未尽。这一点也证明了阳明里实证与湿热里结阳明有所不同。腑实证下之宜猛，若见溏便，表明里热已解，中病可止，而本病系因湿热郁滞，相互搏结，下之宜轻，虽见溏便，下法仍然要继续用，只有见成形便，或软便，湿热已尽，才能停用下法。所以本例第1剂药后，大便仍有3～4次/日，再进1剂，大便反而7～8次/日。此时仍不能补，而使用芩连芍药甘草汤，佐以车前子、滑石分利清浊；木香、陈皮、竹茹行气和胃，疏调气机，最后治愈。

通过上述两例的治疗，说明了对于放疗后胃肠道反应的中医治疗，一定要按照中医的理论体系辨证论治才能奏效。由于实践较少，体会也很肤浅，提出以上两点看法，仅供中西医结合攻克癌症，防治化疗副反应时参考。

运用“产后生化汤”的临床体会
——兼谈“祛瘀生新”

《傅青主女科》中的生化汤，其药味组成为当归八钱，川芎三钱，桃仁去皮尖十四粒，黑姜五分，炙甘草五分，用黄酒、童便各半煎服。功能活血化瘀，温经止痛。主治产后恶露不行，少腹疼痛。南方一带应用本方较广，甚至有些地区以此为产后常规服用方。在《成方便读》中解释得也很详尽。书中认为：产后气血大虚，固然应当培补，但是若有败血不去，新血无由以生，所以见有腹痛等症，则以祛瘀为主。方中当归用量较大，功能养血；甘草补中；川芎理血中之气。桃仁行血中之瘀；炮姜色黑入营，助归、草以生新，佐芎、桃而化瘀；用童便可以益阴除热，引败血下行。本方的加减变化在原书注中曾提到“因寒凉食物，结块痛甚者，加肉桂八分于生化汤内；如血块未消，不可加参、芪，用之则痛不止。”从临床实际情况来看，一般认为，该方主要适用于产后受寒而有瘀滞者。而北方常规使用的生化汤，不是傅青主的生化汤，称为产后官方（又名：产后生化汤）。其药物组成、药量都与傅氏的生化汤不同。经多年使用比较平稳而无副作用，效果尚称满意。其药味组成是：川芎一钱，当归三钱，红花一钱，益母草一钱，泽兰一钱，桃仁五分，炙甘草五分，炮姜五分，南山楂二钱，老酒五钱同煎（口诀是：川芎一钱当归三，一红一母一泽兰，桃仁炙草炮姜五，南楂二钱老酒煎）。比《傅青主女科》所载之生化汤中药物多了红花、益母草、泽兰、南山楂，而且药量也很轻。当归量大，也仅仅是三钱。大部分药物为一钱或五分，从其药味组成来看可能是由《傅青主女科》生化汤加味减量而成。

本方与傅氏生化汤相比，最主要的特点是药物多四味，而药量很轻。何以能在临床上广泛应用而且取得理想的效果？就需要从血和血证的基本概念进行分析。对于血的生成，《灵枢·决气》中说“中焦受气取汁，变化而赤，是谓血”。因此，对于血的概念，不但应当看到其属于物质的一面，更重要的是其功能的一面。从其生成来源，可以看出“受气”与“取汁”两部分，“气”与“汁”化赤才是血，人体之“血”必须在环流不息的情况下，才能发挥其功能作用。如果血行怠惰停滞，甚则凝聚不化，形成瘀血（或称死血）则失其功能。因此，对于血虚的概念，从临床上讲，应当分析其属子实质性物质的缺乏，还是功能性的障碍。故有

“气为血之帅，血为气之母”之说。从其环流的状况来看，是“气行则血行，气滞则血停”。一般认为活血可以化瘀，祛瘀则可生新。瘀血本为无气所帅而失去环流功能之死血。活血的目的是为了促进血液的环流。因为周身与局部的血液环流正常，新血逐渐滋生，才能充盈于脉道之中。如果血虚，脉道不能充盈，则血行迂缓。气血充盈脉道，才能正常运行而环流无端。由于正常血流的带动，瘀血才能被化散而带走，所以说“活血化瘀，祛瘀主新”是相互对立而又统一的。如果单纯理解为瘀祛即可生新，仅仅是看到事物的单方面。古人说“若欲通之，必先充之”。这就是说，若欲活血而通瘀，必须先补气血，使气血充沛，脉道满盈，血液环流才能畅利，瘀血才能疏通。因此，血的功能是以物质为基础，而功能旺盛又能促进血的新生。

根据上述看法，就不难理解产后生化汤的方义和它的特点。方中以当归为主要药，当归甘辛温，入肝、心、脾三经，甘温补脾，益气血生化之源，辛能走窜通经，温能化散通血。所以，当归能补血而又活血，其所以能补血，也是由于活血的结果：川芎辛温，活血而行血中之气；红花、益母草、泽兰、桃仁均为活血化瘀之品，而且用量较小。少用则活血养血，祛瘀生新，多用则能破血；南山楂，入血分化瘀血。本方集中多味轻量的活血药，群起相辅以活血而生新血为主。另加炮姜五分，以加强温通之力；炙甘草助当归补中生气血为佐。体现了若欲通之必先充之的原则。血脉充盈，气行环流畅达，瘀血才能化散而去，生新而后化瘀。对于产后气血骤虚而有瘀血未尽之体，难得相宜，故取名为产后生化汤，寓意十分深奥。其所以不能简单地、直观地解释为祛瘀而后生新的道理就在于此。综合起来说，产后生化汤的功能是养血、活血、化瘀，主要适用于产后恶露不尽，瘀血内停，以及因产后瘀血所引起的腹痛，低烧、阴道出血不止等症，也可用于自然流产、人工流产后残余胎膜滞留所引起的腹痛、阴道出血等。从临床效果来看，不但能够补血扶正，而且往往可以使残留胎膜脱净，似有药物刮宫之效。

在使用产后生化汤时，如无特殊兼证，应以全方原量为宜。但是，也要根据病情适当加减。如果腹痛明显，可与失笑散合方，即加五灵脂、生蒲黄。若腹痛重，阴道出血多，蒲黄炒炭用，兼能止血。若见瘀血有低烧者去炮姜，腰痛者加川断、杜仲、桑寄生。试举下述病例以说明临床应用的体会：

例一：仇某，28 岁，门诊简易病历。初诊日期：1975 年 8 月 21 日。患者于两个月前自然分娩。阴道出血淋漓不止两个月之久。血色黑、有块，量时多时少，小腹痛，伴有胃痛，舌质黯红，脉弦滑缓。

西医诊断：产后子宫复旧不全。

中医辨证：产后受寒，瘀血内阻。

治法：养血温中，活血化瘀。

方药：

当归三钱　川芎一钱　红花一钱　益母草一钱　泽兰一钱　桃仁五分　炙甘草五分　炮姜五分　南山楂二钱　高良姜二钱　砂仁二钱　五灵脂三钱

治疗经过：服上方 5 剂后血止。后经随访症状皆除。

【按语】 本例为正常产后，阴道出血，淋漓不止，为时已两个月之久，病情较长。寒凝血瘀阻于胞宫，因其伴有气滞寒凝所引起的胃痛，故见小腹痛、胃脘痛。所以在产后生化汤全方基础上，加高良姜以温中和胃；砂仁行气止痛；五灵脂助活血化瘀之功。

例二：刘某，33岁，门诊简易病历。初诊日期：1975年7月4日。患者于5月25日第3次自然流产（孕2月），自己是妇产科医生，认为胚胎排出完整未行刮宫。但流产后一直阴道出血，淋漓不止，已50余天。血量时多时少，色紫有块，腰酸痛。血红蛋白10克/分升，尿妊娠度验（－），经讨论后决定行刮宫术。病人拒绝，遂来就诊。舌质黯淡，脉细弱无力。

西医诊断：不全流产待除外。

中医辨证：血虚血瘀，血不归经。

治法：活血化瘀，养血温通。

方药：

当归三钱　川芎一钱　红花一钱　益母草一钱　泽兰一钱　桃仁五分　炙甘草五分　炮姜五分　南山楂二钱　五灵脂二钱　蒲黄炭二钱

治疗经过：1975年7月9日，服药4剂后，出血已止，仍有腰痛，上方加川断三钱以巩固疗效。一月后正常行经1次。

例三：耿某，女，27岁，门诊简易病历。初诊日期：1975年6月19日。患者于5月13日自然流产，7天后血止。5月30日又开始阴道出血，持续约30天之久，血量逐渐增多。最多时有半痰盂。伴有腹痛。过去曾有两次流产史。舌紫黯。脉沉涩。

西医诊断：自然流产后阴道出血，原因待查。

中医辨证：血虚血瘀，血不归经。

治法：活血化瘀，养血温通。

当归三钱　川芎一钱　红花一钱　益母草一钱　桃仁一钱半　炙甘草一钱　五灵脂二钱　蒲黄二钱　炮姜五分

治疗经过：6 月 21 日，服药 1 剂后，血量大减，服 3 剂后出血已止。

【按语】 例二、例三为自然流产后阴道出血，未行刮宫术，病程为 30～50 余天，均有习惯性流产史。阴道出血量时多时少，色紫有块，量最多时可有半痰盂。因其舌质黯或紫黯，脉见沉涩或细弱，为血虚血瘀，新血不生，血不归经之征。用产后生化汤与失笑散合方而取效，避免了手术刮宫之苦，似有药物刮宫之效。

例四：张某，女，44 岁，门诊简易病历。初诊日期：1974 年 4 月 6 日。患者于两天前，因不全流产电吸刮宫手术。昨天夜间突然感到下腹痛，阵发性剧痛，腰痛。曾服止痛片及四环素，腹痛未减。现腰部及下腹部绞痛，痛时面部苍白，出汗，恶露量多，腿软无力，头昏纳差，舌质黯淡，脉弦缓。

西医诊断：①不全流产术后。②腹痛待查。

中医辨证：血瘀内停，寒凝腹痛。

治法：活血化瘀，养血温经。

方药：

当归三钱　川芎一钱　红花三钱　益母草一钱　泽兰一钱　桃仁五分　炙甘草五钱　炮姜五分　南山楂二钱　蒲黄三钱　五灵脂三钱

治疗经过：4 月 7 日：上方服 1 剂，10 分钟后腹痛减轻，可以忍受。2 剂后，恶露减少，流出两块黑色血块。现感下腹坠胀，大便意频，便溏，日解二次。舌质黯淡，苔黄腻，脉弦缓，上方炮姜改为干姜二钱，加白术三钱，继服。4 月 13 日，恶露已净，下腹痛已止，大便正常。现感手脚发凉，发麻，腰酸食不佳。舌质黯红，苔仍黄腻，脉沉弦细。拟以补气养血，和胃通络为法，以理善后，方药如下。

党参三钱　当归三钱　白芍四钱　川芎一钱半　白术三钱　茯苓三钱　山药五钱　陈皮二钱　藿香三钱　鸡血藤一两

例五：王某，女，37 岁，门诊简易病历。初诊日期：1972 年 1 月 31 日。患者于 1971 年 11 月 30 日行人工流产术，术后阴道流血持续不断，于 12 月 10 日再次吸宫，至今仍有阴道流血，淋漓不断，持续 2 月余，小腹微痛。舌淡苔白，脉涩弦。

西医诊断：人工流产后阴道出血，原因待查。

中医辨证：血虚血瘀，血不归经。

治法：活血化瘀，养血温经。

方药：

当归三钱　川芎一钱　桃仁一钱　益母草二钱　红花一钱　炮姜一钱　炙甘草一钱　南山楂二钱　泽兰二钱　五灵脂二钱

治疗经过：2 月 5 日服药 3 剂后，血止症除。

例六：宁某，女，28 岁，门诊简易病历。初诊日期：1975 年 7 月 1 日。患者今年春节时结婚，于今年 6 月 3 日妊娠两个月余，自然流产行刮宫术。术后阴道出血，淋漓不止，至今近一个月之久，伴有下腹痛，腰痛，胃纳不香，时有恶心。舌质黯红，苔白腻，脉弦滑。

西医诊断：子宫出血，原因待查。

中医辩证：血虚血瘀，肝胃不和。

治法：活血化瘀，疏肝调胃。

方药：

当归三钱　川芎一钱　红花一钱　益母草一钱　泽兰一钱　桃仁五分　炙甘草五分　炮姜五分　南山楂二钱　柴胡二钱　黄芩三钱　半夏三钱

治疗经过：1975年7月8日；药后第3天血已止，食纳香，腹痛腰痛减轻。继续上方3剂以巩固疗效。

【按语】 例四、例五、例六均为不全流产刮宫手术后阴道出血，同样也可以使用产后生化汤加减进行治疗。例四腹痛较重，除与失笑散合方外，红花量为三钱，以加强活血破血之功，药后流出两块黑血块，出血即止，腹痛也减。但因患者脾胃素弱，见有便溏、大便次数增多，舌苔黄腻，故将炮姜改为干姜，另加白术以健脾温中，补气养血以善后。例五，刮宫后阴道出血不止，又再次吸宫，出血仍不止，持续两个月左右，伴有小腹微痛，脉见弦涩。属于瘀血内停，新血不宁，用产后生化汤加五灵脂而取效。例六，因其兼见肝胃不和等症，故于本方中加柴胡、黄芩、半夏以舒肝和胃。

例七：赵某，女，29岁，外院会诊病历，住院号162718。会诊日期：1975年9月23日。患者因双胎，妊娠中毒，宫缩乏力，早破水36小时，产程不进展。于9月20日上午行剖腹产手术，经过尚顺利，术中出血约250毫升，返回病房后血压160/100毫米汞柱。产后恶露不多，伴有低烧，体温持续在37.9℃左右为时已3天，腹部不痛，有时头痛头晕，阴道出血不多，苔薄白，脉弦滑。

西医诊断：剖腹产后，低烧待查。

中医辨证：血虚血瘀，阴虚肝旺。

治法：养血化瘀，滋阴平肝。

方药：

当归三钱　川芎一钱　益母草二钱　红花一钱半　白芍三钱　生地三钱　牛膝三钱　代赭石五钱　生龙牡各一两

治疗经过：9月24日，药后无不适，血压120/90毫米汞柱，阴道出血不多，最高体温37.5℃，次日体温正常，9月28日痊愈出院。

【按语】 本例用以说明产后生化汤的加减变化。患者为剖腹产后伴有低烧，贫血，产前有妊娠中毒症，产后血压略降，有时头痛头晕。从中医观点来看，证属血虚血瘀，阴虚肝旺。所以用产后生化汤，去炮姜、泽兰、炙甘草，加白芍养血敛阴；生地、牛膝养阴补肝肾，兼能活血平肝阳以引下，另加代赭石、生龙牡育阴，潜镇肝阳。药后低烧退，血压也恢复正常。

例八：王某，女，44岁，门诊简易病历。初诊日期：1975年7月8日。患者于今年1月份，因腹部外伤后阴道大出血，经急救止血后，出血量已减少，时行时止，持续两个多月。经常使用止血剂。6月份以来月经淋漓不断已40余天，前后共持续4个月之久，再度使用止血剂未效，曾服中药归脾汤之类仍未效。现症：阴道仍有出血，黯褐色，量少，有黑色小血块，小腹隐痛，痛有定处，有时腹痛与情绪有关。饮食、二便如常，睡眠不实，多梦，时有惊悸，心慌，气短，善太息，舌质黯红，舌光有红点及瘀斑，少苔，脉沉细涩。

西医诊断：外伤后阴道出血，原因待查。

中医辨证：瘀血阻络，血不归经。

治法：活血化瘀，引血归经。

方药：

当归三钱　川芎一钱　红花一钱　益母草一钱　泽兰一钱　桃仁五分　炙甘草五分

治疗经过：上方服3剂后，阴道出血已止，继服3剂以巩固疗效，余证皆除。1976年1月5日随访，未再复发，月经正常。

【按语】 本例系因外伤，瘀血阻于胞宫而致阴道出血不止，为期已久。虽与孕产无关，但是均由血瘀所致。所以，也可以用产后生化汤加减治疗，活血化瘀以止血。

综合以上看法及实际病例，足以说明北京地区所使用的产后生化汤，较《傅青主女科》所载的生化汤切合临床实际，只要辨证确切，灵活运用，效果还是比较理想的。

芩连四物汤加减治疗子宫肌瘤的初步观察

子宫肌瘤是妇科常见的良性肿瘤之一。发病年龄多在30~50岁之间。西医多采用手术及内分泌治疗。从中医观点来看，一般属于中医“癥瘕积聚”范围。如《素问·骨空论》中说:“任脉为病……女子带下瘕聚”。《灵枢·水胀》中说:“石瘕生于胞中，寒气客于子门，子门闭塞，气不得通，恶血当泻不泻，衃以留止，日以益大，状如怀子，月事不以时下”。《诸病源候论·妇人杂病诸候二》中说:“八瘕者，皆胞胎生产，月水往来，血脉精气不调之所生也”。又说:“妇人病之有异于丈夫者，或因产后脏虚受寒，或因经水往来，取冷过度，非独关饮食失节，多夹有血气所成也”。《妇人良方》中说:“妇人癥瘕由饮食不节，寒温不调，气血劳伤，脏腑虚弱，风冷入腹与血相结而生”。根据本病的症状特点，初步认为子宫肌瘤相当于“石瘕”的范围。对于本病的发生，内因产后脏虚，外因受寒，或“寒气客于子门”或“取冷过度”以致子门闭塞，气不得通，血脉精气不行，恶血不泻，衃以留止，日以益大，而致瘕聚。在前些年，也曾按照古代文献以及近代的报道，拘泥于“癥瘕”的治疗法则，投以行气活血化瘀，消坚散结等方药，结果不甚满意。所以近几年来根据本病的腹部包块，子宫出血、腰痛、腹痛、带下等主要证候进一步分析，结合上述病理实质，体会到《素问·骨空论》中所说的“任脉为病……女子带下瘕聚”的含义，而且从实际病例中也看到，多数病人表现为阴虚血热、肝肾阴亏、阴虚肝旺、肝脾不和、冲任失调等证候。而且也看到所谓脏虚，主要表现为肝、脾、肾三脏的功能紊乱与亏损，而“寒气客于子门”，是因为血得寒则凝，但是瘀血恶血凝结日久，反而蕴酿生热；又因寒气伤脾，则脾运失健，湿从内生，蕴久也可以化热。瘀血恶血凝聚，衃以留止，日益增大，故见腹部肿块、腹痛。湿热入于血分，迫血妄行，则见阴道出血，肝肾亏损则见腰痛，肝脾不和，阴血失调，热邪灼耗，气血耗伤，故见冲任失调或阴虚肝旺等证。从而摆脱了单纯从“癥瘕”论治的束缚。改用清热燥湿，养血调冲任的法则，选用芩连四物汤为主进行治疗。初步观察，临床疗效较以前有所提高。特此收集了采用本方治疗的患者 22 例分析如下：

本组患者年龄在 30～40 岁之间者 20 例，其他两例，1 例为 50 岁，1 例为 52 岁。仅有 1 例未婚。病程最短者仅发现 1 个月，最长者 2 年半。肌瘤的部位，除一例在子宫颈外，其他21例均在子宫体部。

一、临床证候分析

（一）腹部包块

全部病人经检查，发现子宫有包块，最小者为核桃大，最大者子宫如3个月妊娠大小。

（二）子宫出血

全部病例均有不正常的子宫出血。月经量多者19例，其中1例继续出血达到3个月之久；月经淋漓不断者1例；月经量少者2例。月经多为深红色或黯紫色，伴有血块。

（三）带下

黄带量多者6例，赤带者1例（宫颈肌瘤）。

（四）腰腹胀痛

自述腰腹下坠或痛经者14例。

（五）其他

乳房胀痛者2例，合并盆腔炎者6例，尿路感染者2例；经前期紧张症、更年期综合征，以及心慌、心跳、烦躁、气短乏力、浮肿等全身症状者15例。

二、治疗情况

按照上述症状辨证，基本证型属于血热湿蕴，冲任失调。但由于其整体情况以及兼证的不同，又往往兼夹阴虚、肝脾不和、肝气上逆、阴虚阳亢、气血两虚等证候。

治疗法则：清热燥湿，养血和血，调理冲任。

方药：

黄芩三钱　马尾连三钱（或黄连面一钱）　生地三～五钱

白芍二~五钱　当归三钱　川芎一钱半

随证加减：阴虚明显者加玄参、麦冬、旱莲草；寒湿明显者加柴胡、荆芥穗；肾虚明显者加川断、菟丝子、熟地、石莲；血热较重、出血多（或不规则）者，去当归、川芎，加地骨皮、青蒿、椿根白皮、乌贼骨、生牡蛎；出血不止者加侧柏炭、棕榈炭、贯众炭、阿胶块；头晕，头痛，肝旺明显者加桑叶、菊花、女贞子、旱莲草、生龙齿、珍珠母；脾虚明显者加太子参、山药、莲子肉、白术；湿热下注者加瞿麦、车前子、木通；气滞疼痛明显者加川楝子、延胡索、五灵脂、香附。

三、治疗结果

22例患者，疗程最短者5天，最长者5个月，服药最少5剂，最多100剂以上。从整体情况来看，全部不正常子宫出血得以控制，临床症状有所改善。局部情况经检查，肌瘤未见发展，个别有所缩小。从其主要症状改善的情况来看，月经量多19例中13例恢复正常；6例血量减少；行经日久14例中13例恢复正常，1例行经时间缩短；腰痛腹痛14例中2例消失，12例明显减轻；带下量多6例中5例恢复正常，1例白带量减少。从总的结果来看，临床症状改善比较明显，对于子宫肌瘤的消失或缩小率尚不够明显，可能与观察时间较短有关，或方药尚待进一步加以调整。

四、典型病例

马某，女，51岁，门诊简易病历。初诊日期：1973年5月26日。患者近2年来阴道不规则出血，一个月中即有半个月阴道出血，量多。曾有过4次大出血。经妇科检查称子宫肌瘤。末次月经为4月19日，伴有气短，腿软，口干，手足心热，胸脘发闷，目前阴道出血不多。1972年8月28日曾做子宫内膜检查，称囊性子宫内膜增生。1972年9月22日妇科检查：阴道有少许血液，宫口有2~3个小瘜肉，子宫前位，增大如8周妊娠，质硬，表面不平，子宫两侧，左侧稍紧，右侧（-）。诊断为早期子宫肌瘤，官颈瘜肉。1973年5月26日来我院门诊。现阴道不规则出血，量多，有大血块，腰痛，全身乏力，心慌，气短，曾复查子宫如10周妊娠大小，舌质淡红，苔黄干，脉弦滑数。

西医诊断：①子宫肌瘤。②宫预瘜肉。

中医辨证：血热湿蕴，冲任失调。

治法：清热燥湿，凉血固冲。

方药：

黄芩三钱　马尾连三钱　当归三钱　川芎一钱半　熟地四钱　白芍三钱　旱莲草四钱　阿胶块五钱　侧柏炭四钱　贯众炭四钱　地榆炭四钱　椿根白皮四钱　乌贼骨四钱

治疗经过：1973年5月29日，服上方3剂后，阴道出血明显减少，仍觉有胸脘发闷，食纳不佳，上方去贯众炭、侧柏炭，加木香一钱，砂仁面五分（冲服）。1973年6月1日自述胃脘胀和食欲好转，继服上方。1973年6月6日复诊时称月经量仍多，行经9天，口唇糜烂，舌质红，苔黄干，脉弦数，方药如下：

黄芩三钱　马尾连三钱　当归三钱　川芎一钱半　生地四钱　白芍三钱　旱莲草四钱　阿胶块五钱　乌贼骨四钱　沙参五钱　太子参三钱

1973年6月15日复诊时称，上次月经为5月20

日，行经 7 ~ 8 天，有血块，今日月经来潮，量不多，少腹隐痛，无力，困倦，舌质红，苔白，脉弦滑。上方去沙参、太子参，加侧柏炭三钱，贯众炭三钱，地榆炭三钱，椿根白皮三钱，另加三七粉五分冲服。

6 月 29 日，服上方 3 剂后，腹痛已止，行经 5 天，血量正常，舌质稍胖，苔薄白，脉弦，方药如下：

黄芩三钱　马尾连三钱　当归三钱　川芎一钱半　熟地四钱　白芍三钱　旱莲草四钱　阿胶块五钱　椿根白皮四钱

10 月 25 日复诊，继服上方。8 月、9 月按期正常行经 2 次。10 月 22 日月经来潮，量不多，色黑，目前已行经 4 天，心慌，心烦，其他无明显不适，舌质红，苔黄白。仍按上方去椿根白皮，加麦冬三钱，五味子三钱，棕榈炭三钱继服。12 月 25 日复诊时称，11 月 12 日在原医院妇科检查子宫缩小为 6 周妊娠大小，月经原来提前量多，目前周期准，经量及行经日期已正常，继以芩连四物汤加椿根白皮、乌贼骨、旱莲草、阿胶块继服，以巩固疗效。

体会

本病的发生，从整体来看，是由于肝、脾、肾三脏功能失调，外因“寒气”客于子门，瘀血凝结，蕴久化热，与内湿相合，衃以留止，日益增大发为本病。所以，在治疗上，改变了过去单纯针对局部癥块的活血化瘀消癥的方法，而是立足于整体，从清热燥湿、养血和血、调理冲任入手，选用芩连四物汤为主，随症加减。通过脏腑功能的调整，促进整体机能的改善。实践证明，不但临床症状有所改善，局部肿物控制发展或逐渐缩小，提高了疗效。为今后进一步治疗本病提供了新的线索。

临床使用柴胡的一些体会

柴胡，性味苦平，入肝胆二经。功能和解退热，舒肝解郁，升举阳气。临床应用较为广泛。但是有的人惧其“升散”之弊，弃而不用，或过于慎重，想用又不敢用。我在临床上同样也经历过这些矛盾的心理状态，主要是没有掌握好柴胡的功用特点，以及其应用范围、配伍、用量等等。妇科病气血为患者居多，使用柴胡的机会也多，初步体会到所谓柴胡有“升散”之弊，正是其升发作用特点的有效作用。关键在于如何掌握好适应症和用量。由于其味辛性平，能够升发疏散，枢转少阳之机，祛邪外出，故能和解退热。由于它能升发阳气，条达气机，故能舒肝解郁，疏气调经，且有间接益气之效，和表透达，疏通经络气血，和调津液，无汗能发，有汗能敛。由于它能升发疏调，不但升阳益胃，助运举中，且能升散中焦湿阻，化湿而为津液，故能止带。

柴胡本为气分药，入气分能疏气解郁，以气治血，即通过调气而治血分病。因其又入足厥阴肝经，肝为血脏，故又能入血分。行血中之气，由于配伍不同，不但能祛散血中之寒，又推动血中之郁热，使之透达外解。可见其用途之广非同一般，正如《本草从新》所说：柴胡能“宣畅气血，散结调经……治伤寒邪热，痰热结实，心下烦热，诸疟寒热，头眩呕吐，目赤胸痞胁痛，口苦耳聋”等等。

关于柴胡的用量：若用于祛邪解热，三至四钱即可。若用于解郁升阳，一钱至一钱半已足，旨在取其药性，引药入经。若用量过大，未必适当。

关于柴胡的配伍及临床应用：试从以下几个方面谈谈自己的体会：

一、和解退热方面

柴胡所以能退热，是因为其味辛，功能辛散疏解。因其性平，所以由于配伍不同，所解之热范围也以少阳经热为主，以柴胡为主而用于解热方面的方剂举例如下：

小柴胡汤：（柴胡、黄芩、生姜、半夏、人参、甘草、大枣）是张仲景《伤寒论》中治疗少阳伤寒的主方。少阳为阳之初生，"少阳为枢"即为枢转之意。少阳经络既不在表，又不在里，而在半表半里，是枢转经络，可内可外的经络。少阳主胆与三焦，三焦主气所生病，若气血虚弱，腠理疏松，当伤寒病邪入侵，离于太阳居于少阳，致使少阳经络枢转失利，既不能外达也难于入内，病邪稽留于少阳。临床所见的少阳证，并不都是像《伤寒论》所说的"伤寒一日正阳受之，二日阳明受之，二三日少阳受之……"那样规律和典型。外邪侵入，正邪相搏，结于胁下，主要热型为寒热往来，伴发的症状为胸胁苦满、心烦喜呕、嘿嘿不欲饮食、口苦、咽干、目眩等。所以柴胡为主药，和解少阳，升阳达表，引邪外出，起到枢转的作用；配人参扶正以托邪外出，黄芩清泄少阳半里之热。故《伤寒论·辨阳明病脉证并治》中说："与小柴胡汤。上焦得通，津液得下，胃气因和，身濈然汗出而解"。可见服用小柴胡汤后，得汗病解，并不是由于柴胡的发汗作用，而是由于"上焦得通，津液得下，胃气因和"之故，所以说小柴胡汤为和解退热之剂，不能作为汗剂而论。

大柴胡汤：（柴胡、黄芩、芍药、半夏、生姜、枳实、大枣、大黄）是由小柴胡汤和小承气汤合方加减而成，主治少阳、阳明同病。其功用外解少阳，内泄热结。《伤寒论·辨太阳病脉证并治下》中说："伤寒十余日，热结在里，复往来寒热者，与大柴胡汤"，说明不但小柴胡汤证俱备，而且热结在里，必有大便不通，舌苔干燥，渴欲饮冷，属于少阳、阳明同病。从临床上看有里热不一定仅仅是胃肠燥结，只要有里热的征象，就可以用大柴胡汤。从其组成来看，实为小柴胡汤去人参（有里热嫌其补气助热）、甘草加大黄、枳实、芍药而成。其中大黄、枳实泄里清热，使里热从内解。柴胡在此仍为枢转少阳之机，使热从外解，小承气泄里，表里双解。

柴胡桂枝汤（柴胡、桂枝、芍药、黄芩、人参、甘草、半夏、大枣、生姜）：为《伤寒论·辨太阳病脉证并治》中用于："伤寒六七日，发热微恶寒，支节烦疼，微呕，心下支结，外症未去者"。本证型属于太阳、少阳同病。方中柴胡发散少阳，桂枝开太阳，以调和营卫。

柴葛解肌汤（柴胡、葛根、甘草、黄芩、羌活、白芷、芍药、桔梗、生石膏、生姜、大枣）：治疗少阳证兼阳明证。以葛根解肌清热走阳明之表；在此基础上，柴胡可充分发挥其疏解的作用，使之托邪外出；太阳之表在皮毛，阳明之表在肌腠，生石膏是通过清热生津，而解肌腠之热；柴、葛合用则升散透达；柴胡、生石膏相伍则疏解清热。

以上二方为治疗太阳、少阳同病和少阳、阳明同病的方剂，柴胡在此能起到轻宣疏解的作用。但是没有桂枝调和营卫，外邪也难从太阳透达；没有葛根解肌，疏通外邪，柴胡也毫无用武之地；没有生石膏清气解肌，里热也难消，所以必须配伍得当才能发挥柴胡的作用。

荆防败毒散（羌活、独活、柴胡、前胡、枳壳、茯苓、荆芥、防风、桔梗、川芎、甘草）是由人参败毒散去人参加荆芥、防风而组成。临床多用于恶寒发热、咳嗽等外感表寒证。荆芥、防风本为辛温解表剂，可以驱邪外出。若佐以柴胡之升散，可以加强荆芥、防风托邪外出的作用。荆芥散太阳之表，防风祛阳明之表，柴胡和解少阳之邪。太阳、阳明、少阳三者和解，辛散而不助热，散寒而不伤正。

四逆散（柴胡、枳壳、甘草、芍药）中也有柴胡，主治热厥。因为传经的热邪陷里，阳气内郁，不能外达四肢，故而四肢发凉。本是热邪为患，而临床表现为四肢厥逆，为其假象。其中柴胡功用是和解少阳，枢转气化之机，使郁热可以透达。柴胡与枳壳配伍可以升清降浊，疏肝理脾。少阳得以枢转，肝脾自调，则郁热透达，热厥自愈。本方虽出于少阴病篇，但是实际上用于少阳、阳明之药。

升阳散火汤（李东垣方：柴胡、葛根、羌活、防风、独活、人参、白芍、炙甘草、生姜、大枣）是治疗火郁的方剂。《内经》中曾有“壮火食气，气食少火”之说。对于壮火可以用苦寒清热直折。对于少火，因其发生多在肝、胆二经，肝气有余即能生火。少火郁积于内不能散发，故而出现目赤、头痛、口苦等郁热之证。这种火不能苦寒直折。所以，用柴胡疏肝散火为主药；羌活、防风散发太阳之火，升麻、葛根升发阳明之火；独活散发少阴之火；加用人参、甘草补中以泄火，白芍泄肝而抑脾。散中有补，发中有收，使郁火得以发散，气足得以蚀火，则火郁自解。这是以热治热，从治之法的典型方例。而实热证忌用本方。

从以上所举的方剂来看，柴胡主要是疏解少阳之热。但是通过配伍，例如：柴胡与黄芩、人参，柴胡与大黄，柴胡与葛根，柴胡与桂枝，柴胡与荆芥、防风，可以疏解少阳与阳明，少阳与太阳，甚至三阳合病所引起的外感发热。因此使用的范围也就比较广泛了。另外，四逆散与升阳散火汤中的柴胡则是通过疏解透达，将陷里的热邪、内郁的阳气，或气郁所化之火，升散出来，以解其热厥或火郁，也是柴胡解热作用的一个方面。从临床上看，四逆散所主治的热厥证，热势较火郁证为盛。具体运用时应当掌握好适应证方能奏效。

二、舒气调经作用方面

月经病多因肝、脾、肾功能失调或气血、冲任失调所致。而且多由情志抑郁、疲劳过度、房事不节而诱发。柴胡具有舒肝调气的作用，既是气分药，又能入血分而行血中之气，在气分能调血，在血分又能调气，因此可以疏气而治血病。所以在调理月经时，多以柴胡配伍而组方。常用的方剂如下：

小柴胡汤：《伤寒论·辨太阳病脉证并治下》中讲“妇人中风，七八日续得寒热，发作有时，经水适断者，此为热入血室，其血必结，故使如疟状，发作有时，小柴胡汤主之”，说明热入血室，血结于内，必以柴胡和血散结而调经。从临床上看小柴胡汤不仅能治疗热入血室之血结，而且还可用于治疗热入血室之崩漏。只要具有小柴胡汤证，或“但见一证”即可应用，当然也要随证而加减。因为柴胡可以疏解少阳胆经之热，肝胆又相表里，厥阴之脉络阴器。柴胡可以将血室之热通过厥阴经脉从少阳而推出，热去则崩漏自止。

柴芩四物汤：此方以当归、白芍、川芎、生地养血和血，黄芩清热安冲，柴胡舒肝解郁调经。本方可加减用于治疗子宫肌瘤属于血热者。

定经汤（柴胡、荆芥穗、当归、熟地、白芍、菟丝子、山药、茯苓）：是治疗肝、脾、肾三脏功能失调，所引起的月经先后不定期的常用方剂。方中柴胡、荆芥穗舒肝调气，升阳除湿，散肝经之郁结为本方的主要药。熟地、白芍、当归养血柔肝；山药、茯苓健脾除湿，脾运功能正常则气血生化有源；菟丝子、熟地、山药补肾，肾气足，冲任固，月经自调。

得生丹（当归、白芍、川芎、枳壳、柴胡、木香、羌活、益母草）：是养血理气，舒郁调经的常用方剂。柴胡在此方中仍以舒肝解郁条达气机为主，羌活能解郁尚能活血，枳壳、木香协助柴胡开脾气行郁结，当归、白芍、川芎、益母草养血活血，以气治血而调经，柴胡起到调理气机的作用。

三、舒肝解郁作用方面

舒肝解郁的作用与前述功能相似。郁结多为气滞所致。引起气滞的原因很多，寒热失调、情志抑郁、忧思过度或痰饮湿浊等均可引起气滞郁结。妇科常见者，为肝气郁滞和脾胃气滞。柴胡能够顺其条达之性，发其郁遏之气，既能舒肝又能和脾而解郁结。常用的方剂如：

逍遥散（柴胡、当归、白芍、白术、茯苓、甘草、生姜、薄荷）：为舒肝解郁的主方。其中柴胡入肝胆二经，既入气分又入血分，能行气活血，不但治肝也能和脾，所以多用于治疗肝胃郁结为患诸证。本方是由小柴胡汤加减衍化而来。小柴胡汤是针对少阳伤寒兼见肝胃不和证候；而逍遥散证也见有肝胃不和的证候，这些证候是由于肝郁不舒，影响到脾胃的功能，用逍遥散的目的不是疏表，而是以柴胡舒肝解郁，当归、白芍养血和肝；白术、茯苓、甘草健脾和胃；薄荷协助柴胡升散醒脾和胃。

四、升阳益气作用方面

人体的气血、阴阳相互依存，阳虚者必见气虚，气虚者多见阳虚。气虚、阳虚多为机体气化功能不足，所以在补气时常配合升阳的药物，以促进其气化作用，使之更好地发挥补气的功能。而柴胡则具有升阳益气的作用，这种协同作用是以补气药为主，柴胡升阳为辅，常用的方剂如：

补中益气汤（黄芪、甘草、人参、当归、陈皮、白术、升麻、柴胡）：脾主中州，脾病则怠惰嗜卧，四肢无力，泄泻。因为脾胃为营卫气血化生之源，若因饮食、劳倦伤及脾胃，则气血生化无源，脾气不升则清阳下陷。由于柴胡具有升发阳气的作用，与升麻同伍可以升益阳气，协助人参、白术、生黄芪、甘草升阳补中益气，但用量宜小。

升阳益胃汤（黄芪、人参、半夏、炙甘草、羌活、独活、防风、白芍、陈皮、白术，茯苓、泽泻、柴胡、黄连）：本方具有升腾阳气，增强脾胃运化的功能，所以称为升阳益胃汤。由于脾胃虚弱，运化失职，水谷精微不能上输，所以用生黄芪、白术、人参、茯苓等益气健脾；柴胡升举阳气，增强益气之功。脾胃虚弱，运化失职，容易停湿，故以茯苓、泽泻健脾利湿；防风、羌活、升发胃阳而除湿。柴胡在此不但能升阳，且能散湿，以达到调理脾胃的作用。

五、升散除湿作用方面

湿为阴邪，重浊黏腻。外湿多侵犯肌表、经络而为病。内湿则以脏腑功能失调为主症。外湿重者可以影响内脏，内湿重者也可以涉及肌表。湿邪为病有在里、在表、在上、在下、热化、寒化之别。湿邪在上、在外者，宜宣解而散之，在下、在内者，宜健脾行水以利之。正如《素问·阴阳应象大论》中所说："其在皮者，汗而发之"，"其下者引而竭之"。由于脾虚易生湿，肾虚易水泛，肺气不宣则通调失司，膀胱不利则小便不通，三焦气化受阻则决渎无权，所以治湿必须针对其病理实质相应处理。柴胡具有升散除湿的作用，升腾脾胃之阳气，使之运化正常，将湿邪化为阳气，转为津液，阻拦湿邪下注为患。在妇科的带下病中，常以柴胡配伍而组方，例如：

完带汤（白术、山药、茯苓、党参、白芍、车前子、苍术、甘草、陈皮、柴胡、荆芥穗）：是治疗白带的主要方剂。方中以苍术、白术健脾燥湿为主；党参益气健脾助运化湿；茯苓、山药健脾利湿。加用柴胡、荆芥穗以升阳散湿，湿散则除带作用加强。

综上所述，可以看出柴胡一药，在临床上的用途是很广泛的。特别是在妇科使用的机会更多，只要掌握好它的药性、配伍、剂量和适应证，使用得当不难奏效。柴胡有升散之弊，如果变弊为利，必将更好地发挥其作用。

月经失调中医辨证论治规律初探

月经失调是妇科常见病、多发病，必须积极进行防治，以保证广大妇女身体健康。中医学认为月经失调多因肝、脾、肾三脏，气血、冲任二脉功能失调，以及外受风、寒、湿、热等邪所致。从目前的临床实践情况看来，不但从病（如功能失调性子宫出血、闭经、痛经等）论治，而且对于月经的周期、经色、经质、经量的病变都要加以分析。月经失调包括月经先期、月经频至、崩漏、月经不定期、月经后期、月经稀发、闭经、痛经等等；经色又分为色淡、色红、色黯、色紫等；经质又分为质稀、质黏稠等；经量又分量多、量少等等。情况复杂，治法及方药又多，看起来似乎难以掌握，但是，从其病因、病理实质、发展趋势、病象特点来看，具有一定的内在联系，仅仅是程度轻重，虚实寒热属性，以及相互转化阶段不同而已。

通过临床实践，我们认识到月经不调尚有一定的规律可循。试就个人体会谈谈一些肤浅的看法：

一、对月经生理的看法

月经是妇女的生理现象。月经失调是整体机能紊乱的表现。所以，应当通过月经失调的现象，深入了解整体机能的状况，才能抓住它的病理实质，从根本上加以调治，逐步摸索出中医治疗月经病的规律。为此，必须对月经的生理有所了解。《素问·上古天真论》中说“女子七岁肾气盛，齿更发长；二七天癸至，任脉通，太冲脉盛，月事以时下……七七任脉虚，太冲脉衰少，天癸竭，地道不通……”，说明月经与肾气的盛衰、冲任二脉的通盛与否直接相关。如果进一步推敲，就可以看出月经能以时下，或地道不通，实际上与“天癸至”或“天癸竭”的关系更为直接。根据《内经》的说法，男女皆有天癸。天癸究竟是什么？癸者水也，所谓天癸就是癸水，为一种阴液物质，由人体的气血津液所化生。对于女子来说是主管生殖机能的，也是构成经血的前期物质基础。因为它是由全身气血津液所化生的，如果机体的脏腑（特别是肝、脾、肾三脏）功能和调，气血津液充沛，则天癸也旺盛。若脏腑功能失调，气血津液匮乏，则天癸也不足。由于天癸是气血津液化生的阴液物质，所以在正常情况下，对于人体也有一定的营养作用。如果天癸不足或过盛，对于整个机体，特别是对于月经的影响是很大的。天癸如何转化为经血？我体会与肾的关系最为密切。在机体脏腑功能和调、气血津液充沛的情况下，通过肾阴（又称肾水，系肾中的阴精物质）的进一步充实，天癸才能最终形成。这时天癸仅为阴液物质，尚无特殊功能。通过肾阳的功能作用，天癸才能化赤而为经血，然后经过冲任二脉，输送至胞宫，血海满盈后，定时排出，即为周期性的月经。所以，经血与原来的血，既相同又不完全相同。如果肾阳气化功能不足，则天癸就不能完全化赤而为经血，保持原有的形态排出。例如经前期或经期阴道排出的白、黄、粉色的分泌物，就是未完全化为经血的天癸物质。如果肾阴亏虚无水以充之，则天癸也不能最终形成，阴道分泌物就会相应减少或贫乏。如果阳热过盛，则可煎熬化赤后的经血，以致经血质稠凝结而成血块。所以，肝、脾、肾三脏的功能，气血津液，冲任二脉的功能，其中不论哪一环节发生障碍，都会引起月经失调。

二、对月经病病理的看法

引起月经病的原因是多方面的，包括内因、外因两方面。内因如情志不遂、忧思郁怒、房劳、多产、饮食劳倦等；外因如寒、热、风、湿等六淫之邪内侵。正如《医宗金鉴·妇科心法要诀》中所说："天地温和经水安，寒凝热沸风荡然"。当上述因素不论是影响了月经生理过程中的哪一个环节，都可以引起月经失调。临床体会，月经周期的变异与脏腑功能紊乱有关，经量的多少与气血的虚实有关，经质的病变与寒热盛衰相关。另外，经色淡多为血虚，经色黑多为血热。

虽然月经失调的表现虚、实、寒、热交错，比较复杂。总的说来（若以周期病变为主），大体可分为漏经类月经失调和闭经类月经失调。而月经先后不定期，又可因为不同的因素而向两极转化。从寒热的影响来看，基本倾向是偏寒或偏热。偏于热者，多表现为漏经类月经失调；偏于寒者，多表现为闭经类月经失调。但是，其中也有变异。例如，偏于虚寒者也可引起月经淋漓不止，偏于血热血枯者也可引起闭经。另外，脏腑功能失调之中，也有重点在肝、在脾、在肾之不同，以及气虚、血虚、气滞血瘀、血瘀气阻之别。所以，在观察其基本规律的同时，又当根据具体情况辨证分析。因为对于月经失调的辨证，不仅要观察月经周期的变异，对于经量、经质、经色的变化，都不应当有所忽视。

三、对于月经失调的治疗

对于月经失调的治疗，首先应当看到，月经周期、经色、经量、带经时间等，仅仅是现象，而脏腑功能失调、冲任二脉、气血津液、天癸生化异常则是其本质。根据“治病必求其本”的原则，分析其病因，掌握住病理发展的基本规律。分别按照寒者温之，热者清之，实者、郁者泄（疏）之，虚者补之，下者上（升）之，上者下（降）之，崩者、漏者收之，闭者、瘀者开之等法则进行治疗。也就是通过温、清、补、泄（疏）、升、降、收、开等法则，使机体阴阳趋于相对平衡，气血调和月经才能恢复正常。所以调治月经似是治血而非治血，而是治疗天癸和调整脏腑功能。

对于漏经类月经失调中所包括的月经先期、月经频至、崩漏，仅仅是病情程度和阶段的不同，偏于热者居多，且以心烦、急躁、肌肤发热、口干乏津、经色黑紫有块，脉滑细略数为主证。治疗时可以清经汤为主方。气郁明显者，加柴胡、炒荆芥穗以疏气，或用丹栀逍遥散加减；夹瘀者，可用生化汤，去炮姜，加失笑散以开之。由于气虚所引起者，多表现为心悸，气短，疲倦，纳呆，经色淡红，面色青白黄黯，脉缓弱。治疗时以四君子汤为主，以补其气，气虚崩漏者用归脾汤。大崩不止者加侧柏炭、地榆炭、棕榈炭或龙骨。牡蛎、椿根白皮止血治标以收之；若兼气陷不举者，可加升麻、柴胡以升之；若因肾虚（开而不阖）漏血不止者，可用三胶四物汤加川断、菟丝子、山药以收补之。

对于闭经类月经失调。包括月经后错、月经稀发、闭经，也是病情程度和阶段的不同。偏于寒者居多。血脉凝泣，经血滞而不行，不能如期而至，故见有小腹发凉，四肢不温，或行经腹痛。治疗时以温经汤为主方以温之。夹郁者，可用得生丹或逍遥散以疏之；经闭日久者，可加桃仁、红花、牛膝引血下行以开其闭；若因肝热所引起的冲气逆上，可用经验方瓜石汤；热偏重时。尚可引起倒经、吐衄、头痛、躁汗，以及闭经日久，都可用当归龙荟丸加牛膝以降之，若因脾虚，气血津液化源不足，可用八珍益母丸、归脾汤以补之；若为产后大出血所引起的血虚肾亏经闭（席汉综合征），可用经验方四二五合方以温补之。

对于月经先后不定期的月经失调，主要是肝、脾、肾三脏功能失调所致，且与情志因素密切相关，同时也是漏经类或闭经类月经失调的前趋表现，互相可以转化，治疗时以定经汤为主，重点在于恢复和调整肝、脾、肾三脏的功能。

另外，月经周期尚正常，但是血量较多，可分偏虚、偏热两类。虚者多为脾肾不足，冲任不固，治宜健脾补肾，方用四君子汤加川断、熟地以补之，或加龙骨、牡蛎、椿根白皮固冲任以收之；偏于热者多因热迫血行，宜用清经汤加旱莲草、乌贼骨一清一收。

月经周期尚正常而月经量少，多见血虚、血瘀两类。对于血虚者，可用八珍汤以补之。血瘀者又有兼寒兼热之别，兼寒者宜用少腹逐瘀汤以温之疏之；兼热者宜用芩连四物汤加桃仁、红花、泽兰、益母草以清之疏之。

月经周期正常而月经淋漓行经日久者，多属肾虚，冲任不固，宜用三胶四物汤加川断、菟丝子或龙骨、牡蛎以补之、收之。同时也有兼热者，宜用两地汤加乌贼骨、旱莲草、阿胶等清补兼收之。

总之，月经失调虽然症状复杂，仍然有一定的规律可循。治疗方法有温、清、补、泄、疏、升、降、收、开等八法。如果，能够掌握住月经失调的基本规律，辨证而又灵活地运用以上诸法，还是可以逐步摸索出治疗本病规律性，为中西医结合治疗月经病，调整内分泌提供有价值的素材。

医　案　类

月经先期 6 例

正常月经周期为 28～32 天，如提前 10 天以上称为月经先期。刘老医生认为本病的发生，主要由于平素嗜食辛辣油煎食物或郁怒伤肝引动肝火，以致血分蕴热。因为冲为血海，任主胞胎，冲任二脉与月经密切相关，热传冲任，则血热妄行，月经先期而至。另外，脾虚不能摄血，冲任不固，月经也可先期而至。血热所引起的月经先期又分实热与虚热两种情况，经量多为实热，量少为虚热。如《傅青主女科》中说："先期而来多者，火热而水有余也；先期而来少者，火热而水不足也"。脾虚者又多兼肾虚，肾虚闭藏失职，开而不阖，也能引起月经先期而至。所以，在治疗上多以清经化热或健脾补肾，固涩冲任为大法。从临床实际情况来看血热型者较为多见。对于实热者治以清热凉血，多用清经汤加生牡蛎、旱莲草；虚热者，滋阴清热，多用二地汤加旱莲草、黄芩、椿根白皮。对于脾虚者，多用归脾汤加川断、熟地，或经验方安冲调经汤加减治疗。

例一：赵某，女，24 岁，门诊简易病历。初诊日期：1971 年 9 月 1 日。

主诉：月经先期而至 3 月余。

现病史：既往月经正常，近 3 个月来，月经先期而至，每次约提前 10 余日，量多、色紫、质稠且有血块，经前腹胀痛、腰痛，心烦急躁，末次月经为8月30日。

舌象：舌质微红，苔薄白。脉象：脉弦滑。

西医诊断：月经失调。

中医辨证：血热气滞，热迫血行。

治法：清热凉血，理气调经。

方药：

地骨皮三钱　青蒿三钱　黄芩三钱　生白芍三钱　乌药三钱　木香一钱　川楝子三钱

治疗经过：1972年2月9日，服上方5剂后，月经周期已正常，今日来诊已妊娠48天。

【按语】 本例月经提前10余天，量多，色紫，质稠有血块。属于实热迫血妄行，故月经先期而量多。血为热灼，故见质黏稠而有块。冲任有热，可以影响心肝两经，故见心烦急躁。腹胀痛、腰痛为气滞所致。结合脉弦滑、舌质微红，辨为血热气滞。治以清热凉血，理气止痛，用清经汤加减。方中地骨皮、生白芍清血热而平肝；青蒿养阴清热且能清肝，黄芩清血分实热；乌药、川楝子行气疏肝；反佐以辛温之木香行气止痛，防其苦寒太过。

例二：卜某，女，14岁，门诊简易病历。初诊日期：1974年3月4日。

主诉：月经先期量多4月余。

现病史：12岁月经初潮。开始周期不准，半年后月经先期而至，每次提前10多天，量多色红，有少量血块。曾经治疗，近4个月又出现月经先期量多，每月均提前10余天。

舌象：舌尖红。脉象：弦滑。

西医诊断：月经失调。

中医辨证：阴虚血热，冲任不固。

治法：养阴清热，固摄冲任。

方药：

地骨皮三钱　生熟地各四钱　生白芍三钱　黄芩三钱　椿根白皮三钱　旱莲草四钱　川断三钱　生牡蛎八钱　乌贼骨四钱　生山药五钱

治疗经过：4 月 26 日，服上方 7 剂后，月经周期正常，经量仍多。今日月经来潮，第 1 天下腹胀痛，痛时头晕，恶心，舌质淡，脉弦滑。因兼见气滞血瘀，拟以疏肝理气为法，方药如下：

当归三钱　白芍四钱　柴胡一钱半　木香一钱半　香附三钱　延胡索三钱　没药一钱　藿香三钱　陈皮二钱　五灵脂三钱

4 月 30 日，服上方 3 剂后，月经基本正常，上述症状消失。1975 年 2 月 10 日随访：月经周期一直正常，行经 6～8 天，量略多，经期偶有头晕，经来小腹微胀，其他情况良好。

【按语】 本例证属阴虚血热，冲任不固。故以养阴清热，固冲任为法。方中地骨皮、生地、黄芩清热；白芍养血柔肝，山药健脾；旱莲草、川断、熟地补肾，椿根白皮、牡蛎、乌贼骨固冲任。药后月经周期正常后，又出现肝郁气滞，胃气不和等证，故停用固冲之法，改用舒肝理气。用柴胡舒肝；陈皮、藿香和胃，当归、白芍养血柔肝；木香、香附、延胡索、五灵脂、没药理气活血以调其善后。

例三：孙某，女，38 岁，门诊简易病历。初诊日期：1971 年 10 月 16 日。

主诉：月经先期量多 1 年。

现病史：既往月经正常，近1年来月经先期量多，每次均提前10天以上，色淡质稀，经期伴有腰酸腿痛、倦怠无力、头疼、恶心等症。

舌象：舌质淡红。脉象：沉缓。

西医诊断：月经失调。

中医辨证：脾肾不足，肝热上扰。

治法：健脾补肾，清热平肝。

方药：

焦白术三钱　云苓四钱　炒山药八钱　莲子肉三钱　川断三钱　熟地四钱　菟丝子三钱　黄芩三钱　桑叶三钱　菊花三钱

治疗经过：1971年12月14日，服上方5剂后，月经周期正常。末次月经12月5日，经血色正常，行经期小腹痛减轻。经前期仍有头疼、头晕、全身无力。方药如下：

焦白术三钱　生山药八钱　莲子肉三钱　川断三钱　熟地四钱　菟丝子三钱　炙甘草二钱　黄芩三钱　狗脊三钱

1972年2月份以后月经又出现先期量多，按前法进行治疗后，月经周期恢复正常。1974年12月随访：月经周期一直正常，色正无血块，偶有经期前后头晕恶心。

【按语】 本例属于脾肾不足，肝热上扰。患者月经先期量多，色淡质稀，均为脾肾不足之象。经前见有头痛、恶心为肝经郁热上扰之证。方中用焦白术、云苓、山药、莲子肉健脾益气；川断、熟地、菟丝子补肾安冲；黄芩、桑叶、菊花清肝热以解郁。本例是以虚为主，肝热次之，所以健脾补肾为主，佐以清肝热。

例四：李某，女，47岁，门诊手册。初诊日期：

1975年6月23日。

主诉：月经先期而至，约2年之久。

现病史：2年来月经提前7～10天，行经7～15天，血量时多时少，色红有块，经前头疼、头晕，伴有恶心、烦急易怒、少寐多梦，有时自觉下午发热，胸胁腹满，五心烦热，口干，便结，腰酸腿软。血压正常。过去有盆腔炎史。

舌象：舌质淡红。脉象：细弦。

西医诊断：月经不调。

中医辨证：肝肾阴虚，血热肝旺。

治法：滋补肝肾，清热平肝。

方药：

生地四钱　白芍四钱　当归三钱　女贞子三钱　旱莲草三钱　黄芩三钱　栀子三钱　桑叶三钱　菊花三钱　生龙齿八钱

治疗经过：6月28日，上方5剂后，头痛、头晕、心烦急躁减轻。7月13日，月经来潮，行经5天。现症少腹两侧疼痛，白带量多，脉弦细，舌质黯淡。上方去当归、女贞子、旱莲草、生龙齿，加瞿麦四钱，萹蓄四钱，木通一钱，车前子三钱以清热利湿；延胡索三钱，五灵脂三钱，川楝子三钱以行气活血止痛。连同前方共服中药20剂，诸症均见轻，月经周期正常。分别于7月13日至17日，8月16日至22日，9月14至16日3次按期行经。为了巩固疗效，用上方5剂共研细末，炼蜜为丸，每丸重三钱，每日2次，每次服一丸；另服加味逍遥丸二钱，每日2次。

【按语】 本例属于肝肾阴虚，血热肝旺。月经先期而至，行经日长，量时多时少，色黯有块为阴虚血热之象。经前头痛，头晕，恶心，烦急易怒，少寐多梦，胸胁胀满，潮热，为阴虚肝旺之征，五心烦热，口干，便结，脉细，等均为阴虚内热之象。腰酸腿软为肾精亏虚所致。所以治以滋补肝肾，清热平肝。方中生地、白芍、当归养血柔肝；女贞子、旱莲草滋补肝肾以培本；黄芩、栀子清肝热，桑叶、菊花清热平肝；生龙齿镇肝安神以治其标。服药5剂后头晕、头痛、心烦急好转，月经按时来潮，行经5天。因过去有盆腔炎史，且见有少腹两侧疼痛，故于前方中去当归、女贞子、旱莲草、生龙齿，加清热利湿之瞿麦、萹蓄、木通、车前子及行气活血止痛之延胡索、五灵脂、川楝子等共服20剂，在3个月的治疗中按时行经3次，其他症状也消失。

例五：郭某，女，33岁，已婚，门诊号269606。初诊日期：1962年5月12日。

主诉：月经先期而至1年余。

现病史：近年来月经提前10余日，血量较多，色紫黑有大血块，行经不畅，经前、经期腰酸。末次月经为4月20日，行经20余天，淋漓不止，伴有头晕耳鸣，心跳气短，周身乏力。1949年因左侧输卵管囊肿曾行手术切除，当时检查右侧输卵管也不通，已婚12年不孕。

舌象：舌质淡，苔薄白。脉象：沉弱。

西医诊断：月经不调。

中医辨证：脾肾不足，冲任不固。

治法：健脾补肾，固冲调经。

方药：

生山药一两　阿胶珠四钱　石莲三钱　乌贼骨四钱　生龙牡各一两　侧柏炭四钱　地榆炭四钱　白术三钱　川断三

钱　生黄芪四钱　甘草二钱

治疗经过：5月16日，上方服3剂后，经血渐少，但仍未止。自5月14日开始，突然恶心呕吐，身热面赤，胸胁满闷，胃脘灼痛。曾经某院检查诊为急性胃炎。现症头痛，眼胀，面虚肿，口渴，小便黄赤，大便3日未解。苔薄腻，舌质红，脉弦滑数。证属饮食不节，外受寒凉，胃热停滞上逆作呕。急则治标，拟以清热和胃，降逆止呕，方药如下：

黄连二钱　黄芩四钱　竹茹四钱　枇杷叶四钱　清半夏三钱　陈皮二钱　枳壳二钱　天花粉四钱　石斛三钱　银花二钱　菊花二钱

5月19日，药后呕吐已止，阴道出血亦止。但自5月18日又开始发烧，体温38.4℃，小便频数，短涩不利，尿道灼痛，腰痛，面部潮红，呼吸急促。舌红无苔，脉滑数。尿常规检查蛋白（+）、白细胞5～15/HP、脓细胞3～20/HP。诊为急性泌尿系感染。中医辨证属于湿热下注，膀胱蕴热不解，气化不利。拟以清热解毒利湿为法，方药如下：

银花三钱　连翘三钱　白茅根八钱　车前子三钱　萆薢四钱　瞿麦四钱　萹蓄三钱　滑石块四钱　木通二钱　竹叶一钱　栀子三钱　延胡索三钱　大黄二钱　元明粉二钱　川贝母三钱　犀角粉三分（冲）

6月5日，药后症状逐渐消失。复查泌尿系感染已愈，尿常规已正常。再拟养阴清热以调其月经，方药如下：

生地三钱　龟甲三钱　乌贼骨三钱　银花三钱　藕节四钱　菊花二钱　丹皮炭一钱　大黄五分

药后阴道出血一直未再发，精神体力均见好转。

【按语】 本例病情比较复杂，开始月经先期而量多，行经日长。系因脾虚中气不足。脾虚不能统血，中气下陷不能摄血，冲任不固，所以月经淋漓不断；又因肾虚不能摄纳相火，相火妄动，热蕴血分，故经血先期而至。脾肾两虚，故兼见心跳、气短、乏力及腰酸耳鸣等症。治以健脾补肾，固冲调经为法，以生黄芪、山药、白术、甘草补气健脾；阿胶珠养血益阴；乌贼骨、石莲、川断固肾安冲而止血；生龙牡固冲任；侧柏炭、地榆清热凉血，炒炭用又能止血。又因饮食不慎，夜感寒凉，胃热停滞，以致湿热蕴结中焦，清气不升，浊气不降，故见胸膈痞闷，心腹胀痛，胃热上逆而致呕吐，身热烦躁湿热弥漫。所以暂停固经安冲之剂，以黄芩、黄连、石斛、天花粉清心胃之热；以陈皮、清半夏、竹茹、枇杷叶、枳壳和胃降逆止呕；又以银花、菊花清解表热，3 剂而愈。虽然胃热暂解，又见湿热下注膀胱，致使膀胱气化不利、小溲淋涩、尿道灼热而，故使用八正散加减。方中瞿麦、萹蓄、萆薢、竹叶、木通、滑石、车前子清热利尿，使湿热从小便而出；栀子、大黄、元明粉苦寒导热以通利湿热；银花、连翘、白茅根、川贝母清热凉血解毒，另用犀角粉以解毒清营分之热邪。参考脉象，患者由沉细之脉转为弦滑数，由此可见内蕴湿热之盛，且又值夏令，热邪易于弥漫，故用一派苦寒清热利湿之品治之。本例患者病情复杂，初为月经先期行经日长，又兼见胃热停滞，呕逆脘痛及膀胱湿热下注，根据急则治其标、缓则治其本的原则，先用清热化滞解毒利湿之剂，继以健脾补肾固冲止血以调经，辨证施治，灵活运用。

例六：赵某，女，26 岁，未婚，门诊手册。初诊日期：1975 年 4 月 21 日。

主诉：月经先期量多已 4 年。

现病史：月经初潮年龄为 16 岁，开始数年月经正常。于 1971 年曾有月经量多，行经 20 余天不止，服中药后见好。但自此之后，月经周期提前 7～10 天，行经 7～8 天。最近最长行经 15 天，量多，色黑红，有血块。末次月经为 3 月底。患者平日身倦无力，心慌气短，头晕，腰痛白带量多，色白质稀，小腹有时发胀，下肢轻度浮肿。食纳尚可，大便溏薄，小便正常。1974 年 8 月发现有低烧。曾检查：抗“O”、血沉、肝功能、“OT”试验，均属正常。胸透：心肺未见异常。

舌象：舌质淡红。脉象：沉细涩。

西医诊断：①月经不调。②低烧待查。

中医辨证：脾虚气弱，下焦湿热。

治法：健脾益气，清热除湿。

方药：

山药五钱　石莲三钱　焦白术三钱　炙甘草二钱　生地三钱　白芍三钱　瞿麦二钱　萹蓄三钱　车前子三钱　萆薢四钱　黄芩三钱　柴胡一钱半　炒荆芥穗一钱半

治疗经过：4 月 29 日复诊时称：当天（4 月 21 日）下午即来月经，行经 7 天血量仍较多，诸症变化不大，苔脉同前。改用健脾补肾，固冲调经之剂，方药如下：

党参三钱　白术三钱　山药五钱　莲肉三钱　川断三钱　熟地三钱　菟丝子三钱　椿根白皮三钱　旱莲草三钱　乌贼骨四钱

5 月 21 日，服上药 7 剂后，月经今日来潮，周期正常，诸症均略有好转，但仍有低烧。脉沉细涩，舌黯淡。前方加青蒿三钱、地骨皮三钱，再服7剂。6月14日复诊，月经于5月21至27日来潮，血量减少，血色正常。最近曾晕倒过3次，血压偏高，今日测血压为140/90毫米汞柱，白带变稠，色黄，仍有腰酸痛。脉沉涩，舌黯红。方药如下：

桑叶三钱　菊花三钱　黄芩三钱　瞿麦三钱　萹蓄三钱　车前子三钱　滑石四钱　川楝子三钱　延胡索三钱

7月3日，服上方5剂后，月经于6月21日来潮，量、色均正常。今日测血压110/70毫米汞柱，仍有低烧。舌黯红，脉沉细。加服加味逍遥丸每日三钱，早晚各一钱半，以巩固疗效。患者原为月经先期量多，经治后4月21日、5月21日、6月21日、7月22日、8月27日各来月经1次，诸症均见好转。血量减少。月经于7月22日来潮带经，自感腰腹痛，头晕，低烧未愈。继服丸药。

滋补肝肾丸每日一丸。加味逍遥丸每日三钱，早晚各服一钱半。

9月27日复诊时称:月经8月27日来潮,行经7天,白带多,低烧已退,头晕,气短,有时腰痛,小腹胀,纳食尚可,二便自调,舌淡红,脉沉细。方药如下：

党参三钱　焦白术三钱　山药五钱　莲肉三钱　川断三钱　熟地三钱　菟丝子三钱　椿根白皮三钱　乌贼骨四钱　柴胡一钱半　炒芥穗一钱半　地骨皮二钱

【按语】　本例属脾肾不足，冲任失调，因其伴有低烧，白带多，小腹发胀，下肢轻度浮肿，误认为湿热，实际为虚象。故开始曾按下焦湿热治疗不效。尔后改用健脾补肾，固冲调经之法，服用安冲调经汤加减，4个月来月经按期而至，血量及周期均恢复正常。

月经频至3例

例一：王某，女，26岁，门诊简易病历。初诊日期：1975年5月21日。

主诉：月经频至量多已4年。

现病史：患者月经初潮为13岁，先后周期不定。4年来月经频至而量多，每隔12天至23天行经1次，行经5~7天，色黑稠有块，有时淋漓不断，腰腿酸痛，偶有小腹坠痛，心胸烦闷，气短，急躁，白带量多，有时色黄。近3个月以来的月经周期为：4月20日、5月3日、5月15日。妇科检查未发现异常。

舌象：舌质黯，苔白。脉象：弦细滑。

西医诊断：月经失调。

中医辨证：阴虚血热，冲任失调。

治法：滋阴清热，安冲固经。

方药：

生地四钱　黄芩三钱　马尾连三钱　瓜蒌皮五钱　石斛三钱　麦冬三钱　玄参三钱　女贞子三钱　旱莲草三钱　丹皮三钱　阿胶珠五钱

治疗经过：7月13日复诊时称：服上方20剂，6月11日、7月11日各来月经1次，周期正常，血量中等，行经3天。

例二：崔某，女，12岁，门诊简易病历。初诊日期：1973年7月22日。

主诉：月经频至，行经10余天不净。

现病史：患者11岁月经初潮，一直频至而量多，每次行经20多天。伴有纳食不香，身倦无力，经前及经期腰腹痛，烦躁，有白带。末次月经为7月11日，至今已行经11天未尽。

舌象：苔薄白，舌质黯。脉象：弦滑数。

西医诊断：月经不调。

中医辨证：阴虚血热，冲任不固。

治法：滋阴清热，凉血固冲。

方药：

生地五钱　麦冬三钱　玄参三钱　青蒿三钱　丹皮三钱　阿胶五钱　旱莲草三钱　椿根白皮三钱　升麻炭三钱　贯众炭三钱　山药五钱　石莲三钱

治疗经过：服上方共计16剂，月经周期正常，血量也正常，随访1年余未见异常。

例三：张某，女，41岁，门诊简易病历。初诊日期：1972年6月23日。

主诉：月经频至量多9年余。

现病史：患者于9年前末产大出血后，每隔半个月至22天行经1次，行经4~5天，色鲜红，量多，经期腰腿酸，平时气短乏力，末次月经为6月5日。

舌象：舌质淡，苔薄白。脉象：弦缓。

西医诊断：月经不调。

中医辨证：脾肾不足，冲任失调。

治法：健脾益肾，固摄安冲。

方药：

山药五钱　石莲三钱　焦白术四钱　旱莲草三钱　川断四钱　菟丝子三钱　熟地三钱　阿胶块五钱　女贞子三钱　太子参三钱　黄芩三钱　椿根白皮三钱　乌贼骨三钱

治疗经过：7月4日，本方服11剂后，周期相距28天，月经于7月2日来潮，量正常，行经5天。

【按语】　上述3例属于月经频至量多，从其发展来看，可以表现为月经初潮之后即周期相距较短，更由于行经日久间隔的时间就更为缩短；或者是由于产后出血过多等因素，影响脾肾功能，以致冲任失调不能摄血，则月经频至。比较多见的情况是月经开始先后不定期，由于夹热而逐渐发展为月经频至而且量多。如果进一步发展即可以形成崩漏。或为月经淋漓不断，或为崩中下血。例一，月经初潮后即为先后不定期，以后4年来月经频至而量多。近3个月来间隔周期更短甚至1月行经2次，见有腰腿酸痛，小腹坠痛，舌黯，脉弦细滑，经血色黑而稠，心胸烦闷而急躁，白带多有时色黄等属于阴虚血热，冲任失调之证。治以清热滋阴安冲调经为法，方用瓜石汤加女贞子、旱莲草养阴补肝肾；丹皮、阿胶珠养血凉血而止血。因为患者月经频至，故去方中之牛膝、瞿麦、益母草、车前子等通利之品，另加黄芩以助清热之功。例二，较前例血热明显，以致冲任不固每次行经20多天，所以用两地汤为主，加升麻炭、贯众炭凉血止血；椿根白皮、石莲健脾补肾固冲任。例三，属于脾肾不足，冲任失调。方用太子参、焦白术、山药健脾，川断、熟地、菟丝子、女贞子、旱莲草补肝肾，乌贼骨、椿根白皮、阿胶块、石莲养血固冲任。全方重在调补肝、脾、肾与冲任二脉的功能，则月经自调。

崩漏（功能失调性子宫出血）4例

例一：史某，41岁，门诊手册。初诊日期：1975年6月6日。

主诉：月经先后不定期，行经日久约1年余。

现病史：以往月经正常，近1年来月经量多，色紫有血块，去年8月份大出血10余天，以后月经频至，甚至一月二至，量多行经日久（10余天）。今年1月份因阴道大出血而行刮宫术，病理诊断为“子宫内膜增殖症”。以后月经闭止二月后，阴道出血淋漓不止持续约10余天。曾用黄体酮治疗，月经来潮时则淋漓不止，色黑紫，量偏多，有小血块。近两年来性情烦急易怒，伴有胸胁胀满，纳差，腹胀，腰酸痛，大便干，2至3日1次。末次月经为4月22日，至今又闭经54天。

舌象：舌质淡红。脉象：弦滑。

西医诊断：功能失调性子宫出血。

中医辨证：脾肾不足，血热肝旺。

治法：健脾补肾，凉血疏肝。

方药：

山药五钱　石莲三钱　菟丝子三钱　川断三钱　生熟地各三钱　白芍四钱　炒荆芥穗一钱半　柴胡一钱半　黄芩三钱　丹皮三钱　益母草二钱

治疗经过：1975年6月26日，上方服3剂后月经来潮，行经4天，色红，量中等。因胸胁胀疼明显，前方加川楝子三钱，继服7剂。1975年8月1日，药后按月行经两次（6月18日至22日，7月16日至19日）血量减少，行经4天。继服前方5剂。1975年9月27日复诊，自6月19日至8月1日共服中药23剂，诸证消失，月经按时行经，血量减少，行经3～5天，正常行经已3次。停药观察，月经又规律来潮两次，周期稍有提前，（23至25天）。末次月经为9月24日。

例二：邹某，女，46岁，门诊手册。初诊日期：1975年5月28日。主诉：月经量多行经日久已半年。

现病史：患者既往月经正常，半年前因生气着急后，诱发月经先后不定期，量多，行经日久淋漓已半年。此次月经5月26日来潮，量特多，色鲜红，无血块。伴有心慌气短，身倦无力，腰酸腿软，出虚汗，睡眠较差，食纳一般，二便正常。血红蛋白8克/分升。

舌象：舌质淡。脉象：弦缓。

西医诊断：功能失调性子宫出血。

中医辨证：脾肾不足，冲任不固。

治法：健脾补肾，益气固冲。

方药：

黄芪八钱　党参四钱　焦白术四钱　炙甘草三钱　远志三钱　桂圆肉三钱　炒枣仁三钱　川断四钱　熟地四钱　煅牡蛎一两　乌贼骨四钱　阿胶块五钱　棕榈炭四钱　侧柏炭三钱　地榆炭三钱　三七面五分（分冲）

治疗经过：5月31日，服上方3剂后，血量明显减少，只有点滴未净，继服上方3剂。6月5日复诊时称：药后月经于6月2日干净，仍感气短无力，眠差，舌质淡，脉沉弱，拟以健脾补肾，养心安神为法，方药如下：

黄芪一两　党参五钱　白术三钱　山药四钱　川断四钱　熟地三钱　菟丝子三钱　远志三钱　炒枣仁三钱　桂圆肉三钱　五味子三钱　何首乌藤一两

6月14日，服上方后，心慌气短好转，但有轻度面肢浮肿，四肢发胀，苔脉同前。再以健脾养心，升阳除湿为法，方药如下：

黄芪五钱　党参三钱　白术五钱　炙甘草二钱　茯苓五钱　远志三钱　桂圆肉四钱　藁本二钱　荆芥穗一钱半　防风一钱半

6月23日：近日来，自感腰酸，可能是月经先兆，投以下方以预防经血过多。

黄芪八钱　党参四钱　焦白术四钱　炙甘草三钱　远志三钱　桂圆肉三钱　炒枣仁三钱　川断四钱　熟地四钱　乌贼骨四钱　地榆炭三钱　棕榈炭三钱　侧柏炭三钱　煅牡蛎一两　阿胶块五钱　三七面五分（分冲）

7月9日，药后月经于6月26日至7月2日来潮，行经6天，血量较前减少三分之一，精神体力转佳，腰酸腿软好转，予以下方巩固治疗。

黄芪八钱　党参四钱　焦白术四钱　炙甘草二钱　远志三钱　桂圆肉三钱　炒枣仁三钱　川断三钱　熟地四钱　乌贼骨四钱　煅牡蛎一两　阿胶块五钱　地榆炭四钱

例三：杨某，女，28岁，门诊手册。初诊日期：1975年8月23日。

主诉：阴道出血已50余天。

现病史：患者以往月经正常，按月行经，末次月经6月2日，行经7天，量偏少。于7月1日经来淋漓不止，曾行诊断性刮宫为“增殖期子宫内膜”，术后阴道仍淋漓出血不止，持续50多天，经治疗不愈，尿妊娠试验（－）。

舌象：舌质黯淡，苔白。脉象：细缓。

西医诊断：功能失调性子宫出血。

中医辨证：血虚血瘀，冲任失凋。

治法：养血活血，化瘀调经。

方药：

当归三钱　川芎一钱半　桃仁一钱　红花一钱　益母草二钱　泽兰二钱　丹参二钱　赤芍二钱　没药一钱半　柴胡一钱　炒荆芥穗二钱　蒲黄炭二钱

治疗经过：服药5剂后血止，上方再服3剂以巩固疗效。经随访药后规律行经3次，未见异常出血。

例四：孙某，女，29岁，门诊简易病历。初诊日期：1974年3月2日。

主诉：行经日久已近10年。

现病史：近10年来月经行经日久，每次约持续15～70天，周期也不规律，先后不定期（间隔20～70天）。末前经为1月13日至1月28日。末次月经为2月21日至今未净，量多、色红有血块，伴有头晕，多梦，烦急，胸闷，手足心热，口干。近5个月来曾测基础体温均为单相型。某医院确诊为功能失调性子宫出血。

舌象：舌质黯、尖红。脉象：弦滑。

西医诊断：功能失调性子宫出血。

中医辨证：阴虚血热，冲任不固。

治法：养阴清热，安冲调经。

方药：

青蒿三钱　地骨皮三钱　黄芩三钱　丹皮三钱　白芍三钱　旱莲草三钱　椿根白皮三钱　煅牡蛎八钱　阿胶块五钱　侧柏炭三钱

治疗经过；3月13日，服药3剂后阴道出血已止。继服3付，于3月23日月经复来潮，行经6天，周期血量均恢复正常。测基础体温示双相型（提示已有排卵）。持久疗效有待观察。

【**按语**】　上述4例西医均诊断为功能失调性子宫出血。本病的诊断标准有以下三条：①凡是没有任何器质性病变或全身疾病而引起的不正常子宫出血，连续超过3个月以上者；②子宫内膜病理检查为子宫内膜增殖症；③基础体温单相型或双相型，但不典型，月经开始后体温逐渐下降，表示黄体功能不良者。功能失调性子宫出血属于中医“崩漏”范围。例一，除临床症状外，子宫内膜病理检查诊断为子宫内膜增殖症，可以确诊为功能失调性子宫出血。患者月经周期不规则，量多，行经日久，色紫有块，乃脾肾不足肝旺血热所致。脉弦滑，舌黯红亦属血热之象，胸胁胀痛，乃肝郁气滞所致。烦急易怒，大便干燥系肝郁日久化火所致。纳差腹胀乃脾虚之象。故本例证属脾肾不足肝旺血热。治宜健脾补肾，凉血清肝。方中熟地、菟丝子、川断补肾安冲；山药补脾胃；石莲健脾补肾；生地、白芍、柴胡、荆芥穗养血舒肝；丹皮清热凉血；黄芩清血热；益母草活血调经，少用兼有养血之功。共服药23剂规律行经3次，血量中等，行经3至5天，停药观察也能规律行经。例二，开始与前例相同也是月经先后不定期、量多、行经日久，逐渐发展为功能失调性子宫出血。此次月经血量特多，已出现贫血（血红蛋白8克/分升）现象。患者表现为脾肾两虚，冲任不固之象。所以方用归脾汤加川断、熟地、阿胶块补肾养血；煅牡蛎、乌贼骨养阴固冲以治其本；棕榈炭、侧柏炭、地榆炭、三七面凉血止血治其标。3剂药后，血量明显减少，血止后去凉血止血之剂。重用健脾补肾养心安神。以后为了防止再次行经量多又沿用第一方，月经按期而至经量显著减少。始终抓住脾肾两虚的病理实质，重用健脾补肾，并根据月经的周期而加减变化。例三，病程较短阴道出血仅50多天，虽未超过3个月，但是诊断性刮宫为“增殖期子宫内膜”，故仍可确诊为功能失调性子宫出血。这次行经仍淋漓不止，色紫有块，舌暗红，苔白，脉弦缓，证属血虚血瘀，冲任失调。瘀血不化，新血不守，离经而行，故选用产后生化汤加减以养血化瘀。方中当归、川芎、益母草、没药、泽兰、桃仁养血活血，去瘀生新；红花化瘀，少用则养血；赤芍、丹皮凉血活血化瘀，蒲黄炭活血化瘀而止血；柴胡、荆芥穗既能升阳除湿，又能疏解血热。全方养血凉血，活血去瘀而生新。5剂药后血止症除。经随访已规律行经3次。说明病程较短者疗效及预后也比较满意。例四，病程较长，月经先后不定期，而且量多，行经日久，色红有血块，伴有多梦、烦急、胸闷、手足心热等肝阴虚血分蕴热诸证。所以用清经汤为主，去熟地、茯苓，黄柏易黄芩，加旱莲草补肝肾之阴，阿胶块补血固经；椿根白皮、煅牡蛎、侧柏炭养阴固冲任。服药6剂后达到止血效果，基础体温已示双相型。

月经稀发4例

月经后错或称月经稀发，与闭经的病因相同。轻者月经后错，重者月经稀发，再重者即为闭经。

刘老医生体会：月经后错是由气血运行不畅，冲任受阻所引起的。多因经期过食生冷，或冒雨涉水感受寒凉，寒邪乘虚侵入冲任，血为寒凝，经脉不通。或因素体阳虚寒盛，影响肝脾肾等脏腑的功能；或因长期大量失血；或为重病、久病伤血耗阴，以致冲任血虚，血海不能按时满盈。或因肝郁血滞，脾失健运，痰湿内生，阻滞冲任脉络，均可以引起月经后错或稀发。

例一：于某，24岁，女，未婚，门诊简易病历。初诊日期：1974年10月22日。

主诉：月经稀发已3年。

现病史：3年前，时值经期因受寒凉以后，月经周期后错，一般3个月至1年始能来潮1次。量少，色黑，行经1至2天，经期腰腹隐痛，平素疲乏无力，腰酸。

舌象：舌质淡。脉象：细缓。

中医辨证：肾虚血亏，寒伤冲任。

治法：益肾养血，温经散寒。

方药：

当归五钱　川芎一钱　吴茱萸三钱　肉桂一钱半　红花三钱　半夏二钱　木香一钱半　炮姜一钱　桃仁一钱　仙灵脾五钱

治疗经过：10月27日，上方服药5剂后，月经来潮，量较前稍增多。继服上方，隔日1剂，连服两个月。随访观察：月经均能按期来潮，其他诸症亦减轻。

【按语】　本例属于肾虚血亏，寒伤冲任。患者以往月经虽属正常，但是素体阳虚，气血不足，因受寒凉，外寒与内寒相合，客于冲任，血为寒凝，经脉不通故见月经后错，量少，色黑，经期腰腹隐痛。因为腰为肾之府，肾阳虚故见腰酸乏力。治以益肾养血，温经散寒。方中当归、川芎、红花、桃仁养血活血，吴茱萸、肉桂、炮姜温经散寒；仙灵脾温肾散寒；半夏、木香降胃气。胃气下降，则冲任之逆气也随之下降；逆气降，则血脉通，经水自下。

例二：张某，女，23岁，门诊简易病历。初诊日期：1972年3月1日。

主诉：月经稀发已4年。

现病史：患者19岁初潮，1年后来第2次月经，再隔半年来第3次。以后月经稀发，约1个半月至2个半月来潮1次。最长相隔4个月，量少，色淡，有血块。近2年来经行小腹空痛，待膜样物排出后疼痛随即缓解。平时面色萎黄，心悸，身体瘦弱。

舌象：舌质淡。脉象：细缓。

西医诊断：月经稀发。

中医辨证：肝郁血虚，冲任失调。

治法：养血舒肝，活血调经。

方药：

当归三钱　白芍三钱　川芎一钱半　制香附三钱　桃仁一钱　红花一钱　泽兰一钱　益母草三钱　柴胡一钱半

治疗经过：共来诊4次，以上方为基础服药16剂，月经情况好转，连续两个月周期正常，以后稍有后错，有时最长达45至50天。

1974年12月随访：经上次治疗后，月经周期逐渐正常，经期腹痛未减，仍有少量血块，末次月经10月25日。患者已婚，并已妊娠。

【按语】 本例属于肝郁血虚，冲任失调。营血亏耗，血海不能按时满盈，故月经后错，量少而色淡，胞脉失养故而腹部空痛。血虚不能养心则心悸。血虚血瘀故有血块及膜样物排出。治以养血舒肝，活血调经。方中当归、川芎、桃仁、红花养血活血；白芍养血柔肝；泽兰、益母草活血祛瘀调经；制香附、柴胡行气化滞。全方养血调气，化瘀调经。

例三：宋某，女，25岁，未婚，门诊手册。初诊日期：1975年6月20日。

主诉：月经稀发已9年。

现病史：患者月经初潮为16岁。最初半年为2月1行，以后即6至7个月来经1次。最长闭经9个月，注射黄体酮才能行经。末次月经为1975年2月5日。

现已闭经4月余。患者自月经初潮开始，经常鼻衄，尤其月经数月不行时，鼻衄发作频繁。曾于耳鼻喉科检查，未见明显异常。平日烦急易怒，怕热，口干，喜冷饮，小便黄，大便偏稀，日行1～2次。妇科检查：外阴发育正常，肛查（未婚）子宫发育较正常，稍小偏左，后位，活动良好，双侧附件阴性。

舌象：舌尖红。脉象：沉弦。

西医诊断：月经稀发。

中医辨证：阴虚肝旺，血热逆行。

治法：养阴平肝，清热通络。

方药：

瓜蒌八钱　石斛四钱　玄参四钱　麦冬四钱　生地四钱　益母草五钱　泽兰三钱　车前子三钱（包）　芦荟二钱　龙胆草二钱　白茅根一两　栀子三钱　牛膝四钱

治疗经过：7月29日：服上方7剂后，诸症明显好转，仍有时鼻衄，月经尚未来潮，继服上方5剂。9月25日，药后偶有鼻衄，于8月6日，9月16日各来月经1次，行经8天，量、色均正常无血块，继服上方以巩固疗效。

【按语】 本例属于阴虚肝旺，血热逆行。阴血虚亏则虚热内生，热入血分则经血上逆而致衄血、烦急易怒、怕热、口干、喜冷饮。所以用经验方瓜石汤加味。泽兰活血通经，白茅根凉血止血，龙胆草、芦荟清肝热而平肝降逆。热降则气降，气降则经通。

例四：李某，女，22岁，未婚，门诊简易病历。初诊日期：1974年10月7日。

主诉：月经稀发，逐渐发胖已4年。

现病史：近4年来，月经稀发，一般约3个月至半年行经1次。有时须经人工周期月经始能来潮。经量少，色黑质稠，行经1～2天。平素自觉身热喜冷，身体逐渐发胖（体重187市斤），食少痰多，四肢疲乏，有时头晕，小腹有时胀痛，食纳尚好，二便自调。

舌象：舌质黯红。脉象：沉细滑数。

西医诊断：①月经稀发。②内分泌失调。

中医辨证：脾湿痰阻，气滞血瘀。

治法：除湿化痰，活血调经。

方药：

茯苓四钱　白术二钱　苍术一钱　半夏二钱　陈皮一钱　柴胡一钱半　防风一钱　羌活一钱半　川芎一钱　藁本一钱

治疗经过：10月26日，本方共服18剂，药后痰多、气短、乏力头晕等症均减轻。但仍未来月经，遂改用活血利湿之剂，方药如下：

益母草五钱　泽兰二钱　红花二钱　桃仁二钱　车前子四钱　瞿麦四钱　萹蓄四钱　牛膝四钱　滑石块五钱　大黄一钱

10月30日，药后月经来潮，量也增多，继服上方，隔日1剂，连服3个月，月经均能按时来潮，量增，色红。

【按语】　本例属于脾湿痰阻，气滞血瘀。湿痰壅阻气机闭塞胞宫故月经稀发。痰湿阻滞则食少痰多，脾不运化，痰湿留于四肢，故见四肢疲乏无力。治疗时先用二陈汤加活络调经之品，燥湿化痰，活络通经。方中二陈汤加白术、苍术健脾燥湿化痰；柴胡、防风、羌活、川芎、藁本活血通经，升阳散湿。药后诸症虽减，但是月经仍未来潮，继而又用泽兰、益母草、红花活血通经；桃仁、大黄破血通经；牛膝引血下行；车前子、瞿麦、萹蓄，既能祛湿又能引经血下行；滑石块利五脏之滞结又能除湿。共奏活血利湿通经之效而治愈。

闭经12例

闭经是妇科临床常见病、多发病之一，致病原因较多，病情复杂，疗效也不易巩固。为了比较全面地反映刘老医生的治疗特点，按照不同类型选例如下，并对其经验方瓜石汤的使用和体会重点加以描述，另外，对于失败的教训也加分析。

例一：易某，女，27岁，门诊简易病历。初诊日期：1973年10月7日。

主诉：闭经4个月。

现病史：1年来月经后错10～15天。近4个月来闭经，伴有头晕，头疼，耳鸣，腰疼，纳食不香，失眠多梦。

舌象：舌尖红。脉象：细数。

西医诊断：继发性闭经。

中医辨证：阴虚阳亢，血亏经闭。

治法：养阴平肝，补血通经。

方药：

当归三钱　生炒白芍各三钱　生地四钱　桑叶三钱　菊花三钱　珍珠母八钱　生龙齿八钱　山药五钱　莲子心三钱　怀牛膝三钱　旱莲草三钱　女贞子三钱　远志三钱

治疗经过：服上方7剂后，症状显著减轻，月经于10月31日来潮，量少色黑，行经1天。头晕、头痛好转，腰已不疼。嘱于月经前期继服前方7剂。

1974年12月追访：经治后月经基本正常，劳累或情绪变化时，月经偶有提前，色黑有少量血块。

例二：刘某，女，21岁，门诊简易病历。初诊日期：1974年7月1日。

主诉：闭经14个月。

现病史：患者16岁初潮后，仅行经2次。经西药治疗，末次月经为1973年5月13日（人工周期而行经），心烦急躁，头晕，腹胀，腰痛。妇科检查：子宫略小。其他无异常。

舌象：舌质红。脉象：弦滑。

西医诊断：继发性闭经。

中医辨证：肝肾不足，阴虚经闭。

治法：滋补肝肾，活血通经。

方药：

丹皮三钱　白芍四钱　生地五钱　玄参三钱　麦冬三钱　黄芩三钱　马尾连三钱　菟丝子三钱　枸杞子三钱　覆盆子二钱　牛膝四钱　益母草五钱

治疗经过；7月10日，上方服7剂后，仍感腰痛，腹胀。上方去玄参、麦冬、黄芩、马尾连，加覆盆子三钱，川楝子三钱，当归二钱，继服7剂。7月19日，药后腹胀、腰痛、心烦均减轻，上方加车前子四钱继服。

8月2日，服上方12剂，月经于7月25日来潮，量多，行经7天，其他症状消失。原方再服以巩固疗效。

【按语】 前述两例属于肝肾阴亏、阴虚肝旺而致闭经。肾为先天之本，天癸赖以滋养。肾虚则天癸枯竭，月经闭止。肝阴虚则肝阳偏亢，故见头晕、头疼、失眠多梦。肾亏则见腰酸腿软无力。肾开窍于耳，肾虚则见耳鸣。故以六味地黄丸、二至丸为主方，加用清热平肝的药物。例一，方中当归，白芍、生地、旱莲草、女贞子补肝肾以培本；桑叶、菊花清肝热；珍珠母、生龙齿平肝育阴；远志、莲子心清心热而平肝阳；山药健脾益肾；牛膝补肝肾引血下行。例二，见有心烦急躁等阴虚胃燥诸证，故加芩、连以清燥热而降逆；玄参、麦冬养阴润燥；菟丝子、枸杞子、覆盆子补肾。重点是调补肝肾。

例三：崔某，女，19岁，门诊简易病历。初诊日期：1972年11月28日。

主诉：闭经半年。

现病史：月经周期不准已3年，曾经服药后来月经3次，量少，色紫红。近半年来闭经，有时发低热（体温38℃）。面赤，头晕，口干，渴欲饮水，烦躁汗出，睡眠不实，多梦，胸胁胀满。

舌象：舌质红。脉象：弦滑稍数。

西医诊断：继发性闭经。

中医辨证：肝热上冲，血逆经闭。

治法：清肝泻火，降逆调经。

方药：

芦荟二钱　龙胆草二钱　益母草三钱　牛膝三钱　石斛四钱　麦冬三钱　瞿麦四钱　车前子三钱　瓜蒌五钱

另服：通经甘露丸，每服二钱，每日2次。

治疗经过：服上方10剂后，低烧已退。12月6日，月经已来潮，血量不多，其他无不适，继服通经甘露丸以巩固疗效。

例四：张某，女，18岁，门诊简易病历。初诊日期：1973年7月2日。

主诉；闭经1年余。

现病史；患者末次月经为1972年4月，量少，色黯红，现已闭经1年余，带下色白、质稀，伴有小腹胀，曾作妇科检查称“子宫发育不全”。

舌象：舌质黯淡。脉象：沉弦。

西医诊断；继发性闭经。

中医辨证：肾气不足，血虚经闭。

治法：补肾益精，养血通经。

方药：

当归三钱　川芎一钱　半白芍三钱　熟地四钱　仙茅一钱半　仙灵脾三钱　菟丝子三钱　覆盆子三钱　车前子三钱　枸杞子四钱　五味子三钱　牛膝三钱

治疗经过：7月30日，服上方14剂后，自感头晕，急躁，腹胀，脘闷，面部发热。脉沉弦滑，苔白。详细辨证后，方知证属肝热上冲，血逆经闭，遂改用养阴清肝，活血通经为法。方药如下：

当归五钱　白芍五钱　川芎一钱半　生地五钱　麦冬四钱　泽兰三钱　益母草四钱　牛膝四钱　红花三钱　芦荟一钱半　玄参三钱　车前子三钱

8月5日称：上方服1剂，7月31日月经来潮，量中等，色正，行经5天。

【按语】 前述二例属于肝热上冲，血逆经闭。患者素体肝肾阴亏，阴虚则肝阳上亢，经血内闭，瘀血蕴热，肝热上逆，经血随热而上，不能下行。经不通则肝火益炽，故见头晕、腹痛、烦急善怒。肝火盛，肝气不能畅达，故见胸胁胀满。肝阳外泄，则躁汗出，严重时肝火灼肺，也可以出现衄血。所以用当归龙荟丸为主方，配合养阴润燥活血通经之品，以清肝降火，活血通经。例三症状比较典型，所以用芦荟、龙胆草清肝泻火降逆，瓜蒌、石斛、麦冬养阴清热润燥；益母草活血调经；牛膝、车前子、瞿麦引血下行以通经。另外配合通经甘露丸，以助清热化瘀，活血通经之功。本丸药为《济阴纲目》所载，主要药物为酒大黄、桃仁、红花、干漆、当归、莪术等，主治经闭不适，胸胁胀满，癥瘕血块，午后发烧，干血痨症。刘老医生多配合使用于肝热上冲血逆经闭的患者。例四，开始由于问诊不详，辨证为肾气不足，血虚经闭，使用四二五合方加减，方中仙茅、仙灵脾助阳升热，故药后反而出现头晕、急躁、胸脘胀、脘闷、面部发热等证。遂改用养阴清肝，活血通经为法。方中芦荟清肝抑火；四物汤养血活血；生地、玄参、麦冬养阴生津润燥；益母草、泽兰、红花活血通经；牛膝、车前子引血下行以通经。服药 1 剂后，经血来潮。可以说明，清肝热、降冲逆在此类闭经中的作用，是独具一格的。

例五：张某，女，37 岁，门诊手册。初诊日期：1975 年 3 月 20 日。

主诉：闭经 5 个月。

现病史：患者末次月经为 1974 年 10 月 10 日。以后月经未行，曾经治疗，未效。现症头晕，健忘，心慌，气短，出虚汗，睡眠不实，多梦，全身乏力，身痛，腿酸易抽筋，阴道分泌物减少。

舌象：舌质黯淡。脉象：沉细。

西医诊断：继发性闭经。

中医辨证：脾虚血亏，心气不足。

治法：健脾益气，养血安神。

方药：

当归三钱　白芍三钱　川芎一钱半　熟地三钱　桃仁三

钱　红花二钱　益母草三钱　党参五钱　莲子肉三钱　山药四钱　生芪一两　远志三钱　牛膝三钱　炒枣仁三钱

治疗经过：3 月 24 日，上方服 5 剂后，精神体力显著好转，出汗减少。上方加桂圆肉四钱，继服 5 剂。4 月 4 日，出汗减少，阴道分泌物增多，月经仍未来潮。上方加附子三钱，肉桂一钱，继服 5 剂。4 月 21 日，药后汗止，舌质黯淡，脉沉细，进一步辨证为肝肾不足，血虚经闭。拟以滋补肝肾，养血调经办法。方药如下：

当归三钱　川芎一钱半　白芍三钱　熟地四钱　菟丝子三钱　覆盆子三钱　枸杞子四钱　五味子三钱　车前子三钱　党参三钱　生黄芪一两　仙灵脾五钱　牛膝三钱

5 月 8 日，服上方 8 剂后，月经仍未至。食纳增加，白带略多，易急躁、疲乏无力仍在。上方去覆盆子、枸杞子、五味子、车前子、仙灵脾，加莲肉三钱，桂圆肉四钱，炒枣仁三钱，山药四钱，肉桂一钱。

5 月 16 日至 5 月 18 日，因腹泻大便有黏液，腹痛。曾服用理中散寒除湿之剂。5 月 18 日腹泻止后，有时出汗，身倦，按 5 月 8 日方加减继服。曾加减使用过肉苁蓉、沙参、桂枝。7 月 20 日，月经来潮，色黑，量少，头晕，恶心，心跳气短，少腹隐痛。兼见肝胃不和，佐以调理肝胃之剂，方药如下：

生黄芪一两半　党参三钱　茯苓三钱　苍术三钱　远志三钱　桂圆肉三钱　麦冬三钱　藿香三钱　砂仁二钱

8 月 15 日，仍按上方加减调理。8 月 21 日月经来潮，量少，眠食均佳。仍有头晕，脉见沉缓。9 月 20 日月经来潮，血量较以前增多（但仍不如闭经前）。9 月 15 日方药如下：

当归四钱　川芎二钱　生黄芪一两半　党参五钱　白术四钱　山药四钱　炙甘草二钱　远志三钱　桂圆肉四钱　五味子三钱　桂枝三钱　茯苓三钱　柏子仁三钱

10月15日，服上方5剂后，月经于9月20日来潮，血量增多，伴有尿频，头晕。上方加菟丝子、覆盆子。11月5日复诊时称：10月27日月经来潮，行经5天，血量恢复至闭经前正常量。嘱间断服药，继续观察。患者为闭经5个月时来诊（而累积闭经时间为10个月），经治疗已正常行经4次，周期、经量均恢复正常。

【按语】　本例属于脾肾不足，血虚经闭。所以除闭经外，见有头晕、健忘，均为血虚不能上荣之故。血虚不能养心，则神不守舍，故睡眠不实而多梦，心气不足故见心慌、气短、出虚汗。因为汗为心之液，心阳不能布于表，卫气不固则出虚汗。脾气不足，故见乏力、身痛、腿酸，血不荣筋则腿酸易抽筋。所以用归脾汤为主方，健脾益气，安神养心，继而配合五子衍宗丸加强补肾，并用四物汤养血。最后以健脾补肾贯彻始终，重用生黄芪、当归补血以治其本。另外五味子敛心气，桂枝通心阳，桂圆肉、柏子仁养心血，远志交通心肾，疏通心脾之气机，补充脏腑气血之虚。全程以调理气血、冲任之功能，使之经脉畅通，月经始能来潮。

例六：侯某，女，29岁，门诊简易病历。初诊日期：1973年10月23日。

主诉：闭经半年余。

现病史：近2年来月经稀发，经服中药和做人工周期月经方能来潮，血量少。末次月经为1973年4月20日，至今已近半年未行。急躁易怒，胸闷，乳房胀痛，耳鸣，眠差多梦，胃脘堵闷，嗳气多，背部皮肤发痒，体重逐渐增加。

检查：妇科检查：子宫发育小，子宫内膜病理检查呈增殖期变化，激情素水平轻度低落。

舌象：苔薄白。脉象：滑数。

西医诊断：继发性闭经。

中医辨证：阴虚胃燥，冲逆经闭。

治法：清胃化燥，降逆调冲。

方药：

瓜蒌八钱　石斛四钱　黄芩三钱　马尾连三钱　枳壳三钱　半夏三钱　瞿麦四钱　车前子四钱　牛膝四钱　益母草四钱

治疗经过：1973 年 11 月 5 日，服药 10 剂后，月经于 11 月 4 日来潮，量少。仍感面部发热，急躁，上方加红花三钱，赤白芍各三钱继服。1974 年 1 月 28 日复诊时称：服上方 10 余剂后，月经于 1973 年 12 月 26 日来潮，量中等，行经 6 天，有紫血块. 经 4 个多月治疗，月经基本 40 多天来潮 1 次，量渐增多，体重也减趋于正常。

例七：刘某，女，29 岁，门诊简易病历。初诊日期：1975 年 5 月 17 日。

主诉：闭经半年之久。

现病史：自 16 岁初潮起，月经一直稀发。每年来月经 1 ~ 3 次。曾行人工周期治疗，停药后又闭经。现已闭经半年，结婚 6 年未孕。自觉胸闷不舒，烦急易怒，胃脘胀满，纳减，少寐多梦，心慌，气短，头晕，心烦热，口干，身体逐渐发胖。曾经妇科检查除子宫较小外，未发现其他异常。

舌象：舌质红。脉象：弦滑。

西医诊断：①继发性闭经。②原发性不孕症。

中医辨证：阴虚胃燥，冲逆经闭。

治法：清胃化燥，降逆调冲。

方药：

瓜蒌八钱　石斛四钱　栀子三钱　连翘三钱　泽兰三钱　丹参三钱　瞿麦四钱　萹蓄四钱　牛膝四钱　益母草四钱　车前子三钱

治疗经过：6 月 9 日，服药 7 剂后，症状减轻，仍有烦热口干，胸闷烦急。上方去栀子、连翘、萹蓄，加枳壳二钱，玄参三钱，麦冬三钱，当归三钱，继服。6 月 20 曰，服药 6 剂后，症状减轻，于 6 月 18 日至 19 日行经 2 天，血量极少，咖啡色。7 月 3 日，服药 7 剂后，症状改善不大，仍有心烦热，胸闷，舌质红，脉弦滑兼数，方药如下：

瓜蒌一两　玄参三钱　麦冬二钱　生地四钱　白芍四钱　瞿麦四钱　车前子三钱　牛膝四钱　益母草四钱　栀子三钱　连翘三钱　泽兰三钱　丹参三钱

8 月 1 日，服药后于 7 月 17 日行经，行经 6 天，量仍少。诸症减轻，上方去栀子、连翘，加桃仁、红花各二钱。

8 月 30 日，药后诸症消失，按月正常行经 3 次（6 月 18 ~ 19 日，7 月 17 ~ 23 日，8 月 13 ~ 20 日）。唯经血量少，加用桃仁、红花后经量逐渐增多，体胖稍减。现仍感口干，眠差，脉弦滑，舌黯红。仍以前方继服。9 月 5 ~ 9 日行经，量较前稍增多，继服前方以巩固疗效。

例八：吴某，女，15 岁，门诊手册。初诊日期：

1975 年6 月2 日。

主诉：闭经4 个月。

现病史：患者13 岁月经初潮，开始周期尚正常。近1 年多来，月经稀发。3 至4 个月行经1 次。现已闭经4 月余。末次月经为1 月25 日，伴有头痛，头晕，心烦急躁，经常有鼻衄，小腹胀疼，眠食正常，二便自调。

舌象：舌尖红。脉象：脉弦缓。

西医诊断：继发性闭经。

中医辨证：阴虚胃燥，经血逆行。

治法：养阴降逆，清热通经。

方药：

瓜蒌五钱　石斛四钱　麦冬三钱　玄参三钱　栀子三钱　黄芩三钱　连翘三钱　丹皮二钱　益母草五钱　泽兰五钱　牛膝四钱

治疗经过：6 月9 日，服上方6 剂后，诸症减轻。上方去栀子、黄芩、丹皮，加瞿麦四钱，车前子三钱，赤芍二钱，白茅根八钱。

6 月28 日，服药15 剂。月经于6 月23 日来潮，行经7 天，血色黯红，量中等，无血块。仍有手足心热，易怒，大便正常，纳食不香。按前方加减继服，方药如下：

瓜蒌八钱　石斛四钱　玄参四钱　麦冬四钱　生地四钱　赤白芍各三钱　泽兰三钱　益母草三钱　瞿麦四钱　车前子三钱　牛膝三钱　白茅根八钱　藕节八钱

7 月17 日，药后未再发生过鼻衄，手足心热均见好，食纳增加。月经于6 月23 日～29 日来潮。7 月31 日复诊时称：7 月24 日月经来潮，色黯有小血块，稍有腹痛，以下方巩固疗效。

当归三钱　川芎一钱半　炒白芍三钱　益母草五钱　枳壳二钱　木香二钱　柴胡二钱　制香附二钱　延胡索三钱

例九：王某，女，20岁，门诊手册。初诊日期：1975年8月6日。

主诉：闭经已10个月。

现病史：患者15岁初潮，月经稀发，2～3月行经1次，行经3天，量少，色黑紫。1974年7月及9月各来潮1次。末次月经迄今已10月余。闭经后常感烦躁，腰酸腿肿，左下腹偶有疼痛，口渴，纳少。

舌象：舌质黯红。脉象：细数。

西医诊断：继发性闭经。

中医辨证：阴虚胃燥，冲逆经闭。

治法：滋阴清热，降逆调经。

方药：

瓜蒌五钱　石斛四钱　玄参三钱　麦冬三钱　生地四钱　瞿麦四钱　车前子三钱　益母草五钱　牛膝四钱　马尾连三钱　菟丝子三钱

治疗经过：8月11日，服上方3剂后，月经未来，大便仍干。舌黯红，脉细滑。原方加芦荟三钱，大黄一钱。8月22日，服药3剂后，月经于8月14日来潮，行经3天，色黯红，有小血块。仍有烦躁，疲乏、口干、纳差、大便干。上方加陈皮二钱，焦三仙三钱，以巩固疗效。

例十：张某，女，23岁，门诊手册。初诊日期：1975年5月26日。

主诉：闭经已9个月。

现病史：近3年经常闭经。1974年5月及8月各行经1次，量中等，色红，行经7天。以后又闭经。现症：头晕，头痛，眼花，急躁，偶有小腹疼痛，食纳尚可，二便正常。

舌象：舌质黯淡。脉象：沉弦。

西医诊断：继发性闭经。

中医辨证：阴虚胃燥，气滞经闭。

治法：养阴清热，行气活血。

方药：

瓜蒌一两　石斛四钱　黄芩三钱　枳壳二钱　木香一钱　香附三钱　牛膝四钱　红花二钱　益母草五钱　栀子三钱

治疗经过：6月2日，服上方5剂后，于5月31日月经来潮，量少，色黑，现已3天未净，有轻度腹痛，按上方加减：

瓜蒌五钱　石斛四钱　玄参三钱　麦冬三钱　益母草四钱　泽兰三钱　牛膝四钱　瞿麦四钱　车前子三钱　栀子三钱　连翘三钱

6月9日，服上方5剂后，于6月6日经止，继服上方。6月16日服6剂后，因有腹痛发胀上方去牛膝、栀子、连翘、泽兰，加萹蓄、黄芩、赤芍、延胡索各三钱。

6月23日，服上方6剂后，月经于6月17日来潮，量极少，行经3天。仍有烦热，口干、喜饮，乳房胀痛。7月14日，服原方14剂，月经于7月9日来潮，量比上次增多，色红，有块。经前腰腹痛及乳房减轻。上方继服。8月18日自感头痛减轻，稍有急躁，月经已后错10天，尚未行经，舌红，脉弦滑。拟以舒肝解郁，佐以清热。方药如下：

当归三钱　白芍三钱　柴胡一钱半　甘草一钱半　黄芩

三钱　丹皮三钱　栀子三钱　牛膝三钱　益母草五钱　瞿麦三钱　车前子三钱

9月8日，服上方后，月经于8月21日来潮，量少，腰痛，腹痛经期加重。予下方，以巩固疗效。

瓜蒌六钱　石斛四钱　玄参三钱　麦冬三钱　栀子三钱　黄芩三钱　瞿麦四钱　萹蓄四钱　车前子三钱　益母草五钱　赤芍三钱　延胡索三钱　川楝子三钱

例十一：王某，女，20岁，门诊手册。初诊日期：1975年7月14日。

主诉：闭经5个多月。

现病史：患者12岁初潮，开始月经频至，约10多天行经1次。经治疗后，由频至转为稀发，约2至3月行经1次。从1971年开始则经常闭经，注射黄体酮才能行经。闭经后体重逐渐增加。3至4年内体重由51公斤增至60公斤。2至3年来常有低烧（体温37.2℃以上），血压也增高，伴有头晕等症。1975年2月以后未再治疗，现已闭经5月，自感腰酸无力，心烦急躁，食纳尚佳，二便自调。

舌象：舌尖红。脉象：细数。

西医诊断：继发性闭经。

中医辨证：阴虚胃燥，血热经闭。

治法：滋阴清热，凉血调经。

方药：

瓜蒌五钱　石斛四钱　玄参三钱　麦冬三钱　地骨皮二钱　生地四钱　瞿麦四钱　车前子三钱　益母草四钱　牛膝三钱

治疗经过：7月23日，服上方5剂后，仍未行经，有时血压高，出汗，急躁。上方加马尾连二钱，芦荟三钱，青蒿三钱，栀子三钱，继服。8 月 21 日复诊时称：月经于 8 月 20 日来潮，量少，色粉红，低烧已退，烦躁也减轻。8 月 28 日称：8 月 20 ~ 22 日月经来潮行经 2 天，量少，色淡，质稀，白带较前增多。近日下午又有低烧 37.2℃。上方去栀子，加丹参三钱，红花二钱。以活血通经，巩固疗效。

【按语】 前述 6 例均属阴虚胃燥，阴血不足，冲任精血无源所引起的闭经。这类病人平素多见有肝胃热盛，阳邪化燥，以致胃中燥热，灼耗津液。阳明经本为多气多血之经，下合冲任二脉，若阳明津液充实，则冲任精血满盈，月经能按时以下。若阳明燥热，津液枯竭，不能化生月经，轻者月经后错、稀发，甚者闭经。临床除闭经外多伴有口干，舌燥，心胸烦闷，急躁多梦，胸中发热，五心烦热，或有低热。胃阴亏耗，津液不能上承故见口干，舌燥。胃燥内燔，胃气不行故见心胸烦闷，急躁，睡卧不安，多梦。阴虚则阳气偏亢，故见胸中发热，五心烦热，甚而低烧，所以燥热伤津，阴血涸竭，月经不行是本证的特点。根据治病必求其本的原则，刘老医生多采用滋阴清热，活血通经的法则进行治疗。使用他的经验方瓜石汤为主方加减。清阳明之燥热以釜底抽薪，增液生津以养无本之源，并根据其兼证加减用药。例六，胃中燥热比较明显，兼见胃气上逆，胃脘堵闷，嗳气多，乳房发胀，耳鸣。故加黄芩配合马尾连清阳明之燥热，枳壳、半夏宽胸降逆。例七，兼见心烦急，口干，故加用连翘、栀子清三焦热而散结，待阴血充沛后，加用泽兰、丹参、桃仁、红花活血，配合牛膝引血下行以通经。例八，兼见血热上逆，故加丹皮、赤芍、白茅根以凉血活血，并用栀子、黄芩清三焦之燥热，后期燥热见轻，月经已行，兼见气滞血瘀，故加强行气、活血、通经之品因势利导。例九，阳明燥热较盛，开始清热不足，不但经血未通，又见大便燥结。所以加用芦荟、大黄以清肝热通腑热反而经血能通。例十，肝胃气滞明显，小腹疼痛，所以加用木香、枳壳、香附疏理肝胃，行气宽胸；配合红花行气活血以通经。例十一兼见阴虚低热，虚实兼见。故加用栀子清三焦之燥热以及青蒿、地骨皮，配合生地加强育阴清其虚热。后期曾加用丹参、红花以活血通经。一般讲闭经偏于虚寒与血瘀，从肝脾两脏调气活血者易治，而见有阴虚胃燥，从阳明论治者不易掌握，而且疗程也比较长。关键在于掌握好本证的特点与主症，分辨虚实寒热，方能投药奏效。

例十二：刘某，女，34岁，门诊简易病历。初诊日期：1973年6月19日。

主诉：闭经已7年。

现病史：患者于1966年正常产后，哺乳1年余，曾行经5个月，以后开始闭经。作人工周期才能行经，曾经内诊检查称子宫较小，自觉手脚心发热，腰酸痛，下腹发凉。

舌象：舌质黯。脉象：沉弱。

西医诊断：继发性闭经。

中医辨证：肝肾不足，血虚经闭。

治法：滋补肝肾，养血通经。

方药：

当归三钱　白芍三钱　川芎一钱半　熟地四钱　仙灵脾五钱　仙茅三钱　菟丝子三钱　枸杞子四钱　车前子三钱　五味子三钱　覆盆子三钱　牛膝四钱

治疗经过：8 月 16 日，按上方加减服药 1 个多月后，上述症状减轻。近日来自感心慌，气短，恶心，胃脘闷胀，食纳不香。改以平肝和胃，养阴清热，补肾调经为法。方药如下：

石斛四钱　黄芩三钱　马尾连三钱　麦冬三钱　生地四钱　甘草二钱　白芍四钱　车前子三钱　牛膝三钱　益母草三钱

药后恶心、心慌等症状明显好转。以后按 6 月 19 日与 8 月 16 日方交替加减，配合人工周期开始行经。于 1973 年 9 月以后，单独服用中药。自 1973 年 9 月至 1974 年 3 月连续月经来潮 7 次，并经原医院妇科检查，称子宫恢复正常大小。但是于 1974 年 3 月 10 日行经 5 天后，于 3 月 24 日又有少量阴道出血，伴有心慌、失眠、腰酸痛、白带多。3 月 29 日来诊时，辨为湿热下注，改用清热利湿法，方药如下：

瞿麦四钱　萹蓄三钱　车前子三钱　木通一钱　马尾连二钱　草薢三钱　阿胶珠五钱　生龙齿八钱

1974 年 4 月 3 日，服上方 3 剂后，阴道出血已止，5 月份月经又未来潮，改用瓜石汤加减。于 6 月 13 日又行经，行经 2 天，量少，7 月份又闭经。

1974 年 8 月 3 日，就诊时自诉胃脘堵闷，食纳差，眼干、咽干，腰酸腿酸，下午有低热，白带多，脉沉弦，舌质黯淡，苔薄腻。辨证为湿阻中焦，胃气不降。治以清热化湿，和胃降逆。投以下方：

黄芩三钱　马尾连三钱　瓜蒌五钱　半夏三钱　砂仁二钱　生苡米四钱　陈皮一钱半　六一散四钱

末次随诊 8 月 10 日，上述症状已减轻，但是月经尚未来潮。

【按语】 本例闭经已7年，病程较长，在门诊连续治疗观察已1年余，疗程也比较长。开始辨证属于肝肾不足，血虚经闭，治以滋补肝肾，养血调经，使用经验方四二五合方加减。治疗一阶段，当虚证改善后，又出现肝胃不和，阴虚胃燥等证。改用瓜石汤加减治疗，效果尚好，曾连续行经7次，看来气血已调，冲任已和。但是后期由于在治疗上过分强调“湿热下注”，予以清热利湿之剂，本为虚寒之体又过用寒凉通利之剂，肝肾、冲任已经恢复的功能又受损伤，月经又不行。为了巩固以往的疗效，首先着重于恢复脾胃的功能，培其本以扭转病机，尔后再予通经，但是从总的治疗过程中看，走了很大的弯路，以致正常行经7个月以后又闭止，是应该吸取的教训。

席汉综合征2例

席汉综合征是因为产后大出血、休克引起垂体缺血、坏死，以致卵巢功能减退，子宫萎缩，继发闭经，伴有毛发脱落、性欲降低、全身乏力等一系列极度衰弱的综合征状。刘老医生在临床上曾治疗过一些这类病例，而且也摸索了四二五合方的经验方，尚有一定的疗效。他认为席汉综合征属于中医产后气血两虚，肾气亏损的辨证范围。因其以闭经为主症，前人也曾有过关于产后多乳或产后大出血都可以引起闭经的记载，但是未能包括席汉综合征的全部症状。他体会，妇人产后气血骤虚而且也伤肾气。因为肾气盛、天癸至、冲任脉盈，月经才能按时以下。所以，产后经过调养，肾气恢复、气血充盛，月经始能复潮。如果产后大出血（甚或血脱），血溢则气亡。气血耗伤则目之视、足之步、掌之握、指之摄等，均因血虚失养而功能减退。血虚不能养心，则见心慌失眠等症。肾精枯涸，精气阴津缺乏，肌肤及阴器失养，则见阴道分泌物减少，阴毛、腋毛、头发脱落等症。肾精耗伤，肾阳也虚衰，则见性欲减退、腰酸腿痛、全身乏力、精神倦怠、畏寒肢冷或四肢发凉等症。又因为督脉总督一身之阳气，下通于肾，上通于脑，肾气虚则脑力不足，故见记忆力衰退，反应迟钝等症。综合起来，气血虚极，肾气亏耗是席汉综合征的病理实质。根据上述看法，他使用四二五合方加减治疗。方中四物汤补血，五子衍宗补肾，若单纯补阴则容易呆滞。因为阴主静，阳主动，阳以带阴，所以又加仙茅、仙灵脾补肾阳。若见气虚明显可加人参、生黄芪以补气，以气带血，使之阳生阴长。因为本症属于慢性消耗性疾病，虽然见有肾阳虚衰诸证，但是不能过用或早用桂、附等辛燥大热壮阳之品，而是要在大补阴血的基础上，佐以仙茅、仙灵脾。有时也可用巴戟天、肉苁蓉等温补肾阳之剂，使之温补而不辛燥耗阴。这一点也是很主要的，如果操之过急，将会导致“欲速则不达”的后果。

例一：苏某，女，29 岁，已婚，门诊简易病历。初诊日期：1974 年 10 月 28 日。

主诉：产后闭经 1 年半。

现病史：患者于 1972 年 5 月 26 日妊娠足月分娩。产前 10 多天发生子痫，抽搐 2 次，产时神志不清，产后因大出血（休克）而致贫血。产后 10 天即无乳汁，无法哺乳，以后逐渐出现头发、腋毛、阴毛脱落，倦怠无力，气短，腰酸，纳差，性欲减退，阴道分泌物减少，全身畏寒，下肢不温。记忆力减退，血压也偏低

（血压100/60毫米汞柱）。

妇科检查：外阴经产型，阴道前壁膨出，阴道皱襞小而光，穹隆空，宫颈小、圆，子宫前倾、萎缩，约玉米粒大小，质硬活动，无压痛，附属器（－）。激情素水平轻度至中度低落。

舌象：舌质淡。脉象：沉细无力。

西医诊断：席汉综合征。

中医辨证：产后气血两虚，肾气亏损。

治法：益气养血，滋补肾气。

方药：

党参三钱　当归三钱　川芎一钱半　熟地三钱　炒白芍三钱　菟丝子三钱　覆盆子三钱　枸杞子三钱　五味子三钱　车前子三钱　仙茅三钱　仙灵脾五钱　怀牛膝三钱

治疗经过：1974年11月4日，服药8剂后自觉食纳、气短、乏力好转，上方加巴戟天五钱，肉苁蓉五钱，黄芪五钱。11月16日，继服上方10剂后，自觉体力增强，食纳增加，有时小腹隐痛，并自觉小腹发凉，舌质偏淡，脉沉细，上方再加肉桂一钱。11月27日，上方服18剂后诸症均好转，但仍有小腹隐疼，四肢不温，舌质微淡，脉沉细，方药如下：

党参三钱　黄芪五钱　当归三钱　川芎二钱　菟丝子五钱　覆盆子三钱　枸杞子五钱　五味子三钱　车前子三钱　仙灵脾五钱　巴戟天三钱　怀牛膝五钱　熟附片三钱　制香附三钱

12月25日，前方共服34剂，自觉症状基本消失，于1974年12月15日月经来潮，量中等，色稍黯红，行经6天，无其他不适。毛发未再脱落，阴道分泌物增加，性欲增加，食纳尚好，睡眠尚可，二便自调，仍觉下肢发凉，舌质偏淡红，左脉缓，右脉弦略滑。上方去熟附片，再服5剂。

1975年1月29日复诊时称：于今年1月11日在原医院检查，宫颈光、正常大小，子宫软如枣大。阴毛现已稀疏长出，阴道黏膜润滑。1975年1月25日来月经，量中等，行经4天，方药如下，另用5剂研末炼蜜为丸，每丸重三钱，服2丸，以巩固疗效。

党参三钱　黄芪五钱　当归三钱　白芍三钱　川芎二钱　熟地三钱　菟丝子三钱　覆盆子三钱　五味子三钱　枸杞子四钱　车前子三钱　仙茅三钱　仙灵脾五钱　巴戟天五钱　肉苁蓉五钱

【按语】 本例开始用四二五合方，加党参以补气，牛膝补肝肾而通经。服药20余剂后，自觉症状均好转，因其有小腹隐痛发凉等阳虚之症，故加肉桂取其温肾守而不走的特性，以加强温暖下焦的功用。1个月后诸症均见轻，但仍有四肢不温，故加用熟附片以壮阳温肾。由于阴血已足，再加以助阳温经，可以看出温阳药的使用是在阴血渐复的基础上逐步增加的。故月经得以复潮，子宫也较前增大，最后以丸药巩固疗效。

例二：屠某，女，31岁，门诊简易病历。初诊日期：1974年7月10日。

主诉：产后闭经9个月。

现病史：于1973年10月因产后大出血而休克，经抢救好转后，逐渐出现恶心，头晕，睡眠多梦，头发、阴毛及腋毛明显脱落，性欲降低，全身乏力，心慌，气短，食纳较差，曾用激素治疗，症状仍如前，现已闭经9个月。

检查：面色萎黄，巩膜无黄染，甲状腺不肿大，气管居中，心肺正常，腹部平软，无包块。妇科检查：子宫轻度萎缩，阴道分泌物少。尿化验：17-羟5.65，17-酮8。

舌象：舌质淡。脉象：细缓。

西医诊断：席汉综合征。

中医辨证：气血两亏，肾气虚弱。

方药：

当归三钱　熟地四钱　炒白芍三钱　川芎一钱半　五味子五钱　菟丝子三钱　覆盆子三钱　枸杞子五钱　车前子三钱　仙茅三钱　仙灵脾五钱

7月21日，上方服7剂后，症状稍减，仍有恶心，头晕，乏力，多梦。上方熟地易砂仁一钱半，加党参五钱，黄芪八钱。8月9日，药后较前有力，纳食增加，唯面部发胀，头发沉，睡眠仍差，耳鸣。前方去川芎、砂仁，加桂圆肉五钱，远志三钱，枣仁三钱。8月21日，药后精神好转，体力增加，已不再脱发。近日因感冒未愈，自觉胸部发憋，咽痛，咳嗽，吐黄痰，脉弦，舌质略红。证属外感风热，肺失肃降。停前方，拟以清热化痰，宽胸利咽为法（方药略）。

8月26日，外感已解。唯胸部时有憋闷，小腹偶有下坠感，阴道分泌物增加，脉沉缓，舌淡。按原治法，方药如下：

当归三钱　白芍三钱　菟丝子三钱　覆盆子三钱　枸杞子三钱　五味子三钱　车前子三钱　怀牛膝三钱　桂圆肉五钱　附片三钱　仙茅三钱　仙灵脾八钱　巴戟天三钱

9月19日，上方每日1剂，药后自觉症状基本消除，阴道分泌物增加，偶有胸闷及小腹下坠感。继服前方每日1剂。9月24日，全身无不适，白带量增多，阴道见有少量粉红色分泌物。1 天即净。脉沉滑，舌淡，继服前方 1 个月。10 月 29 日，自觉面部发胀，大便较干。前方加人参一钱半，另煎兑服。

1975 年 1 月 22 日，饮食正常，阴道分泌物增多，性欲增加，睡眠尚好，大便仍干。于 1 月 19 日月经来潮，第 1 天血色黯红，量少。第 2 天血色鲜红，量多，行经 4 天，继服上方以巩固疗效。

【按语】 本例产后大出血以致休克，经抢救治愈后，逐渐出现典型的席汉综合征状。曾使用过激素治疗，症状仍未改善。同样用四二五合方治疗，因其兼见恶心、纳差等脾虚之征，故加用党参、生黄芪，并去熟地嫌其过于呆腻，另加砂仁以行胃气。在治疗过程中，曾因外感而停药治其标。而后仍按原法治疗，历时两个多月后，月经复潮，但血量极少，带经 1 天即止。3 个月以后再次行经，血量正常，行经 4 天，继服上方以巩固疗效。

苯中毒后继发闭经 1 例

戴某，女，30 岁，门诊简易病历。初诊日期：1973 年 8 月 22 日。

主诉：闭经 1 年半。

现病史：患者于 1 年半以前，因苯中毒昏迷两天半，经抢救脱险，长期后遗头晕，头痛，失眠，多梦，心悸，气短，视物不清，记忆力减退，腰痛，闭经，性欲减退，全身无力，生活不能自理，白细胞偏低。迄今闭经 1 年半，其他症状如前。以往月经正常。

舌象：舌质淡、体胖大、边有齿痕。脉象：缓弱。

西医诊断：①苯中毒后遗症。②继发性闭经。

中医辨证：肾虚精亏，血虚经闭。

治法：补肾益精，养血通经。

方药：

当归三钱　炒白芍六钱　川芎一钱半　熟地四钱　仙茅三钱　仙灵脾三钱　菟丝子三钱　枸杞子三钱　车前子二钱　覆盆子三钱　五味子三钱　牛膝三钱

治疗经过：9月1日，服上方9剂后，倦怠无力明显好转，头晕心慌也减轻，按上方加减再服20剂，诸症继续减轻，视物渐清，自感有力。效不更方，继服30余剂，生活已能自理，偶有头晕、心慌，已能自行乘车来门诊看病。经用上方加减治疗两个半月，上述诸症，除闭经、腰痛外均已减轻。继以加强活血通经之力，方药如下：

当归五钱　炒白芍三钱　熟地四钱　沙参五钱　二冬各三钱　枸杞子五钱　菟丝子五钱　覆盆子三钱　龟甲五钱　女贞子三钱　旱莲草三钱　红花二钱　泽兰三钱　益母草三钱

服上方6剂后，于1974年3月8日月经复潮，行经三四天，量少，色淡，腰仍酸痛，继服前方，以巩固疗效。

【按语】 急性苯中毒主要是中枢神经系统麻醉而致昏迷，如能及时抢救，多能在1～2周内完全恢复正常，不留任何后遗症。但是，也有个别患者后遗神经衰弱、上呼吸道炎或精神异常等。后遗神经衰弱者，多表现为植物神经系统功能紊乱，症如头晕、头痛、失眠、记忆力减退、心动过速或过缓等，有时对造血系统也有一定的影响。轻者周围血循环粒细胞减少，重者骨髓造血机能抑制，继发再生障碍性贫血。

患者是以闭经1年余为主诉而来妇科门诊，追问病史，以往月经正常。看来，苯中毒很可能是其继发闭经的因素之一。对于此类闭经患者的治疗可根据临床见证，按照中医的理论体系辨证论治。患者见有腰痛、经闭日久、舌淡、脉缓弱，实属肾虚精少，冲任受损，血虚之故。阴病及阳，肾阳也衰，故见全身乏力、性欲减退，肾阳不足，命火衰微，不能温振脾阳，脾运失健，后天失养，生化无源，更加难以既济先天，形成恶性循环。脾肾阳虚，气血不足，心失所养，故见失眠多梦、心悸、气短、记忆力减退。血虚不能上荣，故视物模糊，头晕、头痛。综合起来，辨为肾虚精亏，血虚经闭。若与前述席汉综合征相比较，病因虽然不同，但是病理实质却极相近，因此在治法与选方用药则类同。均以他的经验方四二五合方加减治疗。患者虽以闭经为主诉，单纯通经并非主要，而是从整体出发，以补肾益精，养血通经为法，待全身情况改善，气血和调，肾充精足，而后稍加红花、泽兰、益母草活血通经之品，则经血复潮，冲任自调。

经前期紧张症5例

经前期紧张症，系指在经前7～10天开始出现烦躁，易激动，头疼，失眠，头晕，乳房胀痛，胃纳不佳，胸闷胁胀，下腹不适，浮肿，腹泻等症状。而月经来潮后，症状自行消退。病因尚不完全明确。往往与植物神经系统功能紊乱、性激素紊乱有关。古医书中尚无系统的阐述。一般均分散在经前吐衄、经前便血、经前发烧、经前身疼、经前泄泻等证之中，属于妇科经期杂病。刘老医生根据临床体会，初步认为，此类证候的发生，与经前期脏腑功能失调有关，主要是肝郁气滞。肝郁乳络阻滞，则乳房发胀。肝气横逆犯脾，则可影响脾胃功能，或表现为脾虚肝旺而致痛必泄泻，或表现为脾虚水湿不化而致浮肿。肝气久郁可以化火，或表现为肝阳上亢而致头痛，或热入血络则便血、衄血、倒经等。若脾虚失运日久，气血化生无源，也可以出现气血两虚诸证。一般在经前期发生。他认为，经前冲任脉盛，气充而血流急，多易导致经脉壅滞不通，易于诱发上述证候，而经血一来，冲任气血通调，症状自除。

例一：单某，女，32 岁，门诊简易病历。初诊日期：1973 年 7 月 5 日。

主诉：经前头晕，乳房胀，小腹胀已 2 年。

现病史：近 2 年来，每于经前 7～10 天，即开始头晕，乳房发胀，小腹胀，手足发麻，而且极容易感冒怕冷。睡眠尚好，经后即渐恢复，每次月经前均如此，曾经妇科检查，未见异常。末次月经为 6 月 13 日。

舌象：苔微黄。脉象：弦细。

西医诊断：经前期紧张症。

中医辨证：肝郁气滞，血虚络阻。

治法：养血疏肝，理气通络。

方药：

当归三钱　白芍四钱　川芎二钱　柴胡一钱半　黄芩三钱　甘草二钱　山药五钱　白术三钱　茯苓四钱　猪苓四钱　泽泻四钱　路路通三钱　络石藤四钱　马尾连三钱

治疗经过：7 月 13 日，服上方九剂，月经于今日来潮，经前期自服药后，未出现上述症状，近期症状改善。

【按语】 本例属于血虚肝郁，气滞络阻。肝郁气滞，气血不畅，经络壅滞，故见乳胀及小腹胀。气郁脉络不通，筋脉失养，故见手足麻木。气郁化火上攻头目，故见头晕。又因平素血虚，营卫失和，卫外不固，故易感受外邪，而且自觉怕冷。治以养血疏肝，理气通络为法，方用逍遥散加减。方中当归、川芎、白芍养血柔肝；柴胡舒肝解郁；黄芩、马尾连清热泻肝；山药、白术、茯苓、甘草健脾和胃；猪苓、泽泻健脾利湿；络石藤、路路通活血疏通经络，以助调和气血。

例二：翟某，女，27 岁，门诊简易病历。初诊日期：1972 年 6 月 18 日。

主诉：经前腹泻 3～4 年。

现病史：患者既往月经周期正常，色淡、质稀，经期小腹剧痛，有血块。近 3～4 年来，每于经前 5～7 天，即出现腹泻下利，每日 3 次，腹痛必泻，泻后痛减，饮食欠佳。面色㿠白，结婚 2 年未孕。

舌象：舌质淡。脉象：沉缓。

西医诊断：经前期紧张症。

中医辨证：脾虚肝旺，湿热内蕴。

治法：健脾抑肝，清热除湿。

方药：

焦白术三钱　茯苓五钱　防风二钱　陈皮二钱　白芍四钱　黄芩三钱　甘草二钱　川断三钱　菟丝子三钱

治疗经过：8 月 29 日复诊，上方服 10 余剂，月经于 8 月 18 日来潮，经前泄利未作，大便成形，日解 1 次。1972 年 12 月曾经随访称，自上次治疗后一直未出现经前泄利现象，月经正常。

【按语】　本例属于肝郁抑脾而致，脾虚则胃肠湿热内蕴，以致痛必腹泻，胃纳差。脾虚不能充养肌肤，则面色㿠白。脾虚湿盛，故经血色淡、质稀。治以抑肝健脾为法，用痛泻要方与黄芩芍药甘草汤加减。方中白术、茯苓健脾除湿，陈皮理气醒脾，均为补脾。白芍养血抑肝，防风升阳除湿，均为和脾；川断、菟丝子补肾和肝；黄芩、白芍、甘草清理胃肠湿热。

例三：苏某，女，25岁，门诊简易病历。初诊日期：1973年7月9日。

主诉：经前乳房胀痛，头痛已4年。

现病史：经前头痛已4年之久，月经周期正常，量不多，色红，经前1周即开始乳房胀痛，头痛。追忆4年前因经前期受风后而诱发，经期伴有腰腹胀痛。曾经妇科检查无异常发现。

舌象：苔薄白。脉象：沉弦缓。

西医诊断：经前期紧张症。

中医辨证：气血两虚，风邪久羁。

治法：益气养血，散风通络。

方药：

藁本三钱　白芷二钱　防风二钱　蔓荆子四钱　黄芪五钱　当归三钱　川芎一钱半　白蒺藜四钱　木贼草三钱

治疗经过：7月26日复诊，本方曾服12剂，7月16日来经1次，经前头痛等症未作。

【按语】 本例属于气血两虚，风邪久羁。表现为经前头痛为主。患者平素血虚，经血来潮前，血已下行，头部血虚益甚，实为发病的内因。又因四年前经期头部受风而诱发，风邪久羁不解，每逢经前故而发病。经前乳胀，经血量少均为肝郁血虚之象，所以在治疗上扶正与祛邪兼施。方中当归、川芎、木贼、白蒺藜养血活血祛风；黄芪补气，以气带血，藁本、白芷、防风、蔓荆子散风活络。标本兼顾。

例四：杜某，女，30岁，门诊简易病历。初诊日期：1974年1月31日。

主诉：心慌气短，经前期头晕，头痛半年余。

现病史：近半年来，每遇经前期即感头晕头痛，心慌气短，恶心，胸憋闷而痛，口干喜冷饮，烦躁易怒，四肢倦怠无力，血压忽高忽低（收缩压波动在120～180毫米汞柱，舒张压波动在80～120毫米汞柱）。因血压过高，曾昏倒过两次。行经过后，症状随之减轻。月经周期提前3～7天，色黑红，量中等，经期有时腰酸痛，经前期不能坚持工作。

检查：一般情况尚好。尿查磷苯二酚胺4.5mg，基础代谢率+10%，心电图正常，窦性心动过速。肝功能正常，眼底正常，腹部X线摄片正常。

舌象：舌尖红，苔黄腻。脉象：弦滑。

西医诊断：①经前期紧张症。②不除外嗜铬细胞瘤。

中医辨证：肝郁化火，阴虚阳亢。

治法：养阴清热，凉血平肝。

方药：

桑叶三钱　菊花三钱　黄芩三钱　马尾连三钱　生白芍三钱　生地四钱　瓜蒌五钱　丹皮三钱　栀子三钱　牛膝三钱　女贞子三钱　旱莲草三钱

3月10日，上方服3剂后，头晕头痛，心慌烦躁、失眠、胸闷均减轻。上方去瓜蒌，加阿胶珠五钱。4月13日复诊时嘱，每遇月经前几天，即开始服上方3～6付，头晕头痛、心慌、气短等症状均减轻，胸憋痛也减轻，血压维持在110～130/70～90毫米汞柱，精神转佳，能上全日班，月经周期正常。

【按语】 本例属于肝郁化火，肝阳上亢。肝为刚脏，有赖肾阴的滋养，肾阴不足，精不化血，血不养肝，则肝阴不足。肝阳上亢，上扰清窍，故见头晕、头痛。肝火升腾则见烦躁易怒，口渴喜冷饮。肝热引动血热，则见月经周期提前。肝阴不足，肾阴亏虚，不能上济于心，心肾不交，则见心慌、气短、失眠。治以养阴清热，凉血平肝。方中桑叶、菊花、黄芩、马尾连、丹皮、栀子清热凉血平肝；生地、白芍、女贞子、旱莲草滋阴养血；牛膝滋补肝肾，引热下行，阿胶珠养血安神；瓜蒌理气宽中清热。不但症状改善，血压也趋于平稳。

例五：罗某，女，42 岁，门诊手册。初诊日期：1975 年 8 月 22 日。

主诉：月经前期剧烈腹痛 1 年余。

现病史：患者既往有盆腔炎史 10 余年，经治疗未愈。1969 年妊娠并行人工流产术，术后大出血，因而症状加重。下腹经常抽痛、发凉，热敷后疼痛减轻。近 1 年来，月经稀发，3～4 个月来潮 1 次，量少。月经前，半个月即开始有剧烈的下腹疼痛，疼重时晕倒，不能坚持工作，行经后则腹痛消失，自觉身热（体温正常），头晕，恶心，口干苦，心烦急，躁汗出，纳少，大便溏。

舌象：舌质黯红。脉象：沉弦滑。

中医辨证：肝郁气滞，寒客冲任。

治法：舒肝解郁，温经散寒。

方药：

柴胡一钱半　半夏三钱　陈皮二钱　赤芍二钱　当归三

钱　黄芩三钱　制香附三钱　延胡索三钱　川楝子三钱　没药一钱　枳壳二钱　木香一钱半　五灵脂三钱

8月28日，服上方5剂后，症状无改善，自觉身热，腿软。脉、苔同前。进一步辨证，属于肝郁气滞，胃肠蕴热，改用舒肝解郁，清热和胃为法。方药如下：

柴胡二钱　黄芩三钱　半夏三钱　甘草一钱半　大黄一钱　白芍四钱　桑叶三钱　菊花三钱　竹茹三钱　橘皮二钱　生姜三片　大枣三枚

9月6日，服上方5剂后，头晕、恶心及身热诸证减轻，但从前天起又加重，纳少，大便溏，上方去竹茹，加栀子三钱，连翘三钱，龙胆草一钱。

9月20日，服上方15剂后，症状大减，头晕、恶心身热均轻，但大便仍稀，上方去生姜、大枣，加益母草五钱。

9月27日，服上方5剂后，月经于9月21日来潮，量很少，色黑红，质稠，行经4天。经前腹痛完全消失，经期轻微腹痛，尚能坚持工作。其他症状均较轻，继服原方以巩固疗效。

【按语】　本例较前述四例症情复杂。开始刘老医生根据其下腹抽痛、发凉、月经稀发、经前剧痛，每必晕倒，不能坚持工作。舍脉从证，辨为肝郁气滞，寒客冲任，拟以舒肝解郁，温经散寒为法。但是服药5剂后，症状毫无改善。经认真分析后，发现患者行经后疼痛减轻，反而自觉身热、头晕、恶心、口干苦、烦急、出躁汗、脉见弦滑，脉证合参，恍然发现是由于气滞化火，郁热在里，不得发越而致。燥热内结，经络阻隔，故见腹部剧痛，行经后冲任脉通，腹痛遂减，郁热稍得发散。自觉身热、头晕、恶心、口干苦、烦急、出躁汗，均为肝热内郁之证。尔后改用疏肝清热，降逆泄火为法。用大柴胡汤加减，一方面用柴胡、黄芩疏肝解郁，另一方面用桑叶、菊花、大黄清表通里。清疏与通泄相结合，后来又加上栀子、龙胆草、连翘清肝降火，症状始得改善，继以益母草活血调经，经前腹部剧痛完全消失，其他症状也见轻，从而对于经前期紧张症的病理实质，进一步有所理解。

更年期综合征4例

更年期综合征，除月经异常（如月经频至，月经稀发、月经先后不定期或崩漏等）外，尚有不同程度的全身症状，如头晕、头痛、心悸、心烦易怒、五心烦热、潮热躁汗、失眠多梦、腰酸腿软，浮肿便溏、倦怠乏力等。上述症状往往参差出现，有时迁延2～3年之久。《素问·上古天真论》说："七七任脉虚，太冲脉衰少，天癸竭"，说明妇女在49岁左右，正是冲任脉功能逐渐衰退的一个过渡时期，机体阴阳平衡失调。刘老医生认为本病可分为阴虚肝旺和脾肾不足两型。前者多为虚中夹实；后者则纯属虚证。阴虚肝旺型较为多见，且以头晕，头痛，心烦急躁，胸满胁胀，多梦少寐，口干，手足心热，耳鸣，心悸，潮热汗出（甚则血压升高），舌尖红，脉弦细数为主证。治疗上多以滋阴平肝为法，常用经验方清眩平肝汤。脾肾不足型多表现为月经先后不定期，经量忽多忽少或淋漓不止，或数月不行，头晕，目眩，腰痛，肢寒，纳少，乏力，口淡，浮肿，便溏，夜尿量多，舌质淡，苔薄白，脉沉细无力。治疗上多以健脾补肾为法，常用的药为：山药、莲子肉、菟丝子、川断、熟地、覆盆子、白术、茯苓、仙灵脾、仙茅等。若脾虚较为明显，除上述症状外，见有全身浮肿，月经淋漓不断者，可用归脾汤加防风、羌活。若为崩漏大出血者，可加黄芪、棕榈炭、侧柏炭、阿胶。若月经闭止或后错日久，而出现烦急躁汗，舌红，脉弦滑时，仍可用经验方瓜石汤治疗。

例一：苏某，女，48 岁，门诊简易病历。初诊日期：1972 年 3 月 22 日。

主诉。头晕、头痛半年。

现病史：患者每遇经期头疼头晕不能起床，恶心，思冷饮，胃脘胀闷，大便干，小便黄，月经周期尚正常。血压 170/100 毫米汞柱。

舌象：黯红。脉象：弦缓。

西医诊断：更年期综合征。

中医辨证：阴虚肝旺。

治法：养阴清热平肝。

方药：

桑叶三钱　菊花三钱　黄芩三钱　女贞子三钱　旱莲草三钱　麦冬三钱　生地三钱　白芍三钱　牛膝四钱　瓜蒌一两

治疗经过：3 月 27 日，服上方 3 剂后，经行，上述症状消失，血压 132/80 毫米汞柱。继服 3 剂巩固疗效。

例二：高某，女，49 岁，门诊简易病历。初诊日期：1974 年 3 月 22 日。

主诉：头晕、头胀，心烦躁汗，两年余。

现病史：两年多以来经常有头晕、头胀、心慌、气短、心烦躁汗，右上肢麻木，伴有月经先期、量多、色红有大血块。检查血压 180/120 毫米汞柱，内诊检查：子宫约孕 8 周大。

舌象：舌质黯红。脉象：弦滑。

西医诊断：①更年期综合征。②子宫肌瘤。

中医辨证：阴虚肝旺，血分蕴热。

治法：养阴清热，凉血平肝。

方药：

桑叶三钱　菊花三钱　黄芩三钱　生地四钱　白芍四钱　麦冬三钱　女贞子三钱　旱莲草三钱　生牡蛎一两　生龙齿一两　阿胶块五钱

治疗经过：1974 年 4 月 19 日，服上方 20 余剂后，症状好转，经期提前 3 ~ 4 天，血量减少三分之一。血压 160/90 毫米汞柱。嘱配芩心丸，每日服三钱，以巩固疗效。

例三：付某，女，48 岁，门诊简易病历。初诊日期：1974 年 4 月 3 日。

主诉：头晕头胀，月经提前已两年。

现病史：近两年来头痛头胀，心烦急躁，腿软，月经提前，偶有月行 2 次。劳累后行经日久，有时长达 18 天。末次月经为 3 月 15 日，平时白带量多，血压 170 ~ 160/110 ~ 100 毫米汞柱。血红蛋白检查 9.2 克/分升。

舌象：质黯红，脉象：弦滑。

西医诊断：更年期综合征。

中医辨证：阴虚肝旺。

治法：养阴，清热，平肝。

方药：

桑叶三钱　菊花三钱　黄芩三钱　当归三钱　川芎一钱半　生地四钱　白芍五钱　女贞子三钱　旱莲草四钱　天麦冬各三钱　瞿麦四钱　萆薢四钱　车前子三钱

治疗经过：4 月 10 日，服药 7 剂后，诸症减轻。月经于 4 月 21 日（后错 6 天）来潮，行经 7 天，量稍减少。上方去车前子、瞿麦、萆薢，加椿根白皮、煅牡蛎。

4 月 24 日，服上方 14 剂后，头晕消失，腿肿减轻，白带减少，复查血红蛋白 10 克/分升。上方加强补阴血之力继服。方药如下：

当归三钱　生地四钱　白芍五钱　川芎一钱半　女贞子四钱　旱莲草三钱　黄芩三钱　天麦冬各三钱　椿根白皮三钱　煅牡蛎一两

5 月 20 日，服上方 26 剂，复查血红蛋白 11 克/分升，血压 130～110/90 毫米汞柱。下肢稍有浮肿，嘱配芩心丸，每日服三钱，以巩固疗效。

【按语】 前述 3 例同属阴虚肝旺，均有头晕头痛，血压偏高等症，治疗均采用养阴清热平肝的法则。但是由于兼症不同加减用药也不同。例一，除经期头晕、头痛、血压偏高、舌黯红、脉弦缓外，兼有恶心、脘闷、思冷饮、便干、溲黄等。说明内有蕴热，所以，除了养阴清热平肝药物外，另加瓜蒌和胃宽中，清热润便。例二，则兼见心慌、气短、心烦、躁汗等心阴不足之症状，以及月经先期、量多、色鲜红有大血块等阴虚血热的症状。治疗时加生龙齿、牡蛎镇肝安神，并去牛膝加阿胶，配合牡蛎养阴凉血而止血。例三，兼见白带量多，腿软，行经日久等湿热之象。治疗上在养阴清热平肝的同时，加天麦冬养心阴，瞿麦、萆薢、车前子清热利湿。后又加入椿根白皮、煅牡蛎以固涩冲任。

例四：祝某，女，46 岁，初诊日期：1974 年 3 月 13 日。

主诉：全身肿痛1年。

现病史：1年来，月经前后全身浮肿，乏力，身痛。月经先期、量多、色淡，失眠多梦，胸闷，气短，心慌心跳，纳食不香，大便干。

舌象：舌质淡，苔白腻。脉象：滑略数，沉取无力。

西医诊断：更年期综合征。

中医辨证：脾肾不足，血虚湿阻。

治法：补气养血，健脾除湿。

方药：

黄芪五钱　当归三钱　白术四钱　茯苓四钱　桂圆肉五钱　远志三钱　羌活一钱半　防风一钱半　炒枣仁三钱

治疗经过：3月26日，服药3剂后，浮肿减轻，心慌气短等其他症状也见轻。仍有大便干。上方佐以温肾润燥之剂，方药如下。

黄芪五钱　当归三钱　白术四钱　茯苓四钱　桂圆肉五钱　远志三钱　肉苁蓉五钱　火麻仁二钱　鸡血藤一两

共服药13剂，药后诸症好转，4月14日，经来色正，量较上次减少，浮肿乏力已消失，症状改善。

【按语】　本例与前三例均不相同，而是属于脾肾不足，脾不运化水湿。患者经期前后全身浮肿、无力、身痛是由于脾阳虚不能温化水湿，湿气阻于经络所致。脾不健运故纳食不香，大便干，脾不统血冲任不固则月经先期、色淡量多，胸闷，气短，心悸，夜寐不安，舌淡、苔白腻脉滑略数无力均属心血不足，气血双亏，湿邪阻络之象。治疗以归脾汤为主方，肉苁蓉、火麻仁温阳润燥。全方补气养血温经除湿，以治其本。

绝经后阴道出血原因待查2例

例一：金某，女，53岁，门诊简易病历。初诊日期：1974年2月28日。

主诉：绝经后1年余，阴道大量流血3天。

现病史：既往月经周期正常，现已绝经1年余。于今年2月26日阴道大量流血持续3天，色红，伴有头晕，腰酸无力，胸闷烦急，流血前有乳房胀痛及鼻衄现象。曾经某医院妇科检查，未见异常，防癌宫颈刮片阴性。诊为绝经后阴道出血原因待查。

舌象：舌质黯淡，苔薄黄。脉象：沉弦滑。

西医诊断：绝经后阴道出血原因待查。

中医辨证：血热肝旺，冲任不固。

治法：清热平肝，凉血固冲。

方药：

黄芩三钱　马尾连三钱　生地五钱　丹皮二钱　菊花三钱　女贞子三钱　旱莲草三钱　生牡蛎一两　阿胶块五钱（烊化）　侧柏炭三钱

治疗经过：3月3日，服药2剂后血量大减，胸闷烦急已解，头晕减轻，频频叹气，四肢酸软无力，小腹胀，排气后则舒。舌黯淡，脉弦滑。方药如下：

青蒿二钱　地骨皮三钱　黄芩三钱　丹皮二钱　椿根白皮三钱　生白芍三钱　旱莲草三钱　女贞子三钱　生牡蛎一两　木香二钱　阿胶块五钱　侧柏炭三钱

3月11日服上方5剂后阴道出血已止，诸症减轻。上方去青蒿、地骨皮、丹皮、椿根白皮、侧柏炭，加当归三钱，柴胡三钱继服。

3月21日，3天来又出现头晕，腰酸，烦急，乳胀，与前次出血前症状类似，舌黯淡，苔薄黄，脉滑。再以清热平肝，凉血固冲为法，方药如下：

黄芩三钱　马尾连三钱　白芍三钱　生地五钱　菊花三钱　女贞子三钱　旱莲草三钱　生牡蛎一两　阿胶块五钱（烊化）　川断三钱　椿根白皮三钱

3月29日，药后烦急，乳胀已解，未见阴道出血，仍感头痛，腰酸，舌淡略黯，苔薄黄，脉沉弦滑。上方去椿根白皮，加桑叶三钱，桑寄生五钱，再进7剂。

4月6日，观察月余未再出血，症状消失。嘱服芩心丸，以巩固疗效。追访1年半以上未再见有阴道出血。

例二：侯某，女，50岁，门诊简易病历。初诊日期：1974年2月15日。

主诉：月经紊乱9个月。

现病史：患者自1973年5月停经后，于1974年1月13日，突然月经来潮，量多、色红，行经9天。2月14日月经又来潮，量多、色红有块，心悸而烦，五心烦热，腰酸，小腹坠胀，记忆力减退。妇科检查未发现异常，宫颈活检未见癌变。

舌象：舌质黯红。脉象：沉弦。

西医诊断：绝经后阴道出血原因待查。

中医辨证：阴虚肝旺，冲任不固。

治法：平肝固冲，养阴清热。

方药：

黄芩三钱　马尾连三钱　生地四钱　生白芍四钱　女贞子三钱　旱莲草三钱　川断三钱　菟丝子三钱　阿胶块五钱（烊化）　椿根白皮三钱　煅牡蛎一两　珍珠母一两

治疗经过：2月26日，上方服6剂后，诸症减轻，继服前方。3 月 14 日，月经来潮，行经 7 天，量较前减少，血块减少，舌脉同前，继服前方，诸症基本消失。嘱服芩心丸以断经。

【按语】 绝经后阴道出血主要应注意除外宫颈癌，及子宫内膜癌。本患者已除外宫颈癌症，又根据患者既往无明显水样带下增多、阴道断续少量流血等子宫内膜癌的临床表现，诊断为“绝经后阴道出血原因待查”，采取对症处理。根据中医理论，“七七任脉虚，太冲脉衰少，天癸竭”，说明妇女一般在 49 岁左右，肾气衰，天癸枯竭，地道不通，月经停止是正常的生理现象。如果绝经后阴道出血则属于病理现象。刘老医生根据临床体会，一般认为多因阴血虚亏，血不养肝，肝阳偏亢，或因情志不遂，肝郁气滞，气郁化热，热迫血行而致经水复来。

例一，除经水复来外，兼见乳胀、胸闷、烦急，均系肝郁气滞之征。肝郁阴虚，肝气上冲则见头晕，苔薄黄、脉弦滑等均为肝热证候。热迫血行，气血逆乱，上为鼻衄，下为经血，所以治以清热平肝，凉血固冲为法。方中用黄芩清肝热；马尾连泻心火，二者合用清肝凉血；菊花平肝清热；阿胶、生地滋阴血，白芍和肝敛阴；女贞子、旱莲草滋肾阴清血热，主治阴虚血燥；丹皮、旱莲草、侧柏炭凉血止血，生牡蛎镇肝固冲，标本兼顾。进上方后，血量减少，内热已减，故去马尾连，而用清经汤加减，因其见有肝脾失调，腹胀不适，故加木香行气消胀，最后用芩心丸巩固疗效。芩心丸原为朱丹溪所倡，药用黄芩二斤醋泡一昼夜后晒干，再泡再晒，共计 3 次，研细末水泛为丸，每次服三钱，每日 1 次，取其凉血清热，能清血中之伏热。醋泡后，取其酸入肝，以清肝热，敛肝阴。刘老医生多次用于绝经期月经该绝不绝，或绝经后复来，效果良好。例二，则属于阴虚血热，冲任不固。肝阴不足肝阳上亢，故见心烦急躁，五心烦热。肾阴不足则腰酸、健忘。血热妄行故经水复来，而且量多、色红、有血块。方用芩连四物汤去其温燥的当归、川芎，加补肾及固涩止血药物。其中黄芩、马尾连清热；生地、白芍养血凉血；女贞子、旱莲草滋养肝肾之阴；川断、菟丝子补肾固冲任；阿胶养血止血；椿根白皮、生牡蛎固冲任，配合珍珠母又能平肝潜阳。后期配合服用芩心丸以助断经。

排卵期出血 2 例

例一：张某，女，27 岁，门诊简易病历。初诊日期：1974 年 7 月 13 日。

主诉：月经中期阴道出血半年余，近两天来阴道有少量出血。

现病史：半年来，每月于两次月经中期，阴道即有少量出血。每次历时约 2～3 天，量少，色黑紫。平时小腹发凉而痛。经前及经期腹痛加重，白带量多。过去有盆腔炎史。结婚 1 年多未孕。开始曾按温宫散寒法服药 10 余剂，排卵期出血现象仍未好转。

舌象：苔白腻，舌质稍红。脉象：弦滑。

西医诊断：排卵期出血。

中医辨证：湿热下注，热伤血络。

治法：清热利湿，行气活血。

方药：

瞿麦四钱　萹蓄三钱　木通一钱　车前子三钱　川楝子四钱　延胡索三钱　蒲公英五钱　败酱草四钱　赤白芍各

三钱

治疗经过：8 月 26 日，按上方曾加减使用过柴胡、荆芥穗、香附、车前子、椿根白皮、苍术等药，共服用 30 余剂。小腹发凉已减轻，偶有轻微腹痛。现又值月经中期，小腹疼痛，仅见白带中有血丝，上方去蒲公英、败酱草，加萆薢、益母草各四钱，牛膝、五灵脂各三钱。

9 月 26 日，上方服 10 剂后，9 月份，月经中期未见阴道出血现象。10 月 13 日妊娠免疫反应阳性，尔后足月分娩。经随访，产后一般情况良好，未见排卵期出血现象。

例二：李某，女，24 岁，门诊简易病历。初诊日期：1974 年 12 月 25 日。

主诉：阴道少量出血已 3 天。

现病史：近 3 天来时值月经中期，阴道有少量出血。经某医院诊断为排卵期出血。经前期半个月即感外阴明显瘙痒，口干渴，月经周期先后不定，经前腹痛，行经第 1 天腹痛较为剧烈，会阴及肛门部发胀。

舌象：舌尖红，苔薄黄。脉象：弦滑。

西医诊断：排卵期出血。

中医辨证：湿热下注，热伤血络。

治法：清热利湿，行气活血。

方药：

瞿麦四钱　萹蓄三钱　木通一钱　车前子三钱（包）　赤白芍各一钱　萆薢四钱　延胡索二钱　川楝子三钱　黄芩二钱　柴胡一钱　荆芥穗一钱半

治疗经过：本方共服 4 剂，阴道出血已止。以后随访观察，未再发现月经中期出血现象。

【按语】 排卵期出血，多发生于两次月经的中期，即月经后，第12～16天之间。历时数日，血量较少，色深，常伴有下腹部疼痛。中医书中对此病的论述不多。此类病人除月经中期阴道出血外，多伴有小腹冷痛或痛经，因而开始使用温宫散寒的法则治疗，但是效果很不理想。通过进一步分析病情，观察到这类病人多以月经中期阴道出血，少腹痛冷，白带量多为主症，而苔多见白腻或薄黄，脉象多见弦滑。虽然见有少腹冷痛的症状，但是应当明确地辨识其寒热属性与真假，而不能一见此症就辨为寒证。因为真正的寒证少腹冷痛，其面色多见㿠白，脉弦细，苔薄白。而这类病人面色正常或见微红，脉象多见弦滑，苔白腻或薄黄。其所以自感少腹冷痛，主要是因为湿热阻滞经络，冲任二脉气血不通所致。每遇月经中期（即排卵期），即阴道出血，是因为平时湿热内伏冲任，月经中期以后，冲任脉道逐渐充盈，功能也逐渐旺盛。功能为阳，阳盛则热，引动内伏之湿热，湿热下注，则见白带量多，湿热入于血络，则伤血动血，妄溢于冲任脉道之外，故见阴道出血。所以，刘老医生在失败的基础上，进一步从整体出发辨证分析，全面地观察病情，认识到月经中期出血实属湿热下注，热伤血络而致，故用清热利湿行气活血的法则进行治疗。刘老医生用他的经验方清肝利湿汤加减治疗，取得了一定的疗效。从总的来讲是符合通因通用的法则，使之湿热得清，气血得通，血脉疏达，冲任调和，则血止病除。例一，除排卵期出血外尚有盆腔炎、不孕症史，开始患者曾以不孕症的主诉来诊，刘老医生仅注意了辨病（不孕症）这一面，所以开始曾使用过橘核、小茴香、胡芦巴等温宫散寒的药物。结果，不仅不孕症未效，反而排卵期出血更加重。通过进一步辨证改变了治法，使用清肝利湿汤加减，不但治愈了排卵期出血，且已孕育分娩。虽然见有出血并未使用止血药，而用活血药如牛膝、益母草、赤芍、五灵脂等活血疏通祛瘀化滞，即所谓“见血不可止血”之意，使之内伏的湿热疏通之中得以祛除，但是用量不宜过大，以防湿热蔓延或出血过多。例二，病程较短取效也快。上述二例均使用过荆芥穗，他认为荆芥穗具有清血中伏热的功能。

倒经 1 例

钟某，女，20 岁，门诊简易病历。初诊日期：1974 年 9 月 16 日。

主诉：行经期间鼻衄已 6 年。

现病史：患者 12 岁月经初潮，周期提前 10 天，量少，色黑，行经 2 天，经期鼻衄，每遇情志影响则衄血量较多，有血块，经前烦躁易怒，头晕。平素白带量多，腰痛，腹痛，末次月经 9 月 8 日，行经 1 天。

舌象：舌淡舌边红。脉象：弦滑。

辨证：肝旺血热，逆经倒行。

治法：平肝清经。

方药：

白茅根一两　藕节一两　生地五钱　丹皮二钱　龙胆草三钱　牛膝四钱　黄芩三钱　枳壳二钱　麦冬三钱　栀子三钱

治疗经过：11 月 7 日，服上方于 10 月 15 日月经来潮，未见倒经，月经正常，未见腹痛，随访半年余未再发生倒经现象。

【按语】 倒经是指月经期前 1～2 天或月经期出现衄血吐血等症状，又称“逆经”或“经前吐衄”。倒经多系肝经郁热，迫血妄行；或燥伤肺络血溢离经；或阴虚血热，伤及血络，以致血热气逆，血随气行，气逆则血逆上溢，当月经来潮时或行经前，可因冲气较盛，血海满盈，血为热迫，随冲气上逆而逆行经。本例患者为肝旺血热，逆经倒行，故月经前期10天，阴血被煎熬故见经血量少、色黑、行经日短。经前头晕，烦躁易怒为肝经郁火升腾所致．每因气郁时倒经加重，是因为怒则气冲逆上所致。刘老医生用经验方凉血止衄汤加减治疗。本例因其热象不重，病程也长，又兼见白带，腰痛等内虚之象，故在凉血止衄汤基础上去大黄，加麦冬以养阴，又考虑到每遇气郁症状加重，故加枳壳以行气开郁，不但倒经治愈，月经周期也恢复正常。

痛经7例

痛经是一个症状，系指妇女在行经前或经期下腹剧烈疼痛，不能耐受，而且影响正常生活与工作。西医临床分为原发性与继发性两种。原发性痛经多见于青年妇女，自初经起即有痛经。继发性痛经继发于生殖器官器质性病变，如盆腔炎症、子宫内膜异位症等。

刘老医生认为：引起痛经的因素比较复杂，而且相互交错或重复出现，归纳起来有以下几个方面：①肝郁气滞，由于忧思郁怒，气机不得宣畅，气滞则血瘀，滞于胞宫而作痛；②血瘀气阻，血不循经，阻滞于胞中形成瘀血，阻碍气机流畅，前者以气滞为主，后者以血瘀为主；③寒湿凝滞，经期淋雨感寒或过食生冷，寒湿客于胞中，凝聚而不行；④肝郁血热，肝郁日久化热，气血郁结，不能宣通，聚于胞中，⑤湿热下注，湿热搏结，阻碍气血不得通畅；⑥气血亏虚，胞脉空虚，运行不畅，经血瘀滞；⑦脾胃虚寒，气血生化之源不足，血脉虚寒，经来寒气客于脾胃。临床上均以经前及经期腹痛为主症，其病理实质为气滞血瘀，经脉不通，故应抓住这一主要矛盾，辨证求因以治其本。

例一：葛某，女，30岁，门诊简易病历。初诊日期：1972年10月17日。

主诉：痛经10余年。

现病史：患者于19岁月经初潮，即开始经期小腹疼痛，难以忍受，甚则晕厥。上吐下泻，月经周期基本正常，末次月经9月30日。妇科检查称：子宫后屈后位，正常大小，活动好，左侧稍增厚无压痛，其他未见异常。

舌象：舌质黯淡。脉象：沉涩。

西医诊断：原发性痛经。（子宫内膜异位？）

中医辨证：脾胃虚弱，寒客中焦。

治法：健脾和胃，温中散寒。

方药：

熟附片三钱　炮姜二钱　吴茱萸二钱　焦白术三钱　橘皮二钱　木香一钱半　当归四钱　香附三钱　炙甘草一钱半　沉香面三分（分冲）

治疗经过：药后经来腹痛大减，未呕吐，四肢仍不温，给予艾附暖宫丸加味，以巩固疗效。

例二：李某，女，23岁，未婚，门诊简易病历。初诊日期：1972年12月15日。

主诉：痛经数年。

现病史：患者自16岁初潮即月经后错、量多、色红有块，经前期小腹及胃脘痛，呕吐，四肢发凉，出冷汗，小腹发凉。

舌象：舌质淡。脉象：细缓。

西医诊断：原发性痛经。

中医辨证：脾虚胃寒，冲任受阻。

治法：健脾和胃，温中散寒。

方药：

党参三钱　茯苓三钱　砂仁二钱　熟附片三钱　干姜二钱　丁香一钱　木香一钱　沉香面三分（分冲）　当归三钱　藿香二钱

治疗经过：1 月 2 日复诊时称：共服上方 9 剂。1 月 1 日月经来潮，腹痛减轻。以后继续上方加减，1973 年 3 月以后改方如下：

当归三钱　白芍三钱　川芎一钱半　益母草四钱　制香附三钱　延胡索三钱　木香一钱半　艾叶三钱　白术三钱　防风一钱半　陈皮二钱

5 月 31 日经来量少，腹痛减轻，脉细缓，舌淡。方药如下：

当归三钱　川芎一钱　炒白芍四钱　生地四钱　柴胡一钱　制香附三钱　川楝子三钱　胡芦巴三钱　肉桂二钱半　菟丝子三钱　川断二钱　干姜二钱

经上述治疗，半年后，经前已无腹痛，行经第 1 天仍有小腹微痛。不呕吐，腹泻已止，精神尚好。末次月经 7 月 3 日。1974 年 2 月 10 日随访：月经周期一直正常，行经 3～4 天，经来微有腹部不适。

【按语】 上述两例属于脾胃虚寒，以致影响冲任，除痛经外兼见吐泻等证。多用理中汤温中散寒，以治其本。方中可加入温经舒气养血的药物，如香附、木香、炮姜等。有时加用沉香，取其辛香温化，降气止痛之功效，使气血温煦而通畅。例二见有舌淡，脉细缓，四肢发凉，说明阳气甚虚，故加党参、茯苓配合附子益气温阳，又鉴于患者只吐不泄，故加砂仁、藿香、丁香等偏于温性的和胃行气之药。

例三：王某，女，27 岁，门诊简易病历。初诊日期：1973 年 6 月 3 日。

主诉：行经腹痛、量多，数月之久。

现病史：数月来痛经必须服用止痛药。血量多，月经提前 2～3 天。末次月经 5 月 7 日，量多色黯红，有大血块，经期第 2 天下腹坠痛，血块流出后疼痛减轻，心烦急躁，口渴喜冷饮，伴有全身窜痛，脚后跟痛，手发麻。

舌象：舌尖略红，苔白稍腻。脉象：沉细。

西医诊断：痛经。

中医辨证；肝郁气滞，血瘀血热。

治法：舒肝理气，清热凉血。

方药：

柴胡三钱　当归三钱　白芍三钱　益母草五钱　白术三钱　茯苓三钱　乌药二钱　延胡索三钱　五灵脂三钱　没药一钱　丹皮三钱　黄芩三钱

治疗经过：6 月 10 日，服上方 3 剂后，月经于 6 月 7 日来潮，血量较上月减少三分之一，无血块，腹痛大减，未服止痛药。

例四：张某，女，40 岁，门诊简易病历。初诊日期：1974 年 5 月 13 日。主诉：行经腹痛已近 10 年。现病史：患者于 1964 年人工流产后，开始自觉腹痛，下腹部两侧胀痛，腰痛，经期加剧，白带量多，时黄时白、质黏稠，外阴及阴道发痒，尿频、尿黄、尿道灼痛，全身乏力，末次月经 4 月 31 日，量中等，色黯红，有血块，剧烈腹痛。

舌象：苔黄腻。脉象：弦滑。

西医诊断：继发性痛经。

中医辨证：湿热下注。

治法：清热利湿。

方药：

萆薢四钱　瞿麦四钱　萹蓄四钱　车前子三钱　木通一钱　龟甲五钱　黄柏二钱　川楝子三钱　龙胆草二钱　白鲜皮三钱　地肤子三钱　丹参五钱

治疗经过：6 月 7 日，上方服 7 剂后腹痛逐渐减轻，5 月 27 日月经来潮，较上月提前 3 天，经期腹痛未作，外阴瘙痒亦减轻。现在白带仍多，色黄，尿频，尿道灼痛感仍在。上方去龟甲、黄柏、川楝子，加滑石块五钱，栀子三钱以巩固疗效。

【按语】 上述二例属于热证范围。例三偏于肝郁气滞，肝郁化热，故见小腹胀坠，治疗时不能单用行气的药物，因为行气药多偏温，故于逍遥散中加清热凉血之品，如丹皮、黄芩（代栀子），取其清热平肝的作用。方中乌药、没药行气活血止痛；延胡索、五灵脂能行血中之气；益母草用以调经。例四则属于湿热证范围，因其平时即有腹痛、腰痛、白带量多、阴痒等，说明素有湿热，湿热伤于血分，热壅络阻而致痛经。所以方用八正散加减，其中加龟甲滋阴补督脉，黄柏清热燥湿。养阴与清热的药物配伍使用，再加上其他通利的药物，使之养阴而不敛邪，清利而不伤阴。这样的配伍是朱丹溪惯用的治法，经临床运用尚称满意。

例五：阮某，女，24 岁，门诊手册。初诊日期：1975 年 4 月 19 日。

主诉：行经腹部剧痛已4年。

现病史：患者既往月经周期正常，行经5~6天，量色均正常，无痛经。近4年来，每次行经时均有下腹疼痛，伴有胸胁胀满，疼痛严重，恶心，呕吐，下腹发凉，身倦畏寒。末次月经3月21日。

舌象：舌质淡。脉象；弦稍滑。

西医诊断：痛经。

中医辨证：血虚肝旺，气滞血瘀。

治法：养血和肝，行气化瘀。

方药：

当归三钱　炒白芍三钱　川芎一钱半　益母草三钱　柴胡一钱半　木香一钱半　枳壳一钱半　制香附三钱　延胡索三钱　五灵脂三钱　小茴香三钱

治疗经过：6月8日，服上方5剂后于4月21日，5月21日各来月经1次，腹痛大减，但仍有恶心，头晕，心烦。上方去香附、小茴香，加陈皮二钱，草蔻三钱，砂仁一钱半。7月9日，服上方10剂后，月经于6月14日来潮，未再发生腹痛，恶心呕吐亦相继好转，予以下方巩固疗效。

柴胡一钱半　白芍三钱　当归三钱　川芎一钱半　陈皮三钱　砂仁二钱　枳壳一钱半　延胡索三钱　五灵脂三钱　草蔻二钱　牛膝三钱

例六：邵某，女，27岁，门诊简易病历。初诊日期：1973年1月4日。

主诉：痛经10余年。

现病史：月经先后无定期，色黑有块，量中等，行经的前3天，小腹坠胀而痛，开始，必须注射杜冷丁尚可止痛，以后则效减。痛时面色发白，四肢不温，不能进食。经前胸闷，乳胀烦躁。

舌象：舌质黯。脉象：弦。

西医诊断：原发性痛经。

中医辨证：肝郁气滞，寒凝下焦。

治法：舒肝理气，暖宫散寒。

方药：

当归三钱　炒白芍三钱　川芎一钱半　益母草五钱　木香一钱半　制香附三钱　枳壳一钱半　五灵脂三钱　小茴香三钱　延胡索三钱　乌药二钱　胡芦巴三钱

治疗经过：共服药3个月，每月服7~16付痛经缓解，并已怀孕。

【按语】 例五、例六属于气郁血滞均为实证，故以行气活血，化瘀止痛为主。而例六兼有寒象，故加木香、小茴香、胡芦巴温经行气以止痛。

例七：程某，女，21岁，门诊简易病历。初诊日期：1974年4月15日。

主诉：行经小腹剧痛3年。

现病史：以往月经前期，周期尚准，量少，色黑红，有血块，经行第1、2天下腹剧痛。末次月经为2月中旬。现已闭经两个月，头晕无力，心跳气短，失眠梦多，食纳不佳，腹胀。

舌象：舌尖红。脉象：细数。

西医诊断：痛经。

中医辨证：心脾两虚，血虚血瘀。

治法：健脾养心，补益气血。

方药：

生黄芪五钱　党参三钱　白术三钱　炙甘草二钱　桂圆肉五钱　远志二钱　当归三钱　川芎一钱　木香一钱炒　枣

仁三钱　陈皮三钱　白豆蔻三钱

治疗经过：上方服10剂后，于4月24日月经来潮，量中等，色黑红，无血块，食纳好转。经期仅觉腿痠，腹部未作痛，上方继服7剂，隔日1剂以巩固疗效。

【按语】 本例偏于心脾两虚，故在养心健脾的基础上，加强补气血的功效。而不是过多地使用行气活血止痛的药物。如过用行气活血则易破气破血。其中川芎、木香、当归等药，是在养血的基础上微用辛温行气活血即可，重点在于补气血。正如古人所说"若欲通之，必先充之，气血充沛，脉道满盈则运行无阻，通则不痛矣。"

另外，我们曾根据刘老医生的临床经验，在门诊观察了62例痛经患者。属于肝郁气滞者25例；血瘀气阻者3例；寒湿凝滞者17例，湿热蕴结者12例；气血两虚者5例。近期疗效如下：临床痊愈（经前，经期腹痛消失）者12例，显效（经前、经期腹痛减轻，已不需用止痛剂能坚持工作）者46例，进步（经前、经期腹痛时间缩短，或月经量有改变）者3例；无效者1例。疗效尚属满意。

经期癫痫大发作1例

鞠某，女，25岁，门诊手册。初诊日期：1975年6月2日。

主诉：月经前后发作性抽风已4年余。

现病史：患者月经周期正常，最近4年来，每遇月经前后发作性抽风，近来发作更为频繁。发作时突然昏倒不省人事，口噤目闭，吐白沫，抽搐时间长短不定，醒后如常人，末次月经5月24日，抽风发作如前。

舌象：舌尖红。脉象：弦缓。

西医诊断：癫痫大发作。

中医辨证：血虚肝旺，结痰不化。

治法：养血缓肝，清热化痰。

方药：

当归三钱　炒白芍四钱　川芎一钱半　生地四钱　麦冬三钱　玄参三钱　钩藤三钱　半夏三钱　栀子三钱　莲子心三钱

6月20日，药后无明显变化，予以下方继服。

当归三钱　炒白芍三钱　生地四钱　川芎二钱　白蒺藜三钱　蔓荆子三钱　木贼草三钱　清半夏三钱　生甘草三钱　山药四钱

6月30日，服上方7剂后，月经于6月24日来潮，癫痫未发作，平日性情急躁，双目干涩，胸闷，尿黄。舌质红，脉沉缓。上方加天花粉三钱，黄芩三钱，以巩固疗效。

【按语】　本例为月经期前后癫痫大发作。癫痫的病因尚不明确。中医观点认为“诸风掉眩，皆属于肝”。其所以在月经期前后发作，主要是由于血虚肝旺，结痰不化而致。经前期冲任脉盛，肝气偏亢，往往可以引动内风。经后期则阴血虚亏，血不养肝，肝急风动。所以在治疗上应抓住养血缓肝这一重要环节。患者来诊时正值经前期，肝阳偏旺，故以四物汤养血柔肝；麦冬、玄参养阴凉肝；钩藤、半夏化痰息风平肝；栀子、莲子心清心抑肝。且以养阴血治肝为主。而后养肝扶脾，清热化痰，仍以四物汤为主方，配合山药、甘草，甘缓平淡扶脾养肝。刘老医生体会：蔓荆子、木贼草、白蒺藜三药合用，不但能够清肝热、凉肝息风，而且有养肝血的作用。如《汤液本草》中说蔓荆子“搜肝风”。《嘉祐本草》中说木贼能“消积块，益肝胆，疗肠风，止痢，及妇人月水不断，崩中赤白”。《神农本草经》中说白蒺藜“主治恶血，破癥瘕积聚……”。均说明此三药入肝经入血分，去瘀生新以养肝血，疏肝理郁以息内风。本例患者病已 4 年余，服药 14 剂后经期前后未再发作，观察日期虽短，但有一定的疗效。是否对于其他类型的癫痫大发作有参考价值，尚待进一步观察。

带下病 3 例

带下病是指妇女经常从阴道流出黏液如涕、如唾样分泌物。现代医学认为仅仅是个症状，大多数是由妇科常见病引起的。《素问 · 骨空论》中曾说：“任脉为病，男子内结七疝，女子带下瘕聚”。《妇人良方》中说：“人有带脉，横于腰间，如束带之状，病生于此，故名为带”。把带下看成为一个独立的病种，而且有白、黄、赤、青、黑等五种之分，古称五色带下。以白带、黄带为多见，有时在白带中夹有血丝名为赤白带。单纯血性分泌物似血非血称为赤带。青带、黑带较为少见。根据其病因可分为以下三类：

1. 寒湿伤于气分：脾虚不能胜湿，寒客下焦，则带下色白清稀如水，腰酸乏力，四肢困倦，精神委靡，纳食不香，面色青黄，脉细缓，苔薄白。治以健脾除湿，散寒止带，方用完带汤加减。

2. 湿热下注：带下色黄或黄白相兼稠黏如涕，有腥臭味，腰酸腿软，四肢无力，尿黄，烦热，脉弦滑，苔腻。治以清热利湿升清化浊，可用经验方清肝利湿汤。

3. 湿热入血分：湿热伤于血络，故见带下色赤，似血非血或白带中夹有血丝，伴有腰酸腿软，四肢乏力，脉弦滑，舌质红。治以清热利湿凉血通络，方用清肝利湿汤加减。

例一：王某，女，27 岁，简易病历。初诊日期：1974 年 4 月 4 日。

主诉：腰痛伴有白带增多半年余。

现病史：半年来经常腰痛，遇寒加重，阴天痛显，不能久坐。久立后小腹坠胀发凉，手足冰冷，白带多，色白如涕，两胁痛，月经先期色紫有块，经行少腹剧痛，得热则痛减，不思饮食，睡眠多梦，气短乏力，手足心热。曾经西医检查疑为腰骶劳损、慢性盆腔炎等。

舌象：舌质淡体胖大，苔薄白。脉象：沉细滑。

西医诊断：①慢性盆腔炎。②阴道滴虫？③腰骶韧带劳损。

中医辨证：脾肾两虚，冲任受损。

治法：健脾益肾，除湿化带。

方药：

党参三钱　苍白术各三袋　白芍四钱　生山药四钱　柴胡二钱　炒荆芥穗二钱　木通一钱　炙甘草三钱　川断四钱　车前子四钱

治疗经过：4 月 9 日，上方服 5 剂后，腰痛腹痛稍有缓解，白带明显减少，余症同前。仍需加强温肾益气补血之力，上方去木通、炙甘草、车前子，加生芪一两，当归三钱，干姜二钱。

4 月 14 日，服上方 5 剂后，腰疼消失，白带已止，纳食睡眠尚好，症状改善。

例二：曾某，女，46岁，门诊简易病历。初诊日期：1974年3月29日。

主诉：腰痛，白带量多2年余。

现病史：两年来腰痛绵绵，遇冷更甚，少腹发胀，白带量多，色如蛋清。近几个月来腰痛加重，少腹发凉，纳少便溏。曾经妇科检查称两侧附件增厚，其余正常。

舌象：舌淡质胖，苔薄白。脉象；沉缓。

西医诊断；①慢性盆腔炎。②阴道滴虫？③腰骶韧带劳损？

中医辨证：脾虚湿滞，寒湿带下。

治法：健脾益气，温化寒湿。

方药：

党参三钱　白术三钱　山药五钱　荆芥穗一钱半　白芍三钱　车前子三钱　柴胡一钱半　川断三钱　桑寄生五钱　鹿角霜五钱　木香一钱半　干姜一钱半

治疗经过：4月23日，服药6剂后腰痛缓解，白带明显减少仍感腹胀，上方去柴胡、荆芥穗、干姜、鹿角霜，加乌药、制香附各三钱，继服。

4月29日，服上方6剂后，症状已除，继服3剂以巩固疗效。

例三：李某，女，27岁，门诊简易病历。初诊日期；1975年12月25日。

主诉：阴道经常流血性黏液已数年。

现病史：患者数年来阴道经常有血性黏液，自认为是带经日久，月经周期提前，经后血量少夹白带黏稠物，有时心慌气短，平时倦怠乏力，纳食不香，末次月经12月7日（提前10天），行经11天。曾经按湿热治疗未效。

舌象：舌质淡红。脉象：细缓。

西医诊断：阴道出血待查，疑诊为宫颈息肉。

中医辨证：脾虚湿盛，热蕴血分（赤带）。

治法：健脾除湿，解热化带。

方药：

炒荆芥穗三钱　柴胡二钱　藁本三钱　山药五钱　焦白术四钱　莲子肉四钱　椿根白皮四钱　川断四钱　乌贼骨四钱　牛膝三钱

治疗经过。12月30日本方服6剂后赤带已除，再给原方7剂以巩固疗效。

【按语】　例一白带量多，伴有小腹胀坠，不思饮食，腰痛遇冷加重。证属脾肾不足兼有寒湿。脾虚不能统血，故见月经先期，寒客胞中则血凝以致经来有块，腹部剧痛得热缓解。舌淡胖大，脉沉细滑，气短乏力，手足心热均为脾肾不足之象。例二，白带量多清稀，纳少便溏，小腹发凉，证属脾虚湿滞，寒湿客于下焦，故见腰痛绵绵，遇冷更甚。两例均以完带汤为主方加减，方中党参、山药、白术、甘草健脾益气；白芍、柴胡舒肝解郁，理气升阳；车前子利水除湿；炒荆芥穗升阳散湿。本方寓补于散，寄消于升之中，补虚而不滞邪。例一因兼血虚，故方中加入黄芪、当归以补血；干姜、胡芦巴温下焦而散寒；制香附理气止痛。例二腰痛时间较长故加用桑寄生、鹿角霜以补肾；干姜散寒；木香理气以消腹胀。

例三，开始曾按行经日久，且用清经汤清热凉血论治，结果不效。后经详细询问病情，确诊为月经先期。

行经后仅有少量经血混杂多量的白带，实属赤带。脾失健运不能统摄故倦怠乏力，纳食不香；脾虚湿盛，湿蕴化热，热蕴血分，则为赤带。病程已数年，正气受损，故见气短等证。刘老医生认为自己错在把虚证当成实证，而后改用健脾除湿为法。方中炒荆芥穗、柴胡、藁本升阳除湿并能散发郁热；山药、焦白术、莲子肉补气健脾；椿根白皮、川断、乌贼骨收敛止带固冲。本例虽有血分湿热，又不能过用苦寒，故用健脾升阳除湿，解热化带之法，佐以牛膝引热下行从血分而解，也是通因通用之法。升降收开，各适其从，则热邪得解湿邪得除。

妊娠恶阻 4 例

妊娠早期可有不同程度的呕吐、恶心、厌食，是妊娠常见的反应，持续时间较短，轻者可自愈；或经治疗后，迅速痊愈。严重者持续时间较长，呕吐频繁，滴水不入，精神委靡，软弱无力，卧床不起，目眶下陷，重度脱水。也可以引起发烧、黄疸、蛋白尿，尿酮体阳性，甚至昏迷，危及生命，则需终止妊娠。

根据刘老医生的临床体会，妊娠恶阻的病理主要是胃气不降，冲气上逆所致。且以胃虚和肝热两种类型最为常见。若患者胃气素虚，受孕初期因经闭血海不泻，冲任之气较盛，因为冲脉隶属于阳明，其气上逆则可犯胃，胃气以和降为顺，胃气虚则不能下降，反随逆气上冲而为害。主要表现为孕后脘腹胀闷，呕恶不食，或食入即吐，全身无力，嗜睡，头晕，舌淡苔白，脉滑无力，治疗时以健脾和胃降逆止呕为法，并用经验方安胃饮为主方加减。若患者平素肝阳偏亢，或郁怒伤肝，肝火夹冲气上逆而致呕吐，甚或食后即吐；肝火上升则头晕头胀，烦渴口苦；肝气横逆则胸胁胀闷，肝病及胆，则呕吐酸水或苦水。且以剧吐、胁胀、烦渴口苦、精神忧郁、苔微黄、脉弦滑为主证。治疗时以清热调肝为主，选用加味温胆汤（黄芩、黄连、竹茹、茯苓、枳壳、橘皮、半夏、枇杷叶）为主方随症加减。

例一：姜某，女，31岁，门诊简易病历。初诊日期：1974年8月21日。

主诉：闭经50天，近日来恶心呕吐加重。

现病史：患者闭经50天，近几天来恶心，呕吐，厌食，胸闷腹胀，妊娠试验阳性，血压100/60毫米汞柱（过去有血压偏低史）。

舌象：舌质光红，周边有齿痕。脉象：沉细弦。

西医诊断：妊娠恶阻。

中医辨证：脾虚胃弱，冲气上逆。

治法：健脾和胃，降逆止呕。

方药：

藿香三钱　苏梗二钱　陈皮二钱　砂仁一钱半　半夏二钱　白术三钱　木香一钱　生姜汁20滴

治疗经过；上方服3剂后，恶心呕吐已止，食纳增加，基本痊愈。

例二：王某，女，29岁，门诊简易病历。初诊日期：1971年7月26日。

主诉：闭经74天，近日来恶心呕吐。

现病史：闭经74天，近日来恶心、呕吐、厌食。以前月经错后、量少，伴有腹痛。经中药治疗后月经周期正常。今日尿妊娠试验阳性。

舌象：苔白腻。脉象：缓。

西医诊断：妊娠恶阻。

中医辨证：脾胃虚弱，冲气上逆。

治法：健脾和胃，降逆止呕。

方药：

藿香三钱　苏梗一钱半　半夏三钱　木香一钱半　茯苓四钱　川朴一钱半　橘皮二钱　党参三钱　白术三钱

治疗经过：上方服3剂后，恶心呕吐已止，食纳仍差，上方加砂仁一钱半，继服3剂基本治愈。

【按语】 例一、例二均属于胃虚型，治以安胃饮为主方加减。例一，因兼脾虚见有腹胀，舌有齿痕，故加白术健脾，木香行气。例二，素体较虚弱，既往月经错后量少、稀发，故加党参、白术加强健脾补气之功，因兼见气滞腹痛故加木香、厚朴行气止痛。半夏一药在《本草纲目》中曾记载能堕胎，列为孕妇禁忌。而刘老医生在妊娠恶阻中经常使用，效果尚好，未见不良反应。

例三：云某，女，28岁，门诊简易病历。初诊日期：1974年3月2日。

主诉：闭经4个月，持续恶心、呕吐一直未愈。

现病史：4个月来闭经后即开始恶心，呕吐，纳少，厌油腻。近日来胃疼，烧心，呃逆，吐酸水，伴有腹痛。

舌象：舌质黯红。脉象：滑数。

西医诊断：妊娠恶阻。

中医辨证：肝热气逆，胎气上逆。

治法：清热舒肝，和胃止呕。

方药：

半夏三钱　茯苓三钱　橘皮三钱　竹茹三钱　枇杷叶三

钱　黄芩三钱　马尾连二钱　枳壳一钱半　生姜汁20滴

治疗经过：3月7日，服上方5剂后，恶心、呕吐、呃逆已止，食纳增加，基本痊愈。

例四：任某，女，28岁，已婚，外院会诊病历，住院号82851。会诊日期：1963年6月11日。

主诉：停经4个月，呕吐2个月。

现病史：患者于停经50天后即有恶心呕吐，近一个月来呕吐加剧，饮食不入，呕吐物中有时带咖啡色粘液，或有血丝。病后显著消瘦，体重减轻约10公斤。住院后，经输液及西药治疗，恶心呕吐不止，伴有低烧（体温在37.4～38℃之间），口干苦，喜冷饮，但饮入即吐，心烦急躁，倦怠嗜卧，睡眠不佳，小便短赤，大便干燥，数日一解。

检查：体温37.8℃，精神委靡，面黄白，消瘦，说话无力，唇红而干，卧床不起，皮肤干燥而松弛，高度脱水面容。妇科检查：子宫大小与妊娠期相符合。尿查青蛙试验1∶100阳性。尿酮体阳性。尿常规：蛋白微量，血红蛋白9.5克/分升，红细胞340万/立方毫米，白细胞13 000/立方毫米，中性粒细胞71%，淋巴细胞29%。尿胆素、尿胆原阳性。肝功能正常。血清非蛋白氮24毫克当量/升，尿酸3.8毫克，二氧化碳结合力42.5立方mm/升。

舌象：舌质红，白苔干燥，中心罩黄。脉象：细数。

西医诊断：妊娠恶阻（酸中毒）。

中医辨证：胃热伤阴，胎气上逆。

治法：养阴清热，降逆和胃。

方药：

黄芩三钱　黄连二钱　半夏三钱　姜竹茹三钱　枇杷叶三钱　橘皮一钱半　麦冬四钱　天花粉三钱　生姜汁30滴

嘱先口服生姜汁，后少量服汤药，分次多服。

治疗经过t：6月13日：服中药后未再呕吐，继续输液。第2天想吃饭，曾服鸡蛋1个，稀粥及烧鱼少许，饮水约200毫升均未呕吐。一般情况大为好转，精神尚好，情绪已稳定。再按上方黄连改为一钱，继服2剂。

6月14日：一般情况良好，停止输液，进食量增加，尿量增多，出入量已正常。体温37℃。复查尿酮体已转阴性，酸中毒现象已矫正。脉沉滑稍数。再以养阴清热为法，方药如下：

黄芩三钱　橘皮一钱半　竹茹三钱　枇杷叶三钱　石斛三钱　天花粉三钱　知母一钱半　甘草一钱半

6月17日：病情日益好转，自配合服用中药后，未再呕吐，一般情况均恢复正常，痊愈出院。

【按语】 妊娠恶阻病情虽然简单，但是兼症较多，特别是病程长的患者，因为，长期不能进食，以及体质状况有异，所以，临床分型较为复杂。但是，刘老医生根据其病理实质，紧紧抓住胃虚与肝热两个主要环节，分型与用药简单易行。对于轻证（例一、二）取效较快，对于合并酸中毒的重症（例四），在中西医的配合下，也取得良好的效果。例一、例二，属于胃虚型，用安胃饮加减治疗。例三、例四从其病情来看，症见呕吐酸臭黄水，身热口苦，喜冷饮，烦躁不安，溲赤便干，舌质红绛，苔薄黄，脉滑数等，属于肝热型。治以清热和胃为主，方中黄芩、黄连清肺胃之热，竹茹清热止呕；半夏、枇杷叶、橘皮理气降逆止呕；生姜汁开胃，且为止呕之要药。例四因呕吐日久，胃阴已伤，故加天花粉、麦冬、石斛、知母以滋阴清热，降逆止呕。对于孕妇剧吐，若用大量汤剂顿服，势必饮入即吐，但先用生姜汁呷服，继之少量汤药频服，即能避免吐药的现象，这一点也是值得注意的。

先兆流产 3 例

例一：李某，女，30 岁，门诊简易病历。初诊日期：1972 年 1 月 22 日。

主诉：妊娠 48 天，近 3 天来腰腹疼痛，阴道流血。

现病史：患者妊娠 48 天，近 3 天来，腰腹痛，阴道有血性分泌物，妊娠免疫试验阳性。

舌象：舌质红。脉象：细滑。

西医诊断：先兆流产。

中医辨证：脾虚血热。

治法：健脾清热，凉血安胎。

方药：

生山药八钱　石莲三钱　黄芩三钱　马尾连三钱　椿根白皮三钱　侧柏炭三钱　阿胶块五钱（烊化）

治疗经过：1 月 26 日，服上方 3 剂后，阴道血性分泌物已止，腰腹痛缓解，继服上方 3 剂巩固疗效。

例二：艾某，女，32 岁，外院会诊病历，住院号 166629。会诊日期：1975 年 8 月 29 日。

主诉：闭经 82 天，近 3 天来阴道少量流血。

现病史：患者于 1970 年结婚，婚后曾流产 4 次，每次皆因劳累所诱发。时间均在闭经 3 个月以内。末次流产为 1975 年 6 月 9 日。以后未来月经。闭经 40 天后出现恶心，呕吐，尿妊娠免疫试验阳性。7 月 26 日阴道有少量流血。即开始每日肌注黄体酮，迄今未停。8月26日因早妊2^+月过去有习惯性流产史，住院保胎。入院后，除原有治疗外，并加用绒毛膜促性腺激素500单位肌注，口服维生素及镇静剂等。但患者仍有腰酸、腹部下坠、头晕、出汗、阴道少量出血等症。食纳少，二便自调。

舌象：舌质淡红。脉象：沉细稍数。

西医诊断：①先兆流产。③习惯性流产。

中医辨证：气血两亏，脾肾不足。

治法：补气养血，健脾益肾。

方药：

炒山药五钱　莲子肉三钱　菟丝子三钱　川断三钱　桑寄生五钱　当归二钱　白术三钱　阿胶块五钱（烊化）

治疗经过：9月5日，服上方5剂后，腰酸及下腹坠感减轻，尿频。上方去白术、当归，加杜仲三钱，桑寄生四钱，继服。

9月9日，服上方3剂后，小便次数减少，腰酸减轻，仍稍有下腹坠感，上方黄芪加至八钱。9月16日，服上方3剂后，症状基本消失，活动后稍有腹坠感。

9月19日服上方3剂，腹坠感已消失。近两天感冒，身倦，流涕，腰酸。方药如下：

荆芥穗二钱　薄荷一钱　山药五钱　莲子肉三钱　桑寄生五钱　阿胶块五钱（烊化）

9月26日，服上方3剂后，感冒已愈。上方去荆芥穗、薄荷，加白术三钱，菟丝子三钱，继服。

10月3日患者因准备出院，由于洗澡及上下楼梯，活动量增加，于10月4日又感腹痛、腰酸并偶有宫缩，舌淡红，脉右弦滑左沉滑，方药如下：

山药八钱　石莲八钱　白芍三钱　黄芩三钱　椿根白皮三钱　阿胶块五钱

10月7日，服上方2剂后，腹痛消失腰痛减轻，仍有腹部下坠感，纳少，继服上方。

10月9日服上方2剂后，宫缩消失，仍有腰痛纳差。方药如下：

山药五钱　石莲四钱　菟丝子三钱　杜仲三钱　阿胶块五钱（烊化）　桑寄生四钱　川断三钱

目前宫底已平脐，胎心于右下腹可听到（144次/分），妊娠已达5个月。后经随访自然分娩。

例三：马某，女，30岁，门诊简易病历。初诊日期：1972年11月1日。

主诉：妊娠70天，腹痛，阴道出血7天。

现病史：既往月经正常，现已妊娠70天。7天前开始小腹痛，腰酸，阴道流血，色鲜红，喜冷饮，小便黄，大便干。曾复查妊娠试验阳性。

舌象：舌质偏红，苔少。脉象：沉滑无力。

西医诊断：先兆流产。

中医辨证：血热伤胎。

治法：清热凉血安胎。

方药：

山药五钱　石莲三钱　黄芩三钱　侧柏炭三钱　马尾连三钱　椿根白皮三钱　阿胶块五钱（烊化）　白芍四钱

治疗经过：11月4日，服上方3剂后，腰腹痛减轻，阴道出血减少。继服3剂后，阴道出血已止。

【按语】 先兆流产，中医称为“胎漏”或“胎动不安”。刘老医生认为胎漏多因肾气不足或脾胃虚弱，以致胎元不固或因素体阳盛热迫血行所致。脾气虚弱，血热伤胎者，多见身热，喜冷饮，食少，尿黄便干，少腹坠胀痛，腰酸痛，阴道出血色鲜红，舌质红，脉弦滑稍数。治以健脾清热，凉血安胎，常用经验方清热安胎饮进行治疗。出血量多者，加贯众炭、棕榈炭、生地、旱莲草；脾肾两虚，胎系不固者，则见食纳少，腰酸痛，小腹坠胀，阴道断续出血，色淡红，舌质淡苔白，脉滑无力或沉弱。治以健脾益肾，养血安胎，方用寿胎丸（菟丝子、川断、桑寄生、阿胶），加山药、石莲。出血量多时加椿根白皮、棕榈炭；气虚明显者加党参、黄芪；少腹下坠者加升麻炭；阴虚血热者，多见胎动不安或有小腹疼痛，有时头晕，舌质偏红，脉细滑，治以养阴柔肝，清热安胎，方用芩连芍药甘草汤加减。

例一，属于脾虚血热，方用清热安胎饮。例二，属于脾肾不足，胎系不固，治以健脾益肾养血安胎。方中桑寄生、菟丝子、川断、杜仲滋补肝肾而安胎；山药、石莲、焦白术健脾益肾而安胎；黄芪补气；椿根白皮固涩止血；阿胶养血止血。本方除补气健脾具有古方泰山磐石散之意外，还加强了固肾的力量，药后腰腹痛解，阴道流血已止。在治疗的过程中，曾有感冒流涕，但未发烧，也属于虚人外感，故在原方扶正的基础上，稍加荆芥穗、薄荷疏解外邪，扶正与祛邪。例三兼见阴虚，故于清热安胎饮中加白芍以养肝阴。

羊水过多2例

例一：胡某，女，31岁，门诊简易病历。初诊日期；1971年10月19日。

主诉：妊娠5个月，近日来腹部明显增大。

现病史；妊娠5个月。近日发现体胖，体重明显增加，腹围增大较速，超过妊娠月份。伴有倦怠无力，懒言，腹部胀痛，呼吸困难，心悸，不能平卧，行动不便，小便较少，纳食不香。经某院妇科诊为羊水过多。

舌象：舌质淡润。脉象：缓。

西医诊断：羊水过多。

中医辨证：脾肾两虚，水湿停聚。

治法：健脾补肾，温阳除湿。

方药：

焦白术五钱　茯苓皮五钱　菟丝子五钱　泽泻三钱　陈皮二钱　猪苓二钱　防风一钱半

治疗经过：服本方10余剂后，体重减轻，腹围缩小。产前随诊，未见明显羊水过多，足月正常分娩1男孩。

例二：云某，女，28岁，门诊简易病历。初诊日期：1974年6月6日。

主诉：妊娠5个月，半月来体重增加明显，腹围增大迅速。

现病史：患者第1次妊娠3个月时流产。第2次妊娠因羊水过多，于6个半月时引产，为无脑儿。以后为防治流产一直在本院治疗。1973年12月第3次妊娠，早期见有胃痛，自觉胃部有停水，腹胀，恶心，气短，全身乏力，食纳不香。妊娠后一直在某医院作腹围及羊水检查，妊娠5个月时，体重在半个月内增加2.2公斤，腹围增加迅速，下肢浮肿，尿少。经检查诊为羊水过多。

舌象：舌质胖淡。脉象：细缓。

西医诊断：羊水过多。

中医辨证：脾肾不足，水湿停聚。

治法：健脾补肾，除湿行水。

方药：

山药五钱　莲子肉三钱　白术三钱　远志三钱　川断三钱　桑寄生一两　陈皮二钱　茯苓皮四钱　冬瓜皮五钱

治疗经过：患者自妊娠5个月以后，基本上按此方加减。妊娠6个月以后，于上方加羌活六分至一钱，一直服用至足月。妊娠期间腹围增长速度，符合妊娠月份。产前检查均属正常，胎心正常，血压110～120/70～80毫米汞柱，血红蛋白11克/分升。于1974年10月1日顺产1男孩，生后检查发育正常。

【按语】 羊水超过2 000毫升以上称为羊水过多，病因尚不明确。羊水过多对母体和胎儿都有不良影响，所怀胎儿以无脑儿和消化道闭锁者居多。本病属于中医学“胎水肿满”的范围。刘老医生认为本病多因脾虚不能胜湿，水气不化，蓄于胞中所致。另外，肾阳虚不能温脾，以致膀胱气化不利，水道不通，水湿停聚也可诱发本病。治疗时多采用健脾补肾升阳除湿为法。例一，妊娠5个月，发现羊水过多，属于脾失健运，水湿停聚不化。倦怠、懒言、纳差为脾虚湿困之象。肾虚不能温化膀胱，水道不利则尿少。舌质淡润，脉缓均为脾肾不足而有水湿之征。故以健脾补肾，温阳除湿为法。方中焦白术、茯苓皮、陈皮、猪苓、泽泻健脾利水，菟丝子补肾，蒸化膀胱之气，相当于五苓散中之桂枝（因为桂枝辛热容易伤胎，而菟丝子补肾阴而固阳且无伤胎之害），防风升阳除湿。例二，曾两次妊娠均为羊水过多，第2次妊娠因羊水过多引产为无脑儿。第3次妊娠后，自第5个月开始，又出现体重显著增加，说明又有羊水过多现象。自觉胃部有停水，恶心，纳差，腹胀发硬，均为脾胃不和，水湿不化的征象。因为脾主四肢，脾为湿困，则见四肢酸楚无力。水气不化则下肢浮肿、尿少。证属脾肾不足，水湿聚于胞宫。治以健脾补肾，升阳除湿。方中山药、莲肉、白术健脾补气；冬瓜皮、陈皮、茯苓皮行气利水；川断、桑寄生补肾；远志行气而利九窍，羌活升阳祛湿。服本方至足月，正常产1男孩，母子均正常。

刘老医生对于“羊水过多”的治疗，是根据治“胎水”的原理，多采用健脾补肾，利水升阳之法。以全生白术散为主方，健脾利湿兼补肾气。另外，在选用升阳的药物方面有其独特的见解。他经常选用的升阳药物有防风、羌活。防风辛甘微温入肝、脾、膀胱三经，为风药中之润剂，升浮为阳，故能祛风胜湿，又能行脾胃之气，使湿气从中焦而散发，若合白术则助脾拦湿，使水气不向下焦渗注。羌活辛苦温，气雄而散，其性上升，入肾、膀胱二经，功能宣散疏风，发表胜湿。防风、羌活均为风药，防风性缓而兼扶正；羌活性烈偏祛邪。临床上两者能协助健脾药，加强补脾升阳的作用。升举脾气也就是促进脾的功能，同时也能使一部分湿邪随风散出。因其辛温偏散，可以防止其他补药滋腻过度，但用量不宜过大，一般以五分至一钱左右即可。

妊娠合并痢疾1例

平某，女，34岁，门诊手册。初诊日期：1974年11月14日。

主诉：腹痛便稀20余天。

现病史：妊娠已7个月。10月下旬，突然腹痛便稀，有黏液及脓血样物，经化验检查诊为细菌性痢疾。

曾服痢特灵、合霉素等药未愈。现症：恶心，食纳不佳，腹痛即泻，里急后重，大便日解 4～5 次，尿少，色黄。大便化验红细胞 10～15/HP，白细胞 30～40/HP。

舌象：舌尖红，苔薄白。脉象：弦滑数。

西医诊断：妊娠合并痢疾。

中医辨证：胃肠积滞，湿热下痢。

治法：清热分利，凉血燥湿。

方药：

银花五钱　黄芩三钱　黄连一钱半　白头翁五钱　白芍四钱　甘草一钱　滑石块五钱

治疗经过：11 月 18 日，服上方 3 剂后，腹痛减轻，大便日解 4 次，量多。胎动明显。上方去滑石块加马齿苋五钱，继服 3 剂。11 月 21 日，药后大便日解 4 次，早晚手脚发胀，化验大便镜检：红细胞 0～1 个/HP。舌脉如前，原方继服 3 剂。12 月 2 日，药后大便仍有 3～4 次，色紫红，黏稠，手足仍发胀，腰酸，腿痛，脉弦滑略数，舌淡苔薄白，前方加大黄七分继服 1 剂。12 月 5 日，药后诸症大减，大便日解 1～2 次。化验大便镜检：红细胞（－），白细胞 4～5 个/HP。继服 3 剂以巩固疗效。

【按语】 痢疾一证多因湿热积滞肠腑所致。湿热内蕴，腑气阻滞，气血凝结蒸化为脓血则为湿热痢。从临床上看湿热在气分，则为白痢，在血分则为赤痢。治痢多以“通因通用”为大法，故有“痢无补法”之说。妊娠合并痢疾，因妊娠忌下，而且产前又多热。所以治疗就比较困难，本例因为湿热阻滞中焦，胃失和降，故见恶心纳差。湿热积滞肠中，气血被阻，传导失常，故见腹痛腹泻，尿少色黄。脉象弦滑数，舌尖红均为热象。虽然病程已近一月，仍有脓血便、里急后重，说明湿热已蕴于血分。开始刘老医生也有些顾虑，所以在治疗上采用清热分利，凉血燥湿的法则，以芩连芍药甘草汤加减。方中黄芩、黄连清肠胃热；芍药、甘草缓急止痛；白头翁入血分凉血清热；滑石、甘草清热分利；银花入血分清血分热毒。药后虽然腹痛减轻，但是大便次数仍多，脓血便仍在，手脚反而发胀，说明湿热未除。又因胎动明显增加，不宜过用通利之品，所以去滑石加马齿苋。因为滑石善利小便。他体会利尿的药物一般多伤气、伤阴，过用利尿药物则能伤肾气，肾气受损则系胎力弱更易伤胎。而马齿苋一药在《产宝方》中曾记载，能治产后血痢。虽然也有滑胎通淋的缺点，但是功能散血消肿解毒利肠是其特点，用于此例尚属相宜。药后大便镜检红细胞明显减少，白细胞多数，其他症状同前，说明湿热仍未清除。他根据《内经》中“有故无殒，亦无殒也”，以及古代医家关于治疗妊产病时所说的“有病则病挡之”的看法，于上方中加大黄七分，一剂药后，症情迅速好转，继服而后则症除。他在复习此例时再三强调，如果在首方中加用大黄，可能疗程会大大缩短。因为大黄能入血分，清血分毒热，通导滞热外出。配合白头翁治疗湿热下痢效果更为理想。总之，他认为妊娠期合并痢疾时，在治疗上既要重视妊娠体质的特殊性，又要考虑到湿热积滞的病理特点，正确地处理“痢无补法”和“妊娠忌下”的矛盾是成败的关键。主要是根据病情的实际，若属于湿热的实证，仍不要放弃“通因通用”的原则，把清法与下法结合起来，具体情况具体处理。但是大黄的用量不宜过大，以七分至一钱为宜，中病即止。

陈旧性宫外孕3例

例一：王某，女，34岁，外院会诊病历，住院号155012。会诊日期：1974年9月10日。

主诉：左下腹痛、阴道出血3月余。

现病史：患者于1974年5月27日因左下腹部剧痛，曾在某医院做后穹隆穿刺，确诊为宫外孕，阴道出血不止，下腹疼痛难忍。曾服中西药治疗，仍有腹痛及阴道出血。平时小腹两侧疼痛，黄带量多，黏稠有臭味。妇科检查子宫右侧包块约5厘米×4厘米×3厘米大小。血象检查：白细胞5 000/立方毫米，红细胞369万/立方毫米，血红蛋白12克/分升。

舌象：舌质黯，苔黄腻。脉象：弦滑。

西医诊断：①陈旧性宫外孕。②双侧附件炎。

中医辨证：湿热下注，气血瘀滞。

治法：清热利湿，活血化瘀。

方药：

瞿麦四钱　萹蓄四钱　木通一钱　车前子三钱　连翘四钱　黄芩三钱　马尾连三钱　赤芍二钱　川楝子三钱　延胡索三钱

治疗经过：9月13日，服上方3剂后，左下腹痛减轻，阴道仍有少量出血（如咖啡样），上方去川楝子，加丹参二钱，蒲黄二钱，五灵脂二钱，没药一钱半，继服。9月16日，阴道仍有少量出血，轻微腹痛，上方去五灵脂、蒲黄、木通、马尾连，加银花五钱、桃仁一钱。9月26日，药后妇科检查：局部包块已缩小至3厘米×3厘米×4厘米。阴道仍有少量出血，小腹隐痛，上方继服。10 月 15 日复诊时称：盆腔包块又见缩小（3 厘米 ×1 厘米 ×1 厘米）。自 10 月 7 日至 10 月 12 日行经后，阴道出血已止，现有带下，色淡黄，有时小腹痛。11 月 4 日，月经来潮，量中等，色黯红，有血块，改服下方：

赤芍三钱　没药二钱　丹参四钱　桃仁三钱　三棱三钱　莪术三钱　苏木三钱　延胡索二钱

11 月 21 日，上方服 6 剂后，妇科检查包块呈条索状，除微有腹痛外，无其他不适，带药出院。

1974 年 12 月 24 日，通信治疗时称：曾做妇科检查，子宫右侧包块已不明显，左侧附件增厚有粘连，月经周期正常，经期小腹疼痛，带下稀白，其他无不适。改方如下继服：

制香附三钱　川楝子三钱　延胡索三钱　五灵脂三钱　没药一钱　柴胡二钱　炒荆芥穗二钱　车前子三钱　萆薢四钱

1974 年 1 月信访时称：临床症状已消失，妇科检查宫颈轻度糜烂，子宫后位，正常大小，活动好，两侧附件稍增厚，未触及肿块。

例二：吴某，女，30 岁，外院会诊病历，住院号 154133。会诊日期：1974 年 7 月 11 日。

主诉：阴道不规则出血 4 月余。

现病史：患者自 1974 年 3 月开始阴道不规则出血，兼有赤白带，量时多时少，有血块，右下腹疼痛。7 月 10 日刮宫 1 次，子宫内膜呈分泌期变化。妇科检查：子宫右侧包块约 5 厘米 ×7 厘米 ×7 厘米大小，血沉 50 毫米/小时。诊断为陈旧性宫外孕，曾经治疗包块未消。

舌象：舌质黯。脉象：弦滑。

西医诊断：①陈旧性宫外孕。②慢性盆腔炎。

中医辨证：湿热下注，血瘀气滞。

治疗：清热利湿，活血化瘀。

方药：

瞿麦四钱　萹蓄三钱　木通一钱　苍术三钱　炒荆芥穗二钱　苡仁米五钱　冬瓜子一两　延胡索二钱　赤小豆五钱　川楝子三钱　五灵脂三钱　桃仁一钱

治疗经过：上方服3剂后，腹仍坠痛，流血未止，遂改用活血化瘀消癥止痛，兼以清热利湿为法，方药如下：

丹参四钱　赤芍二钱　没药二钱　桃仁三钱　川楝子三钱　延胡索三钱　冬瓜子一两　车前子三钱　蒲黄炭三钱

7月19日，服上方3剂后，阴道流血渐净，右下腹疼痛减轻，内诊检查称包块缩小，上方加五灵脂、苏木各三钱继服。8月9日，仍有少量阴道出血，呈咖啡色，下腹痛，有时恶心，脉沉弱。拟以清热解毒，除湿化瘀。方药如下：

延胡索三钱　川楝子三钱　瞿麦四钱　萹蓄三钱　赤芍二钱　蒲黄炭三钱　银花三钱　冬瓜子五钱　五灵脂二钱　柴胡一钱半　黄芩二钱

8月15日，药后腹痛减轻，内诊包块继续缩小，阴道流血已止，仍有白带，上方加败酱草五钱。8月19日，药后白带减少，腹痛减轻，血沉10毫米/小时，上方去黄芩、柴胡加车前子三钱。

8月22日，药后症状基本消失，妇科检查子宫右侧包块已缩小为5厘米×3厘米×3厘米。病情稳定出院，方中蒲黄炭改为生蒲黄并加萆薢四钱，带方继服。

例三：杨某，女，28岁，门诊手册。初诊日期：

1975年8月23日。

主诉：阴道出血54天未止。

现病史：以往月经正常。7月1日经行淋漓不止，色黯有块。7月18日曾行诊断性刮宫术，病理诊断为“增殖期子宫内膜”。术后阴道出血仍淋漓不止，久治未愈至今已54天，服中药3剂后血止。10天后称下腹坠感，经某医院检查，发现子宫右前方有一鸭蛋大的包块。

舌象：舌质黯红。脉象：弦缓。

西医诊断：陈旧性宫外孕。

中医辨证：气滞血瘀，癥结凝聚。

治法：活血化瘀，消癥散结。

方药：

丹参五钱　赤芍三钱　桃仁二钱　乳香一钱　没药一钱　三棱三钱　莪术三钱　延胡索三钱　蒲黄三钱　五灵脂三钱

治疗经过：上方服7剂后，腹痛消失。内诊检查：子宫右前包块仅有2厘米×1厘米×1厘米大小。又服3剂后，9月29日复查包块已完全消失。诸症消失。

【按语】 凡妊娠不在宫内，而在子宫以外的部位称为异位妊娠。古代中医书中并无专论。根据其临床表现，多按气血凝滞或癥瘕论治。以活血化瘀，消癥止痛为法，方用活络效灵丹加三棱、莪术，效果比较理想。刘老医生体会，对于陈旧性宫外孕除上述方药外，还应当根据病人的不同情况辨证分析，如例一、例二合并慢性盆腔炎，均有阴道不规则流血和腹痛，盆腔有包块，除血瘀成癥外，兼见下焦湿热之象。例一，平时小腹两侧疼痛，黄带多、黏稠有臭味，苔黄腻。例二，兼有热伤血络，赤白带下诸证。所以，在治疗时，除以活血化瘀消癥为主外，还加用清利湿热的药物，如萹蓄、瞿麦、木通、车前子、冬瓜子、银花、连翘、败酱草、黄芩等。例一，首次方中偏于清热利湿，而活血化瘀不足。药后腹痛虽然有所减轻，但瘀血不去，新血不生，阴道出血未止，当加强活血化瘀药力后，出血开始减少，包块缩小也比较明显。例二开始偏重于活血化瘀，而清热利湿不足，症状改善不够理想，当加入银花、黄芩、败酱草等清热解毒的药物后，临床症状改善和局部包块的消散也比较明显。例三，兼证不多，故以活络效灵丹加味治疗，收效理想。

不孕症5例

刘老医生认为：女子不能受孕，主要是由于肾气不足，精亏血少，胞宫虚寒，阴虚血热以及肝郁气滞，冲任气血失调所致。肾虚血少者，多见有月经量极少，经期正常，行经1~2天，血色淡，形体瘦弱，腰酸腿痛，多年不孕，脉虚细，舌质淡。治疗上，多用八珍汤去白术、茯苓，加香附、红花、覆盆子、淫羊藿于每次月经后服6~7剂；阴虚血少者，多见有经期正常，经量极少，色黯褐，形体瘦弱，口干，烦热或有低烧，脉细虚或细数，舌质红。治疗上常用的方药为：生地四钱，白芍四钱，地骨皮三钱，玄参三钱，麦冬三钱，青蒿三钱，枸杞子五钱，丹参二钱，益母草四钱，以滋阴益肾，养血清热。子宫寒冷者，多见有小腹冰冷或冷痛，面色白，舌淡，苔白，脉细缓，治疗上多用艾附暖宫丸，或用黄芪、吴茱萸、川断、荔枝核、益母草、小茴香等药。阴虚血热者，多见有月经先期，甚或一月二至，色黑紫有大血块，经期烦热，或有痛经，多年不孕，脉滑数。治疗上多用清经汤加车前子、瞿麦等。肝郁气滞者，多见有月经后错，胸胁胀痛，心烦急，经血色淡，行经腹痛，腰腿疼痛，多年不孕，脉沉弦。治疗上多用得生丹加肉桂、香附。

例一：任某，女，35岁，已婚，门诊简易病历。初诊日期：1973年4月5日。

主诉：近5年来不孕。

现病史：患者17岁月经初潮，周期正常，经来腰腹痛，经前见有头晕、恶心呕吐，经中西医治疗后症状好转。婚后于1968年生一男孩，产后月经先后不定期，量少，色淡红，经期腰腹痛，喜暖，喜按，心慌、气短，乏力，睡眠多梦。第一胎产后已5年未孕。妇科检查：子宫后倾，偏小。

舌象；舌质黯淡，苔薄白。脉象：细缓。

西医诊断：继发性不孕症。

中医辨证：气血两亏，心脾不足。

治法：益气养血，补益心脾。

方药：

当归三钱　白芍五钱　川芎一钱半　益母草三钱　党参四钱　黄芪五钱　茯苓四钱　甘草二钱　炒白术四钱　桂圆肉三钱　山药四钱　酸枣仁四钱

治疗经过：上方共服8剂，加服坤顺丹20丸，月经周期正常，色正，无血块，腰腹已不痛。于1973年7月12日因闭经1个多月，查妊娠免疫试验阳性。1974年3月5日足月分娩1女孩。

【按语】 本例属于气血两亏，心脾不足。患者第一胎产后，月经开始先后不定期，量少色淡，是由于产后气血两虚所致。血海空虚，胞脉失养，则经来腹痛，喜按，喜暖。心脾不足则心慌、气短、乏力，睡眠多梦、舌黯淡、苔薄白、脉细缓。血海空虚，精失所养，则不能再次受孕。治以益气养血，补益心脾，方用归脾汤加减治疗。方中当归、白芍、川芎养血，黄芪补气，参、术、苓、草、山药健脾补气，桂圆肉、酸枣仁养心安神，益母草活血调经。全方益气血补心脾，活血调经。以后加用坤顺丹，经过两个多月的治疗。由于气血冲任得以充养，月经正常，腰腹痛止，故而受孕。

例二：孙某，女，32 岁，已婚，门诊简易病历。初诊日期：1971 年 11 月 23 日。

主诉：结婚 8 年未孕。

现病史：平素月经后错 10 多天，量中等，色黑，经前乳房发胀，有时腰腹发凉，婚后 8 年一直未受孕，曾经妇科检查称子宫偏小。

舌象：苔薄白。脉象：弦滑。

西医诊断：原发性不孕症。

中医辨证：肝郁气滞，气血失调。

治法：舒肝解郁，养血调经。

方药：

当归三钱　白芍三钱　川芎二钱　枳壳二钱　木香一钱　羌活一钱　益母草六钱　柴胡二钱　吴茱萸二钱　肉桂一钱

治疗经过：本方服用 15 剂后即受孕，足月顺产 1 男孩。1974 年 12 月份随访时称于 1973 年 9 月第 2 次妊娠。共生育 2 子。

【按语】 本例属于肝郁气滞，气血失调。肝藏血，喜条达，与月经密切相关。若因情志不舒，肝失条达，气血失调，冲任不能相资，故不能孕育。治以舒肝解郁，养血调经为法，多用得生丹加味治疗。方中当归、白芍养血，川芎疏通血中之气；枳壳、木香调气舒郁；柴胡舒肝解郁；羌活疏通经脉之气血，用益母草易熟地，养血调经而不滞。因兼见阳虚腰腹发凉，故加入吴茱萸、肉桂以温经散寒暖宫，药后得以受孕。

例三：宫某，女，28 岁，已婚，初诊日期：1973 年 3 月 1 日。

主诉：结婚 5 年未孕。

现病史：患者月经 15 岁初潮，周期为 30 天，行经 5～6 天，量多色深紫，有块，经来腰腹胀坠而疼痛，全身怕冷，少腹发凉，手足冰冷，纳差，伴有恶心、便溏。已婚 5 年未孕。

舌象：舌质黯。脉象：沉缓。

西医诊断：原发性不孕症。

中医辨证：肝郁血虚，寒客胞宫。

治法：疏郁养血，温经散寒。

方药：

当归三钱　川芎一钱半　炒白芍三钱　益母草四钱　枳壳一钱半　木香一钱半　制香附三钱　菟丝子三钱　白术三钱　干姜二钱　胡芦巴三钱

治疗经过：4 月 4 日，服药 30 余剂，食纳增加，经期已不恶心，便溏、精神均已好转，但仍有下腹坠痛，腰痛，小腹发凉感，遂加强温宫散寒之力，方药如下：

小茴香三钱　橘核三钱　荔枝核三钱　胡芦巴三钱　乌药三钱　延胡索三钱　川楝子三钱　制香附三钱　五灵脂三钱　益母草三钱　菟丝子三钱

6月1日，服上方13剂后，闭经1个多月，今日查妊娠免疫试验阳性。1974年12月随访时称：1月份足月正常分娩1子。目前月经周期正常，量稍多，色红有块。

【按语】 本例原有痛经史，经来小腹坠胀疼痛，恶心，便溏等是因为肝郁不舒影响脾胃所致。肾气不足，胞宫寒冷，故小腹发凉、怕冷、四肢不温。在治疗上，除舒肝外，尚须用温经散寒之剂。仍以得生丹加味治之，方中当归、川芎、白芍、益母草养血调经，枳壳、木香、香附理气，菟丝子、胡芦巴补肾气，白术、干姜温运脾阳。药后症状有所减，纳食增加，经期已无恶心便溏，但小腹发凉仍未见轻，经来小腹仍感坠痛，说明本方温宫不足。改用暖宫散寒，佐以理气调经之剂，加橘核、荔枝核、小茴香温暖下元。胞宫得暖，冲任得调，而后受孕。

例四：王某，女，29岁，已婚。初诊日期；1972年3月18日。

主诉：结婚10年不孕。

现病史：平素月经周期正常，色正，量中等，白带量多色黄，有臭味。两侧少腹痛，腰痛，伴有手足心热，头痛，恶心，不爱睁眼，尿频数，结婚已10年未孕，经妇科检查称双侧输卵管不通。

舌象：舌质黯红。脉象：脉滑。

西医诊断：原发性不孕症。

中医辨证：湿热下注，气滞血瘀。

治法：清热利湿，疏通气血。

方药：

瞿麦四钱　萹蓄四钱　木通一钱　车前子三钱　川楝子

三钱 乌药三钱 延胡索三钱 萆薢四钱 赤白芍各三钱 银花五钱

治疗经过：3 月 22 日，服上方 3 剂后，双侧少腹痛减轻，小便次数减少，脉缓。上方去赤白芍，加地丁五钱，败酱草五钱，继服。

3 月 27 日，药后腹痛尿频基本消除，黄带已尽，仍有腰痛，上方加强行气活血之力，方药如下：

制香附三钱 川楝子三钱 乌药三钱 延胡索三钱 五灵脂三钱 没药一钱 桃仁二钱 木香一钱半 橘皮二钱

上方继服 12 剂后，于 5 月 12 日闭经 1 个多月，检查妊娠免疫试验阳性。而后足月分娩 1 子。

【按语】 本例属于湿热下注，气滞血瘀。由于湿热下注故见黄带量多，且有臭味，尿频。湿热互结，气滞血瘀故见腰腹疼痛。湿热上犯清阳不升，故见头痛，恶心，不欲睁眼。治以清利湿热，疏通气血。方用八正散加减。方中瞿麦、萹蓄、木通、车前子、萆薢清利湿热；川楝子、乌药、延胡索理气活血；赤白芍养血活血；银花、地丁、败酱草清热解毒。药后黄带、尿频、腹痛均减轻，说明湿热渐清，而后进一步调理气血，遂改用理气活血之剂而收功。

例五：王某，女，28 岁，已婚。初诊日期：1959 年 12 月 15 日。

主诉：结婚 3 年不孕。

现病史：患者 16 岁月经初潮，月经周期为 40～50 天，行经 5～6 天，量少色紫红，稍有血块，经前及经期少腹疼痛，腰酸，平时白带量多、黏稠有味。婚后 3 年未孕，配偶健康。

检查：外阴、阴道正常，宫颈轻度糜烂、口小，宫体前位，子宫发育稍小，双侧附件增厚，左侧有条索状物，远端有膨大，子宫内膜检查，为经期晚分泌期内膜，输卵管通液试验：双侧输卵管不通。

舌象：舌质淡红，苔薄白。脉象：沉缓。

西医诊断：①原发性不孕症。②慢性盆腔炎，两侧输卵管不通。

中医辨证：肾亏血虚，气滞血瘀。

治法：养血调肝，舒气化瘀。

方药：

益母草二两　当归一两　杭白芍一两　川芎三钱　广木香三钱　炒枳壳三钱　柴胡五钱　制香附五钱

上药共研细末炼蜜为丸，每丸重三钱，每晚服1丸，白开水送下。

治疗经过：自1959年12月15日至1960年1月均服上方丸药。以后因患肝炎而停药。1960年6月17日，肝炎痊愈后再次来诊，症状同前，继用前方加覆盆子三钱，肉桂五钱以温肾暖宫。经过14个月的治疗，共服丸药4料，症状逐步好转，月经周期正常，血量中等，色红，腹痛消除。1961年11月21日就诊时称，月经过期6天未至，且有轻度恶心作呕，腰酸稍痛，脉象弦滑稍数，拟以清热和胃止呕之剂，嘱观察两周后作尿青蛙试验，结果为阳性。1962年5月29日随访时已妊娠8个月。

【按语】　本例属于肾虚血亏，气滞血瘀。由于气血不足，血海不充，故每次月经不能按时而下，经血量少。肾亏则见腰酸痛，白带量多。气滞血瘀，故见行经滞涩不畅，有血块，痛经。先以养血和肝，舒气化瘀为法。方中当归、川芎活血调经，使之气血调和；益母草、白芍活血调经化瘀生新；柴胡、木香、枳壳、香附解郁开结，舒气行滞，气血通调则经水能以时下，继用肉桂辛甘大热之品，直入补命门而温宫散寒，覆盆子补肝肾。气血得调，瘀结通畅则能受孕。本例使用丸药，取其药缓而功效持久之特性。

通过上述五例的治疗，可以看出不孕症的证情比较复杂，可根据病情辨证论治。另外例四、例五经检查证实双侧输卵管不通。通过中医中药治疗后，能以受孕。说明输卵管已通，成熟卵能以通过输卵管到达子宫。查其方药，除根据证情偏于清利湿热，或偏于调补气血外，共同的特点是行气活血，这一点确实值得重视和进一步研究的。

无排卵性月经2例

例一：李某，女，27岁，门诊简易病历。初诊日期：1972年5月19日。

主诉：月经后错行经腹痛2年余。

现病史：1970年底开始月经后错8、9天，色黑紫有血块，经行小腹疼痛，下肢酸软。结婚1年多未孕，测基础体温为单相型，西医诊断为无排卵性月经。妇科检查：子宫前倾前屈，大小、活动均正常。

舌象：舌苔薄白。脉象：细缓。

西医诊断：无排卵性月经。

中医辨证：血虚肾亏，下焦寒冷。

治法：养血补肾，温暖下焦。

方药：

当归三钱　炒白芍三钱　川芎一钱　熟地四钱　覆盆子四钱　菟丝子四钱　山药五钱　巴戟天三钱　荔枝核三钱

治疗经过：7 月 5 日复诊时称：于 5 ~6 月间共服上方 20 剂。6 月 27 日行经、血量增多，基础体温为双相，说明已有排卵现象。月经周期正常，量中等，色正，血块减少，无腹痛。

例二：陈某，女，27 岁，病历号 228652。初诊日期：1962 年 3 月 20 日。

主诉：闭经 5 个月。

现病史：患者 19 岁月经初潮，2 至 6 月行经 1 次。每次行经 3 至 4 天，血量中等，色红无块，伴有痛经。1960 年曾因闭经 1 年余，于 1961 年住院治疗，作人工周期 3 至 4 个月，治疗期间月经来潮，停药后又闭经。曾检查基础体温 3 个月，均为单相型，取子宫内膜检查为增殖期变化。激素水平低落。子宫发育不良，继续治疗半年，疗效不巩固而来本院。现症：有时头晕头痛，烦躁多梦，睡眠不实，倦怠健忘，平素白带量多，尿频，夜尿多，食纳尚可，大便正常。

妇科检查：外阴正常，阴道通畅，宫颈轻度糜烂，宫口小，宫体前位，较正常为小，活动好，两侧附件（-）。阴道细胞涂片：激情素水平较低落，宫颈黏液无羊齿结晶。

舌象：舌尖红、有瘀斑，舌苔薄白。脉象：弦滑，两尺无力。

西医诊断：无排卵性月经，继发性闭经。

中医辨证：脾肾不足，血虚肝旺，气滞血瘀。

治法：理气活血，平肝清热，补肾调经。

方药：

桃仁二钱　红花二钱　泽兰三钱　益母草四钱　丹参四钱　郁金三钱　川牛膝三钱　石决明一两　滁菊花四钱　乌

药二钱　紫河车一钱（分冲）

治疗经过：以上方为主，曾加减使用过白芍、丹皮、栀子、黄芩等药，并且配合服用得生丹、逍遥丸、五子衍宗丸等，治疗约1月余，月经于5月1日来潮，行经4天，色量正常，经行腹痛，继以调经为法，前方加减。月经于6月7日、7月9日、8月10曰、9月份规律来潮。在治疗期间，作内分泌功能检查；基础体温测定约4个月，均为单相型。宫颈黏液检查，为不典型之羊齿结晶；阴道分泌物检查：清洁度Ⅲ度；阴道细胞涂片激情素水平持续轻低，共作16次，约3个半周期，均无周期性变化。

经治疗后月经来潮约5次，但检查均系无排卵性月经，患者既往即有月经不调，平素白带多，腹痛隐隐，辨为下焦虚寒，10月份在月经周期的第10天开始使用补肾暖下，理气活血调经之丸药，方药如下：

橘核八钱　荔枝核一两半　川楝子五钱　香附五钱　桃仁三钱　小茴香八钱　胡芦巴一两　巴戟天一两　淫羊藿四钱

上药共研细末，炼蜜为丸，每丸重三钱，日服2丸，配合隔日针灸1次。穴位采用：气海、中极、关元、三阴交。末次月经为11月30日，于停经45天作青蛙试验阳性，妊娠期间，情况良好，于1963年9月6日足月顺产1男婴，母子均健康。

【按语】　根据西医观点认为，无排卵性月经是因为卵巢功能不良，卵巢每月也有滤泡生成，卵子发育成熟，但成熟卵不能排出，在卵巢内自行消亡，因此，只有雌激素而没有黄体形成，子宫内膜只有增殖期变化，没有分泌期变化，子宫内膜也脱落形成月经，但是，由于卵子的成熟和消亡时间没有规律，所以，月经周期不是提前就是后错，甚而闭经。由于成熟卵不能从卵巢排出，故不能受孕。

无排卵性月经的患者一般均以月经后错，闭经，不孕为主要临床特点。具有这些症状的患者不一定都是无排卵性月经。所以，刘老医生在遇到这些病例时，往往也要参考现代医学的检查，作为诊治的指标。例如，对于基础体温的测定和子宫内膜的检查等。但是，仍要按照中医的理论辨证论治。妇人以血为本，天癸至，任脉通，太冲脉盛，月事以时下，故能有子。冲为血海，冲脉盛，能够荣养胞宫，则经血自调。所以，月经后错或闭经，实为血虚之证。肾虚胞宫寒冷，不能系胎故无子。总的来看，无排卵性月经的病理实质是血虚肾寒，这是他的基本观点。因此，在治疗上以养血温肾为主，但又必须根据病人的具体情况辨证论治。例一，月经后错为血虚，且经血色黑紫有块，经行腹痛，均为下焦虚寒之证，寒盛则血凝，血凝脉道不通，则腹痛。肾主骨，肾虚髓空，骨失所养，则见下肢酸软。所以，治疗时以四物汤补血为主；覆盆子、菟丝子、山药、巴戟天、荔枝核补肾温肾。而例二证情较为复杂，虽以闭经为主症，兼见头晕、头痛、烦躁、睡眠不实等血虚肝旺之征。所以，先以理气活血为主，重用桃仁、红花、泽兰、益母草、郁金、乌药行气活血，丹参、川牛膝、紫河车养血活血以固本，又要照顾其血虚肝旺之标象，药用石决明、滁菊花清热平肝。尚加减使用过丹皮、栀子、黄芩等。从其症状来看，月经已正常来潮5次，闭经已愈。由于仅注意了血虚的一面，所以，月经虽然已通，而基础体温仍为单相型，说明仍无排卵现象。后来又根据其尿频、夜尿多、白带多、小腹隐痛等下焦虚寒之征，故在原有的基础上重点突出补肾暖下，佐以理气活血调经。方中胡芦巴、巴戟天、淫羊藿补肾壮阳；小茴香、橘核、荔枝核、川楝子理气散寒；香附、桃仁理气活血。从临床效果上看，患者已有排卵现象并已受孕育子。实践证明血虚肾寒的基本观点是符合客观实际的，而且，血虚与肾寒两者之间也是紧密关联的。因而，从临床现象看来，补血是补充了物质基础，温肾是促进了卵巢的排泌功能。在补血的方药中除四物汤外，刘老医生还善用紫河车，因其为血肉有情之品，能养血补肾益损。在温肾助阳的方药中，除一般药物外，他经常使用荔枝核，因其性辛温，入肝经，功能行气散寒，《本草备要》中记载此药“入肝肾，散滞气，辟寒邪，治胃脘痛，妇人血气痛”，刘老医生体会，其所以能治妇人血气痛，除其行气散寒的功能外，可能是由于它能引诸药达之卵巢，与治疝痛引药入男子睾丸的功用相类同。

产后恶露不绝 2 例

正常分娩后胞宫内遗留的败血和秽液混浊物均称为恶露。一般于半月内即可排净。如果淋漓不断，持续日久即称为恶露不绝或恶露不止。发病的原因主要是瘀血内停，气不摄血，或阴虚血热。产后胞脉空虚，寒邪乘虚而入与败血瘀结，停于胞宫，瘀血不去，新血不宁；气虚不能摄血，劳倦伤脾，中气下陷，冲任不固；阴虚血热内生，迫血妄行均可以引起恶露不绝。临床多以瘀血内停为主，且能相互兼见，或夹杂为患。所以，治疗时重点在于活血化瘀，并根据病情兼用益气养血或养阴凉血等法。临床体会病程较短者易治，若持续时间较久，证型交错，辨证用药也比较困难。他对于瘀血内停者，多用产后生化汤或少腹逐瘀汤；气虚不能摄血者，多采用补中益气汤去炙甘草、柴胡，加川断、熟地、陈皮、茯苓；阴虚血热，冲任不固者，多用清经汤去丹皮、茯苓、青蒿。黄柏易黄芩，加旱莲草、牛牡蛎、仙鹤草、贯众炭、玄参进行治疗。更重要的，是在上述基础上辨证论治。典型病例如下：

例一：娄某，女，26 岁，门诊简易病历。初诊日期：1974 年 4 月 16 日。

主诉：产后阴道流血 4 个月。

现病史：患者为过期妊娠，足月产后 4 个月，一直阴道流血，血量时多时少，色红或黑红，有大血块或黄带，伴有腰酸，流血多则下腹痛，大血块流出后，腹痛稍缓解，食纳尚可，二便自调。

舌象：舌质黯淡。脉象：弦滑略数。

西医诊断：子宫复旧不全。

中医辨证：产后血瘀内停，恶露不绝。

治法：活血化瘀，调经止血。

方药：

当归三钱　川芎二钱　桃仁一钱　红花一钱　延胡索三钱　没药一钱　炮姜一钱　五灵脂三钱　小茴香二钱　蒲黄炭三钱

治疗经过：4 月 19 日，服上方 3 剂后，阴道出血已止，仅有少许粉色白带。腰已不酸，精神尚好，上方继服 2 剂。4 月 22 日，服药 4 剂后粉带已止，但见白带量多而清稀，脉弦滑无力。拟以健脾益气，升阳除湿之法，以巩固疗效，方药如下。

党参三钱　白术三钱　柴胡一钱半　炒荆芥穗一钱半　陈皮二钱　车前子三钱　白芍四钱　炙甘草二钱

例二：张某，女，24岁，门诊简易病历。初诊日期：1972年1月3日。

主诉：产后阴道出血不止3个月。

现病史：患者于1971年10月正常分娩1男婴。产后阴道出血不止，血量中等，色紫偶有血块。头晕，倦怠，腰痛腿酸。

舌象：舌红，质胖大，有齿痕。脉象：弦缓。

西医诊断：产后子宫复旧不全。

中医辨证：脾肾不足，冲任不固。

治法：健脾补肾，固摄冲任。

方药：

党参四钱　焦白术四钱　生山药六钱　莲子肉三钱　熟地四钱　川断四钱　侧柏炭三钱　炙甘草二钱　棕榈炭三钱　炒白芍三钱

治疗经过：1月10日，服上方3剂后，阴道出血已止，症状大减，仍有时头痛。脉缓。予下方以巩固疗效。

当归三钱　麦冬三钱　白芍三钱　生地三钱　川芎一钱　桑叶三钱　菊花三钱　黄芩三钱　甘草一钱半

【按语】　例一，为过期妊娠足月产后，阴道出血已持续4个月，血量时多时少，色红或黑红，夹有黄带，伴有腹痛和大血块，血块流出后腹痛稍缓解。此例虽为产后气血大伤，出血时间又长，但舌质黯淡，脉弦滑，为虚中夹实，内有瘀血之征。治宜补虚养血为主，还是活血化瘀为主，就要根据临床经验加以判断。刘老医生查其食纳尚可，二便自调，乃脾胃尚固，又见脉实，大血块流出后，腹痛缓解，所以，在此虚实兼见之际，毅然以活血化瘀通经为主，方用少腹逐瘀汤去赤芍、官桂以防活血太过。3 剂药后，瘀去新生，阴道出血已止。进而以健脾益气，升阳除湿而收功。例二，属于脾肾不足，冲任不固。所以用党参、焦白术、山药、莲子肉、炙甘草健脾益气；熟地、炒白芍、川断补肾养血。脾肾双补以培本，另用棕榈炭、侧柏炭固摄止血以治标。阴道出血止后，因其血虚血瘀日久，内有瘀热，故用四物汤加麦冬养阴血；桑叶、菊花、黄芩清瘀热，甘草以和中。标本先后清楚可见。

产后腹泻 1 例

张某，女，26 岁，门诊简易病历。初诊日期：1973 年 12 月 29 日。

主诉：产后腹泻伴有全身浮肿 50 余天。

现病史：患者自分娩后，因休息调摄失宜，于产后 10 余天，经常腹鸣腹痛，以脐周最明显，便前痛甚，便后痛减，且觉适宜。排便时肛门坠胀，大便溏，日行 2～3 次。伴有心慌、气短，乏力，四肢沉重，不思饮食。经服消炎药，效果不明显。近 1 个月来，症状反而加重，胃脘胀满，黎明之前腹鸣即泻，泻后即安，小便清长，腹部怕凉，腹胀午后较重，倦怠乏力，四肢发凉仍在，周身浮肿，面部及腿部较明显，口干不欲饮水，大便溏，有时带有少量黏液。

检查：精神委靡，语声低微，面色黄白，面部浮肿，手足部扪之发凉，下肢有可凹性水肿。血象正常，尿常规正常。大便色黄白，有黏液，镜检有少许白细胞。

舌象：舌质胖淡，滑润无苔。脉象：沉缓无力。

西医诊断：①慢性肠炎。②浮肿原因待查。

中医辨证：脾肾两虚，寒湿泄泻。

治法：温补脾肾，通阳散寒。

方药：

熟附片四钱　炮姜三钱　炙甘草二钱　党参三钱　焦白术三钱　茯苓三钱　肉豆蔻三钱　桂枝一钱　破故纸三钱　五味子三钱

治疗经过：1 月 3 日，服上方 3 剂后，大便日行 1～2 次，四肢已温，精神见好，腿沉减轻，仍有腹痛，浮肿同前，午后肿甚，余症未减。上方去党参、桂枝，加黄芪五钱，再进 3 剂。1 月 7 日，药后浮肿减轻，步履有力，但因饮食不慎，前天夜间大便 3 次，余症如前，方药如下：

熟附片四钱　炮姜三钱　炙甘草二钱　焦白术三钱　茯苓三钱　肉豆蔻三钱　破故纸三钱　五味子三钱　黄芪五钱　山萸肉三钱　砂仁一钱半　莲肉四钱

1 月 15 日，患者因服药效果较慢，又住某医院进一步检查治疗，诊为消化不良及轻度贫血。经服硫酸亚铁及酵母片后，腹鸣腹痛反而加重，腹泻更甚，大便日行 7～8 次，泻前伴有少腹坠痛，里急后重。自动出院继服中药。辨证同前，方药如下：

党参三钱　焦白术五钱　炙甘草二钱　熟附片四钱　诃子肉四钱　炮姜三钱　茯苓三钱　肉豆蔻三钱　破故纸三钱　五味子三钱　山萸肉三钱　砂仁一钱半　莲肉四钱

1 月 18 日，服上方 5 剂后，黎明泄泻已止，大便日行 1 次，浮肿消退，精神显好，纳食觉香，饮食正常，两颧已见红润，睡眠好。除仍有心慌气短外，其他无不适。上方去五味子、山萸肉、砂仁，加生黄芪五钱，炒枣仁三钱，桂圆肉五钱，继服5剂，共服药19剂。1月23日，症状消失，临床基本痊愈。

【按语】 泄泻可分为急性与慢性两大类。从辨证来看，急性多见热证、实证；慢性多为寒证、虚证。慢性泄泻多因脾胃功能失调，脾虚胃弱，外受寒邪而发；或急性腹泻迁延不愈，正虚而病邪未尽；或夙因肾虚阳气不足，肾阳不能温煦脾胃，以致脾胃虚衰。

本例发于产后，主要是由于产后气血两亏，脾胃虚弱，又因调摄失宜，脾胃运化失职，后天精气供养不足，阳气未复，而阴气盛极，阴盛则命门火益衰。刘老医生抓住患者具有黎明之前脐下作痛，腹鸣则泻，以及腹部畏寒，时有作胀，四肢不温，浮肿，便稀、溲清长，舌质胖淡、无苔，脉沉缓无力等脾肾阳虚的主要证候，辨为肾虚泄泻。因为“肾为封藏之本”，肾虚封藏不固而作泻。肾虽为水脏而有元阳，肾阳衰不能温脾，又不能禁固于下，其气不振则阴寒更盛，致使腹胀、腹鸣、腹泻，再加上寒中胃肠，脾胃升降失司，清浊不分。胃失腐熟之力，所以，除黎明即泄外，白天大便次数也明显增多。便稀便泄日久，脾气更虚，水湿不化，故见浮肿。脾主四肢，阳气不能达于四末，故见肢冷倦怠神疲、少气懒言等症。又因患者为产后气血虚衰之体，全身症状就更加明显，病程也较长。但是，刘老医生谨守病机，以温补脾肾、通阳散寒为主，随症加减。独特之处是在首次方中加用桂枝一钱，旨在通心阳以温运周身之阳气，故药后四肢见温，腿沉也减轻，精神见好。进而在阳气已见通达的基础上，加用生黄芪、山萸肉益气助阳，育阴敛阳。使之阴平阳秘，正气得复，肿消泄止。虽然在治疗过程中，因为过食和服用其他药物，致使病情反复加重，腹泻次数增多，但是并未被表面病象所惑，而是根据其病理实质，辨证立法确当，用方虽似平淡，但是层次清楚，善于守方，直至痊愈。

产前、产后受风3例

例一：张某，女，30岁，门诊简易病历。初诊日期：1974年12月13日。

主诉：口眼㖞斜半天。

现病史；患者妊娠现已6个月，在妊娠两个多月时即有阴道流血，曾诊为先兆流产。服中药清热凉血药后，血已止，但仍有胎动不安，其后经常出现鼻衄，头晕、头痛，腰酸腿软。今日上午外出遇风后，突然出现口眼㖞斜，语言不利，右上肢发麻。

舌象：舌质黯红，少苔。脉象：弦滑。

西医诊断：妊娠合并面神经麻痹。

中医辨证：肝旺血热，外受风邪。

治法：清热散风，养阴平肝。

方药：

桑叶三钱　菊花三钱　钩藤三钱　生地三钱　玄参三钱　麦冬三钱　黄芩三钱　荆芥穗二钱（后下）　薄荷一钱半（后下）

治疗经过：上方服2剂后，口眼㖞斜已恢复，语言正常，其他症状均消失。足月顺产，产后一般情况良好。

例二：李某，女，34岁，门诊简易病历。初诊日期：1972年6月29日。

主诉：产后右侧面部麻木2月余，近1周来加重。

现病史：2 月前正常分娩。产后即感右侧面部麻木，近 1 周来，右侧面部麻木加重，项强，说话吃力，舌向右下㖞斜，吃饭亦感困难，容易激动，爱哭。既往血压偏高。经常头晕、头痛，急躁。血压 180/100 毫米汞柱。

舌象：舌质淡，苔白。脉象：沉细。

西医诊断：舌咽神经麻痹？

中医辨证：产后血虚受风。

治法：养血益气，祛风通络。

方药：

当归三钱　白芍三钱　川芎一钱半　熟地三钱　生黄芪四钱　橘皮二钱　橘络二钱　丝瓜络二钱　防风二钱　秦艽二钱　木香一钱

治疗经过：服上方 5 剂后，诸症明显好转。血压 130/80 毫米汞柱。继服本方，以巩固疗效。

例三：王某，女，26 岁，门诊简易病历。初诊日期：1974 年 10 月 4 日。

主诉：产后舌硬，说话不利已 6 个月。

现病史：产后 20 天时，突然感到舌体发硬，说话不利，持续 6 个月之久，伴有四肢无力发凉，有时手发抖。经西医检查未能确诊。

舌象：舌体胖大，质偏黯有齿痕，少苔。脉象：细缓。

中医辨证：气血两虚，风痰阻络。

治法：补气养血，散风豁痰。

方药：

党参三钱　白术三钱　远志三钱　当归三钱　川芎一钱半　陈皮二钱　半夏三钱　菖蒲二钱　砂仁一钱半

治疗经过：10 月 21 日，上方服 6 剂后，自觉症状减轻，现仍稍有舌硬，四肢发抖而不温。方药如下：

党参三钱　黄芪一两　当归三钱　川芎一钱　陈皮二钱　半夏三钱　茯苓三钱　甘草一钱　远志三钱　菖蒲三钱　红花一钱半　鸡血藤八钱

12 月 16 日，症状已大减，说话吐字清楚，四肢已温，继服上方，以巩固疗效。

【按语】　例一为产前受风，从西医观点来看，为妊娠期合并面神经麻痹。患者素体阳虚，孕后阴血聚以养胎，肝阳偏旺，阳盛则热，下扰血海则迫血妄行，以致胎漏，胎动不安。肝阳升越，肝热上扰，热迫血行，故见鼻衄，头晕，头痛。肝肾阴虚则腰酸腿软。总之，肝肾阴虚，肝热偏盛是其内因。正虚则风邪易于侵入。正如叶天士所说："精血耗损，阴伤化燥，肝阳偏亢，而易中风"。外出受风，故见口眼㖞斜，肢体麻木，语言不利。在治疗上，刘老医生认为，如果单纯疏散风邪，而不清肝热，则热益盛更加灼耗阴液，若单纯养阴清热则风邪不得解，脉络不通，风邪不易祛除。所以，采取清热疏风，养阴平肝，标本兼治的法则。方中生地、玄参、麦冬养阴柔肝平肝；桑叶、菊花清热平肝而疏风；黄芩清热安胎，平肝降逆；钩藤清热平肝息风；荆芥穗、薄荷疏散风邪。治疗特点是，既重视其肝热、胎热、阴亏、津少的特殊性，同时也注意到外风侵袭的主要方面。

例二、例三均为产后受风，中医学认为语言謇涩是中风的一个症状。《诸病源候论》中说："脾脉络胃，夹咽，连舌本，散舌下，心之别脉，系舌本，今心脾二脏受风邪，故舌强不得语也"。一般认为产后阴血骤虚，阳气浮散，抗病力弱，若因不慎感受外邪，多易导致“产后受风”等证。例二，既往经常头晕，头痛，烦急（血压偏高），系因素体肝阴不足，肝阳偏亢。适值产后阴血更伤，感受风邪中于经络，故见右侧面部麻木，语言謇涩，项强发硬，舌歪活动不利；肝阳亢盛则烦躁易于激动。即所谓“产后痉症”。治以养血益气，祛风通络。方中用四物汤养血活血；黄芪补气；橘络、丝瓜络疏通经络；橘皮、木香疏气；防风、秦艽祛风。本例的治疗以补血为主，祛风通络为辅。气血平和则病自愈。

例三，亦为产后气血大伤之体，气虚痰阻，不能达于四末则四肢不温。血虚经脉失养故见颤抖。风痰阻于经络，清阳不升，脉络不利故见头晕、语謇。由于病程较长正气日衰，治疗时仍应以补虚为主。方中党参、白术健脾补气；当归、川芎养血；陈皮、半夏、远志、菖蒲祛风痰而开窍；砂仁舒气醒脾胃。药后症状虽然减轻，但脉仍沉弱无力，四肢不温，说明气虚明显，故于前方中加入黄芪一两，借鉴于王清任补阳还五汤之方义，另加红花、鸡血藤养血活血通络，由于加强了补气活血的作用，药后症状明显好转。

中医所谓“中风”分为中经、中腑、中脏等三种不同情况。以上三例以面部麻木、口眼㖞斜、语言謇涩、肢摇颤抖为主症，均属风邪中经之症。对于妇女来说，产前、产后的体质有别，所以，在治疗法则上，同中有异。产前一般多热，治疗应以清热散风祛邪为主，佐以养阴平肝，使外风不致与肝阳相合，并能阻断病邪进一步向里发展，以防中腑、中脏之势。而产后多虚，气血大伤不能推邪外出，故以补气养血扶正为主，佐以活血祛风之品，活血通络引邪外出；若不补虚，反而过用风燥之品，则更伤其阴血，正不抗邪，邪气反而深入。

另外，对于产后病的治疗原则，古代即有两种不同的看法。有人认为“产后多虚”治以扶正为主。有人认为产后虽虚，“有病则病挡之”应以祛邪为主。刘老医生认为，这两种说法并不矛盾，乃是不同情况的不同处理方法。对于产后受风诸证，因其为“虚邪贼风”，所以，应当以扶正为主，通过扶正，达到祛邪的目的。而对于实邪大热诸证，因其邪热鸱张，则应重用清热祛邪之剂，以消其燎原之势，邪去才能正安。若被产后多虚的看法所桎梏，妄用温补，犹如火上浇油。所以，对于产后病的治疗，仍应根据具体情况，具体分析，辨证论治。

产后外感发烧5例

产后发烧西医多指产褥热，系因产后感染所引起的发烧。根据中医的观点，产后发热的原因很多，可以分为外感、血瘀、食滞和气虚、血虚、阴虚等。单纯血瘀或里虚证，多为低烧；而外感及食滞发热则可见有高烧。其中尤以外感证类更为多见。

一般产后多虚，喜汗出，正如《金匮要略》中说：“所以产妇喜汗出者，亡阴血虚，阳气独盛，故当汗出，阴阳乃复”。意思是说，产后出汗多，是正常的生理现象。但是，由于血虚和汗出腠理不闭，外邪极易入侵而引起外感病证。另外，产后体虚习惯于“食补”者居多，因而姿食肥甘，或操劳倦怠，脾运失健，胃肠易于蓄热。所以，产后外感发热，多见表里同病。根据刘老医生的体会，这些都可以说是产后发烧的特点。对于产后外感的辨证应当注意风寒、风热的鉴别，不能一见发烧就用辛凉解表或苦寒清热。应当根据其外邪深浅的病位相应处理。若属风寒束表，宜辛温解表。若属风热束表，宜辛凉解表。若属风寒束表而里有夹热者，宜先解其表，后清其里。若属表里俱热则表里双解。若属外有表寒而内夹食滞者，则表里双解内外兼治。在邪实的情况下，不要顾虑体虚而忽略了祛邪的重要性，因为，邪去才能正安，或于祛邪之后再扶正。总之，应当寒热分清，表里详辨。

例一：韩某，女，28 岁，门诊简易病历。初诊日期：1974 年 1 月 9 日。

主诉：产后第 29 天，突然高烧已 2 天。

现病史：患者于 1973 年 12 月 10 日第 2 胎足月顺产，产后一般情况良好，恶露未净，量少。前天突然发高烧（体温 38．9℃），伴有恶寒，头痛头晕，流清涕，全身酸痛，不能入睡，心慌气短，纳差，口干渴，有汗，尿黄，大便自调。

舌象：舌质淡，舌苔薄黄。脉象：沉滑数。

西医诊断：感冒。

中医辨证：产后血虚，外感风寒。

治法：解表散寒，养血清热。

方药：

荆芥穗三钱　防风二钱　川芎二钱　羌活一钱　当归三钱　益母草三钱　黄芩三钱　甘草二钱　桔梗一钱　杏仁二钱　生姜三片　薄荷一钱（后下）

治疗经过：1 月 11 曰，服上方 1 剂后寒热未解，体温 39℃，头痛流涕已减，微咳，已见出汗口干渴，大便2日未解。改用清气退热，凉血调中为法，方药如下：

生石膏一两半　知母三钱　黄芩三钱　石斛四钱　连翘一两　银花一两　赤芍二钱　甘草一钱　炒莱菔子三钱　炒枳壳三钱　鸡内金三钱　焦神曲三钱　丹皮二钱　地骨皮三钱

1月13日，服上方1剂后，热退，头疼流涕已减轻，大便已解，微有咳嗽，纳食不香，汗出，舌质黯红，苔白罩黄，脉沉细数。继服上方1剂，仍有头痛，头晕，心悸，失眠，胆怯，口干思饮，动则汗出，恶露未净。舌红，少津，脉沉细无力。辨为热后伤阴，改用滋阴清热，佐以安神为法，方药如下：

沙参五钱　麦冬三钱　石斛四钱　生地四钱　炒枣仁三钱　炒白芍三钱　首乌藤一两　阿胶块五钱　黄连一钱　甘草二钱　五味子三钱

服上方3剂后，症状已除，临床痊愈。

例二：程某，女，31岁，外院会诊病历，住院号：163426。会诊日期：1975年5月28日。

主诉：产后12天，发烧3天。

现病史：患者于1975年5月14日正常分娩，产前血压偏高，产后血压平稳出院，出院后一般情况良好，奶已退，乳房无胀痛，于1975年5月24日开始发烧，伴有头痛发胀，有时手发麻，无腹痛下坠感。再次入院后，体温39.3℃，血压140/90毫米汞柱，面潮红，内科检查无阳性发现，胸透未见异常，血查白细胞13 000/立方毫米，中性粒细胞62%，淋巴细胞35%，血红蛋白12克/分升，注射抗生素并曾服用清热解毒剂，现症：仍有发烧（体温38.5℃），恶寒，头痛，无汗，口渴喜热饮，不思冷食，肩背疼痛沉重。

舌象：舌黯无苔。脉象：弦缓。

西医诊断：感冒。

中医辨证：风寒束表。

治法：辛温解表。

方药：

荆芥穗三钱　防风二钱　川芎一钱半　羌活二钱　赤芍二钱　甘草二钱　枳壳二钱　木香一钱　生姜三片　薄荷一钱（后下）

治疗经过：5 月 29 日，服上方 1 剂后汗出，体温下降至 37. 2℃，精神尚可，恶露少许，淡红色，无臭味，6 月 1 日痊愈出院。

【按语】 例一，系产后 29 天，恶露未净。两天来，以突然高烧、恶寒、头痛、流清涕、全身酸痛为主症，辨为风寒束表。但是见有口干渴、有汗、纳差、尿黄、舌苔薄黄，说明有里热。风寒外感一般应当无汗，而脉浮紧，但是患者产后血虚，卫表不密故汗自出。汗出而热不解，是因为正虚而里热盛之故。血虚兼见内热，故见脉沉滑而数。实属表里同病，理当表里双解。可是刘老医生体会，内有热而外感风热，或风寒已化热，见有表里俱热证时，才能用表里双清解法。而本例内有热外感风寒，应当先用辛温解表，待表邪疏解之后，再清其里。因为，伤寒表未解时，若误下必成结胸，若误用苦寒则肌表闭塞，表邪更难宣解。所以，一见感冒发烧，不辨病因，就用辛凉解表是不够全面的。目前，患者为产后血虚，外感风寒，病程仅有两天，虽有里热，但是表寒未解，故用荆防败毒散为主方，以荆芥穗、防风解表散寒；川芎、羌活、生姜散风祛湿，重点解其表寒；配合当归、益母草、川芎养血活血以扶正气；佐以杏仁、桔梗、薄荷、黄芩宣肺清热。1 剂药后，头痛、流涕已减，说明表邪已疏解，但是发烧未退，口干渴，大便2 日未解，说明里热仍盛，进而改用清气解热，凉血调中之法。以白虎汤为主方，加银花、连翘、黄芩清热解毒；赤芍、石斛、丹皮、地骨皮凉血活血，生津益阴；炒枳壳、炒莱菔子、鸡内金、焦神曲宽中下气，和胃调中。以清热为主，行气导热为辅。药后发热退，大便通。患者原为产后血虚之体，蕴热感寒。经治后，虽然热已近除。但是，产后阴血虚亏之体加之热后灼耗，余热未净，阴血亏虚之象显现，故见心悸、失眠、胆怯、头痛、头晕，口干思饮、动则汗出，舌红少津，脉见沉细无力。遂以滋阴清热，佐以安神为法，用增液汤，黄连阿胶汤合方加减，调理善后。

例二，病情较为简单，仅有外寒，内无滞热。故见身热、头痛、肩背疼痛沉重，外邪侵袭太阳，寒邪已开始化热，口虽渴而不思冷饮反喜热饮，所以，开始服清热解毒剂，体温稍降，但无汗出，表邪仍不得解，改用辛温解表之剂以荆防败毒散加减，汗出而表解。此例可以清楚地说明，对于外感寒邪，若过用苦寒之剂，则肌表闭塞，表邪反而不能宣解。

总之，例一是采用先宣透而后清里的法则，例二先清里，故表邪未透，而后改用辛温宣透之法，表邪才得解除。所以，产后外感的辨证论治程序是值得注意的。

例三：杜某，女，26 岁，门诊简易病历。初诊日期：1974 年4 月10 日。

主诉：产后发烧40 余天。

现病史：患者自产后5 天，突然发热，开始为高烧，体温在39.5℃以上，经西医治疗后，转为低烧（体温37.5℃左右），并反复高烧3次。现症：往来寒热（体温38.5℃），胸满纳差，食后恶心，呕吐，头晕头痛，咳嗽，吐黄痰，口干苦，欲饮水，但饮入即吐。内科检查无阳性发现。血查白细胞5 400/立方毫米，胸透（-）。

舌象：舌质淡，苔薄白。脉象：弦滑略数。

西医诊断：上感？支气管感染？

中医辨证：邪羁少阳，肺热蕴结。

治法：和解少阳，清化肺热。

方药：

柴胡三钱　黄芩三钱　半夏三钱　甘草二钱　沙参五钱　桑白皮三钱　瓜蒌五钱　前胡三钱　生姜三片　大枣五枚　荆芥穗三钱

治疗经过：4月12日，服上方1剂后，第2天烧退，胸满已解，头晕恶心减轻，呕吐已止，咳嗽减轻，痰多而黄，纳食转香。上方去荆芥穗，加杏仁三钱，继服。4月15日，服上方3剂后，热退纳香，咳嗽减轻，痰白黏，再按上方加减，方药如下：

半夏三钱　橘红二钱　茯苓三钱　炙甘草二钱　生姜三片　紫菀三钱　杏仁三钱　瓜蒌八钱　黄芩三钱

4月19日，服上方3剂后，临床症状基本消失。

【按语】　本例西医疑诊为“上感？支气管感染？”。反复发烧40余天。刘老医生认为，患者系因产后气血两虚，外邪乘虚而入，正邪交争，久羁少阳，迁延未愈。邪正交争，则寒热交作，邪在腠理与阳气相争则发热，外邪内侵与阴气相争则恶寒。邪胜正则恶寒，正胜邪则发热，故见寒热往来。胁下为少阳经脉循行之处，胸胁又与膈膜相连，邪入少阳，热邪侵扰膈膜，少阳失于枢转之机，热郁胸中气机不宣，因而胸胁苦满。肝与胆相表里，肝胆郁热侵扰胃腑，胃失和降，故见纳差。胆火犯胃，胃气上逆，则恶心、呕吐、口干苦。少阳症迁延日久，肝胆邪热灼肺，故见咳嗽吐黄痰。虽然患者反复发热已40余天，但是，刘老医生抓住少阳证的主要特点，以和解少阳为主，佐以清化肺热为法。方用小柴胡汤加减。柴胡能疏散少阳半表之邪，使之外达，取其升阳解郁之功，解表和里；黄芩清热，使半里之邪内彻，一外一内，使少阳得以枢转；半夏降逆和胃止呕，开豁痰饮。原方人参易沙参，养阴补肺助柴胡升发之气；甘草佐柴、芩调和内外，姜枣调和营卫。加用瓜蒌、前胡、桑白皮泻肺热，化痰止嗽，荆芥穗宣通肺气，助柴胡升阳透发。1剂药后烧退，胸满解，纳食香，诸症皆轻，但是痰多而黄，仍有咳嗽，实属少阳枢机已畅而肺热未除，故去荆芥穗，加杏仁宣肺降逆止咳。服药后，热退纳香，咳轻吐白黏痰，症状基本消除，按上方加减以调善后。并以二陈汤为主，配合紫菀、杏仁、瓜蒌、黄芩清肺止咳而治愈。总之，在辨证时要抓住证候的特点，在治疗用药上应当层次分明。

例四：马某，女，25岁，外院会诊病历。会诊日期：1973年3月23日。

主诉：产后高烧8天。

现病史：患者系因先兆子痫入院，于3月15日分娩，分娩时行会阴侧切、胎头吸引器助产，用手取胎盘，出血约400毫升。术后次日，即觉恶寒发热，头项痛。8天后，高烧，谵语，头痛，眼胀，头部有汗，而身无汗，纳少，烧前寒战，项背酸痛，恶露不多，有臭味，曾用抗生素治疗，热未退。当天最高体温40.8℃。化验检查：尿蛋白（+）。血查白细胞18 000～22 000/立方毫米，中性粒细胞91%，血查疟原虫（-）。

舌象：苔薄黄，少津。脉象。浮滑数。

西医诊断：产后高烧待查。产后感染。

中医辨证：里热外感，热伏阳明。

治法：清热解毒，通里和表。

方药：

连翘一两　银花一两　蒲公英一两　地丁一两　生石膏一两　丹皮三钱　知母三钱　黄芩三钱　地骨皮四钱　赤芍三钱　犀黄丸三钱（分服）

治疗经过：3月25日，服药1剂后，体温即降至正常，腋窝已见有汗。上方去犀黄丸继服2剂，下身已见有汗。生石膏改为五钱，再服3剂，痊愈出院。

【按语】 本例西医曾疑诊为产后感染。刘老医生认为，属于里热外感，热伏阳明。患者因产后体虚，外邪侵袭太阳，故见头痛，项背酸痛，正邪交争，则恶寒发热。寒邪外束，阳气不能外达，故无汗而恶寒。寒邪逐渐化热入里，阳明热盛，热扰神明，故神昏谵语。里热上蒸于目，故眼胀、头痛。里热上冲头面，逼液外出故头面有汗，齐颈而止。寒袭太阳，本应辛温发汗以宣散风寒。如今表邪虽未解，但是，已热入阳明，出现了阳明经证，表里俱热。表邪宜解，里热宜清，所以，采取表里双解法，用辛凉解其表，用甘寒清其里。方中银花、连翘清宣表邪而解热；黄芩、生石膏、知母清气解肌而退热；丹皮、赤芍、地骨皮凉血活血化瘀以通恶露；蒲公英、地丁、犀黄丸配合银花、连翘清热解毒活血散结，以制壅滞之毒热。药后体温很快降至正常，腋窝见汗。继服上方，荣卫调和，全身见汗，热解症除。

例五：李某，女，27 岁，外院会诊病历，住院号：165557。会诊日期：1975 年 9 月 9 日。

主诉：产后发烧 3 天。

现病史：患者于 9 月 7 日第 1 胎正常分娩。产程较长，合并中度贫血。产后体温较高（38.8℃）伴有头晕、心慌。现症：发热（38.9℃），头晕，口渴，不欲饮水，腹部胀满，不欲进食，大便稍干。血红蛋白 7.1 克/分升。白血细胞 17 000/立方毫米。血压 150/90 毫米汞柱。

舌象：舌质红，苔黄厚腻。脉象：滑数。

西医诊断：产后发烧待查。

中医辨证：表里俱热，内有食滞。

治法：表里双解，清热导滞。

方药：

银花八钱　连翘八钱　生石膏一两　黄芩三钱　天花粉三钱　赤芍三钱　丹皮三钱　枳壳二钱　炒莱菔子三钱　焦鸡内金三钱

治疗经过：9 月 10 日，一般情况尚好，自感头晕仍在，稍有恶心，体温 38.7℃，继服上方。9 月 11 日，体温恢复正常，9 月 13 日痊愈出院。

【按语】 患者系因产后过食厚腻，内有食滞，外受风热之邪，邪热入里，故见发热口渴，脉滑数，舌质红等表里俱热之证。又因内有食滞，故腹胀满，不欲进食，大便稍干，舌苔黄腻。辨证为表里俱热，内有食滞，可以说是产后发烧常见的类型之一。在治疗上，当以表里双解，清热消导。方中银花、连翘解表热；生石膏、黄芩清里热而解肌；赤芍、丹皮、天花粉凉血生津以护阴；枳壳、炒莱菔子、焦鸡内金宽中下气，消食导滞。因其表里同病，且为表里俱热，采用表里同治的法则，奏效甚速。

产后关节痛3例

例一：田某，女，36岁，门诊简易病历。初诊日期：1972年3月29日。

主诉：流产后腰背疼痛已5周。

现病史；患者于5周前自然流产，以后逐渐发现腰背疼痛，手脚发凉，头发胀，遇冷后症状加重。局部无红肿。化验血沉、抗“O”均正常。

舌象：舌质淡。脉象：细滑。

西医诊断：腰痛待查。

中医辨证：气血两亏，肾气不足。

治法：益气养血，兼补肾气。

方药：

当归三钱　白芍三钱　川芎一钱　熟地三钱　生黄芪五钱　桑寄生五钱　川断三钱　菟丝子三钱　狗脊三钱

治疗经过：4月12日，服上方10剂后，手脚渐温，头已不胀，腰背疼痛稍减，但仍怕冷。方药如下：

生黄芪五钱　桑寄生五钱　川断三钱　菟丝子三钱　狗脊三钱　茯苓四钱　干姜二钱　甘草一钱　白术三钱

4月24日，服上方5剂后，症状皆除，基本痊愈。

例二：李某，女，27岁，门诊手册。初诊日期：1974年10月12日。

主诉：产后周身疼痛怕冷已3月余。

现病史：7月份正常产后，即开始周身疼痛怕凉，上肢及髋关节疼痛明显，局部无红肿，遇寒后症状加重，自觉恶风怕冷，伴有心慌气短，食纳一般，二便正常。

舌象：舌质淡，苔薄白。脉象：细缓。

西医诊断：产后关节痛。

中医辨证：血虚受寒。

治法：养血散寒。

方药：

黄芪五钱　党参三钱　当归三钱　白芍三钱　羌独活各二钱　秦艽三钱　鸡血藤八钱　防风一钱半　桃仁一钱　红花一钱

治疗经过：10 月 20 日，服上方 6 剂后，周身疼痛减轻，心慌气短也见好转。继服上方 7 剂，症状皆除。

例三：万某，女，32 岁，门诊手册。初诊日期：1972 年 5 月 6 日。

主诉：产后四肢关节胀痛 3 个多月。

现病史：患者自产后 20 天因不慎受风，开始感觉四肢关节胀痛，局部发热，肿胀，左半身麻木无力，左侧偏头痛，头晕，气短，恶风，口渴，烦闷，大便干，尿黄。

舌象：舌质红，舌苔薄黄。脉象：弦滑。

西医诊断：产后关节风湿症。

中医辨证：血虚受风，湿热阻络。

治法：养血宣痹，清热通络。

方药：

当归三钱　川芎二钱　白芍三钱　生地三钱　金银藤一两　清风藤五钱　络石藤三钱　海风藤五钱　桑叶三钱　菊花三钱　生石膏五钱　知母二钱

治疗经过：5 月 9 日，药后关节疼痛减轻，仍感全身发胀。上方加威灵仙、路路通、桑枝各三钱，继服。

6月19日，药后身疼已解，脉缓。方药如下，再服3剂后症状消除。

生石膏五钱　知母三钱　苡仁米五钱　防己三钱　金银藤一两　桑枝一两　大豆卷五钱　追地风三钱　桑寄生五钱　茯苓五钱

【按语】 产后关节痛属于中医痹证范围。多因产后气血两虚，荣卫失和，腠理不固，感受风寒湿邪而致。也有因为素体阳气偏盛，感受风寒化热为害，而出现一系列湿热证候。因此，也分为寒痹和热痹两大类。因为“风为百病之长”，遇寒合为风寒，遇热合为风热，遇湿合为风湿。风寒湿邪痹阻关节、经络，气血不能畅达，则肢体、关节疼痛、酸楚、重着或麻木。本病因发于产后，而产后气血虚是其内因特点，亦即正虚而邪实。若于产后感受风寒，遇寒身痛加重，或周身关节疼痛，游走不定，或疼痛较重，或肢体麻木活动不便，舌淡、苔薄白，脉细缓，属于虚寒型，治以养血活血、疏散风寒为主。刘老医生惯用独活寄生汤加减。而湿热型则一般多因素体阳盛内有蕴热，感受风寒湿邪之后，寒湿化热，表现为关节红、肿、热、痛，或窜痛，或伴有发热、恶风、口干渴、心胸烦闷，舌苔黄，脉滑数等。开始他并未注意其临床特点，而是在屡用温散不效的情况下，从病人手中得一验方，并逐步摸索出来他的经验方清热除痹汤进行治疗。

例一属于虚寒型中偏于气血两亏，肾气不足者。肾虚不能系胎则流产胎漏。且见腰背痛，气血不能上注则头发木，阳气不能达于四末则手脚发凉。所以，治以益气养血、补肾扶正为主。方中四物汤养血活血；生黄芪合当归补气血；桑寄生、川断、菟丝子、狗脊补肾气而强腰脊。药后症状好转。而后，在补气血的基础上加用肾着汤（苓、术、姜、草）以健脾祛腰背部之寒湿而收功。在疗程上，先补气血，后祛寒湿，先扶正而后祛邪。例二为产后身痛、关节痛，局部不红不肿，遇凉加重。兼见心慌气短，畏风怕冷，系因产后血虚受寒属于寒痹范围。与例一相比，寒湿之邪较前为重，治以养血散寒，扶正与祛邪兼施，重点在于扶正。方中当归、白芍养血；参、芪补气；羌活、独活祛风湿散寒；秦艽、防风为风药之润剂，能祛一身之风；鸡血藤养血活血而通络；桃仁、红花少用则养血活血。遵循"治风先治血，血行风自灭"的常规而治愈。例三，与前两例均不同，属于寒湿化热，阻滞经络的热痹范围。湿热阻络则四肢关节胀痛，局部发热，热灼伤津，则口渴、烦闷、便干、尿黄。左半身麻木无力，左偏头痛、头晕，气短均为血虚受风之征。所以，在治疗上应当充分抓住热痹的特点，治以养血宣痹，清热通络。以四物汤养血活血补其虚；桑叶、菊花清热疏风；金银藤清热解毒，疏通经络；清风藤、海风藤、络石藤祛湿通络；生石膏、知母清热解肌。所以，对于产后关节痛的患者，首先应当重视产后气血两虚的体质情况，采取相应的措施，或以扶正为主，或扶正祛邪兼施，同时要认真辨识寒湿与湿热痹阻经络的不同特点，而不能一味地使用温热祛寒胜湿之剂。

产后栓塞性静脉炎2例

例一：杨某，女，34岁，病历号385202。初诊日期：1963年11月26日。

主诉：产后16天，恶寒发烧右侧腿痛已4天。

现病史：患者本月10日足月分娩，产后婴儿即死去，心情极度悲伤。产后12天，发现右侧腿痛，表皮色红，肿胀，抽筋，活动后症状加重。继而发冷发烧，午后热重，胃纳不佳，二便自调，因疼痛而影响睡眠。曾住某院诊为右侧下肢深层栓塞性静脉炎，曾用抗生素、肝素、双香豆素等抗凝剂，并行交感神经封闭，腿痛稍减，体温尚未降至正常。

舌象：舌质红，苔灰腻。脉象：弦细滑数。

检查：上午体温37.9℃，面红赤，痛苦表情，由家属抬入诊室，右腿活动受限，皮肤灼热，明显肿胀，表皮色红赤，小腿部腓肠肌压痛明显，何曼征阳性。血查白细胞10 600/立方毫米。

西医诊断：右下肢深层栓塞性静脉炎。

中医辨证：血瘀阻络，毒热未清。

治法：清热解毒，活血化瘀通络。

方药：

水蛭二钱　虻虫二钱　川军一钱　桃仁二钱　银藤一两　银花三钱　连翘四钱　黄芩三钱　天花粉三钱　延胡索二钱　赤芍三钱　川贝母三钱　板蓝根四钱　萆薢二钱　木通一钱　生石膏四钱　犀黄丸三钱　分3次冲服。

治疗经过：11月27日，服上方1剂后，疼痛减轻，已能入睡4至5小时，按上方继服3剂后，体温正常（最高体温37.1℃）小腿疼痛减轻，仅大腿部疼痛肿胀未见消。上方去生石膏、板蓝根、黄芩、川贝。继续治疗1个多月。

1964年1月2日，右侧腿痛完全消失，已能自由活动，走路快或劳累时，仍感有胀痛，全身症状已除。

例二：王某，女，25岁，门诊简易病历。初诊日期：1974年6月23日。

主诉：产后双下肢疼痛2月余。

现病史：患者于4月24日正常分娩一女孩，曾作会阴侧切。产后第2天左腿发麻，行走不便，伴有局部红肿疼痛发烧。经检查诊为左侧下肢栓塞性静脉炎。住院20余日，曾作腰封、内服四环素、静脉点滴四环素。10天后烧退，局部疼痛减轻，但又觉右腿疼痛（如左腿），发烧又作。经用青、链霉素后发烧已退，腿痛稍减轻，唯行动不便，两下肢肿胀。现症：仍感两腿疼痛、肿胀，尤以右腿为重，行走困难，自觉筋短作抽，食欲不佳，口渴思饮，大便干，尿少色黄。

舌象：舌质红，苔白腻。脉象：沉弱。

西医诊断：产后双下肢栓塞性静脉炎。

中医辨证：湿热阻络，气血瘀滞。

治法：清热利湿，活血化瘀通络。

方药：

桃仁二钱　大黄一钱　水蛭二钱　虻虫二钱　银花一两　当归三钱　赤芍三钱　冬瓜子一两　木通一钱　泽泻一钱

治疗经过：以上方为主稍有加减，共服药45剂。9月10日复诊，下肢肿胀减轻，局部灼热已退，但仍感局部发胀，脉沉细，舌苔薄白。因病程日久，正气已虚，改用养血健脾消肿之法。

当归二钱　羌活一钱半　独活一钱半　苍术一钱半　白术一钱半　冬瓜子五钱　冬瓜皮五钱　黄精三钱　秦艽三钱　薏仁米五钱　防风一钱半

继服上方6剂，全部症状消失，临床基本痊愈。

【按语】　栓塞性静脉炎多发生于产后、术后，或长期卧床抵抗力降低以及静脉注射等。发于浅层者称为浅层静脉炎；发于深层静脉者称为深层静脉炎。产后所发生的栓塞性静脉炎也有其特殊性。刘老医生体会：本病属于《内经》中所说的“脉痹”范围。多因风寒湿邪留滞经脉，营卫气血失和，以致败血逆于经脉，又因产后气血虚亏，脉道不充，运行迂缓不畅，经脉易于阻滞。再加上恶露不行、郁阻日久易于化热，因此，临床可见恶寒发烧，局部红肿灼痛；经脉不通，水湿不行，流溢于肌肤之间，则见肢体肿胀发硬，麻木沉重，行动不便，活动受限。在治疗上，刘老医生抓住郁热、死血阻络这一主要矛盾，不泥于“产后多虚宜补”的常规，而是以清热活血，化瘀通络为主，大胆使用抵当汤加味为主方。若为热盛者，基本方药为桃仁二钱，大黄二钱，水蛭二钱，虻虫二钱，赤芍二钱，丹皮三钱，延胡索三钱，生石膏一两，天花粉三钱，黄芩二钱，银花一两。方中水蛭、虻虫活血破瘀蚀死血；银花清解络脉之热毒；生石膏、天花粉、黄芩清化肌表及气分之热；桃仁、赤芍、丹皮凉血活血化瘀；大黄走血分清热破血，祛瘀生新。使用上方后，或病程日久，热象已减，瘀血阻滞未解，水湿流溢肢体仍有肿胀者，就要根据病情改用养血通脉或活络祛湿的法则，而不要过用或长期使用苦寒清热之剂。常用的养血通脉的药物如：当归、川芎、鸡血藤、桃仁、红花等；祛湿活络的药物：如羌活、独活、秦艽、防风等。他认为秦艽虽为风药，但是（性苦平味辛）其性不燥，不但能除风湿尚有养血之功。查阅《要药分剂》中曾记载：秦艽“……能散结除邪也，并能养胎”。而且，此药干燥后，根形如当归，因其能养血才能养胎，所以，秦艽功能祛风除湿、散结通瘀又能养血，对于产后患者用之最为相宜。常用的健脾除湿药如白术、薏米以及冬瓜皮、冬瓜子取其利湿消肿之功。

例一，偏于热盛所以重用清热解毒，方中曾用川贝一药，他体会该药一般内科多用于养肺阴止咳化痰。对于外科病则有清热消肿止痛之功。配合犀黄丸取其清热活血消肿之效。例二，比较能够反映他的治疗全过程。开始使用抵当汤加味，继而因其热象已解，局部肿胀仍在，脉见沉细，正气已虚，改用养血健脾消肿之法，服药12剂后症状虽有所好转，但是不够理想。刘老医生在复习此例时，曾强调指出，使用养血健脾消肿的法则，并没有抓住要害，而后改用养血散风，活络通脉之法，则取效较快。所以，更加清楚地说明血瘀络阻是本证的主要矛盾方面。而活血化瘀通脉是其主要法则。有热者配合清热解毒，血虚者配合养血通脉，风胜者配合祛风，湿盛者配合祛湿。重点以驱邪为主是其主要特点。

妇科低烧待查8例

妇科临床上以低烧为主症的患者不在少数，往往诊为“低烧待查”。引起低烧的原因较多，相应的病理变化也比较复杂。再加上环境、精神状况、体质和对药物的反应，往往将发热反应的基本规律混淆。所以治疗上比较困难。特别是长期低烧的女性患者，又与月经周期、月经情况、产后、术后等因素相关。有时虚实夹杂，病因交错，症状多种多样。刘老医生根据临床体会，认为低热证情虽然复杂，但是基本上可以分为虚实两大类，且以虚证为多见。虚证之中又分为气虚、血虚、阴虚、阳虚四种；实证之中又分为食滞、湿热、血瘀三种。在治疗上他比较强调从整体观念出发，通过四诊八纲，灵活地运用“扶正”与“祛邪”的基本法则，结合妇科的特点辨证论治。典型病例如下：

例一：倪某，女，35 岁，门诊简易病历。初诊日期：1973 年 6 月 24 日。

主诉：断续低烧 1 年余。

现病史：患者自 1972 年 4 月份开始，每天下午手心发热，面部发烧，体温有时升高，多在 37.4～38℃之间，伴有心慌心跳。1972 年 10 月份以后，开始每日下午持续有低烧。周身乏力，疼痛，心慌，心跳，气短更加明显。月经频至、量少色红，10 至 15 天行经 1 次。行经期间失眠，每晚必服安眠药才能入睡 2 小时。伴有严重盗汗，腰腿酸软，精神倦怠。曾按淋巴结核治疗，服用雷米封，注射链霉素，3 个多月无效。因体力不支，不能上班，在家休息。

舌象：舌质黯。脉象：细缓。

西医诊断：①低烧待查。②淋巴结核？

中医辨证：气阴两虚，心脾不足。

治法：益气滋阴，养血健脾。

方药：

生黄芪五钱　太子参四钱　当归三钱　炙甘草二钱　青蒿三钱　白薇三钱　远志三钱　白术三钱　炒枣仁三钱　生姜三片　大枣三枚　银柴胡二钱　地骨皮三钱

治疗经过：本方服 10 剂后，盗汗已止，月经情况好转，体力增加，20 剂后，低烧已不自感，但体温仍在 37.2～37.5℃之间，服药至 30 剂时，低烧全退，其他症状已消失。恢复全日工作。1974 年 12 月随访：精神体力尚好，一直未感低烧。

【按语】 本例断续低烧1年余，证属气阴两伤，且以气虚为主。人体全身各脏腑、组织、器官都有赖于气血的濡养。气和血一阳一阴，互相化生，互相依存，气病必伤血伤阴，血病必伤气伤阳。如气虚则血亏，血虚则气少。所以气阴两伤所引起的低烧均为虚火（假热）。虚火又能灼气耗血，气血伤则虚火更旺。所以表现为低烧，心慌，气短，倦怠无力，虚烦不眠。气虚不能固表则自汗出，汗为心之液，汗出较多更加损耗阴液，以致发展为阴虚盗汗。气虚不能摄血，虚火内伏，故见月经频至。阴血不足故见经血量少。脾气虚不能运化水谷，水谷之精微不能濡养四末，故四肢乏力，体力不支。气虚不运，血行瘀缓，故见舌质黯。所以在治疗上，以益气滋阴，养血健脾为法。方中生黄芪益气为主要药；太子参、白术、炙甘草健脾益气为辅助药；当归配生黄芪补益气血；生姜、大枣调和营卫，均属扶正之用。青蒿、白薇、地骨皮、银柴胡养阴清虚热。全方以补气扶正为主，育阴清虚热为辅，标本兼治，使之阳生阴长，气旺则阴血生，血足则气能守，虚热自除，其他诸证也相继而愈。另外，他体会白薇若与白蔹同伍加入归脾汤内，用于脾虚发热疗效甚佳。

例二：王某，女，50岁，外院会诊病历，住院号151105。会诊日期：1974年4月29日。

主诉：术后低烧已12天。

现病史：患者因子宫肌瘤于1974年4月15日，在硬脊膜外腔神经阻滞加静脉麻醉下，行子宫全切术（保留左侧附件）。手术经过顺利，术中出血不多。从4月17日开始发烧（体温最高38℃），同时发现左臀部打针部位有红肿硬结，约6厘米直径大小，经用抗生素、理疗，于4月24日左臀部红硬结消失。腹部伤口愈合良好。但体温仍在37.2～38℃之间，经用卡那霉素、红霉素治疗，低烧不退。有时畏寒出虚汗，近3～4天有少量阴道出血、色红，纳食不香，睡眠尚可。

检查：体温从4月17日至4月29日之间，持续在37.2～38℃之间。阴道检查：阴道残端愈合尚好，中部尚有创面，未见有活动出血点，无感染现象。胸透（－）。血查：白细胞5 600/立方毫米，血红蛋白11.1克/分升，血小板10万以上。出血时间1分，凝血时间2分，纤维蛋白原0.262克/分升，凝血酶原时间15秒。

舌象：舌质黯淡。脉象：沉细缓。

西医诊断：术后低烧待查。

中医辨证：术后血虚发热。

治法：养血益气，和营解热。

方药：

当归三钱　炒白芍三钱　川芎一钱半　柴胡三钱　青蒿三钱　太子参四钱　炙甘草二钱　半夏二钱　黄芩三钱　生姜三片　大枣三枚

治疗经过：5月3日，服上方3剂后，体温逐渐下降至正常，全身症状好转。阴道出血量减少。上方去太子参，加黄芪五钱，党参三钱，熟地三钱，继服3剂。

5月7日，体温一直正常，阴道出血减少，但仍未干净。脉沉细。拟以养血益气止血为法。方药如下：

生黄芪五钱　当归三钱　炒白芍三钱　熟地三钱　党参三钱　炙甘草一钱半　侧柏炭三钱　旱莲草四钱　阿胶块四钱（烊化）　川芎一钱半

5月11日，体温正常，上方服3剂后基本痊愈出院。出院后，阴道仍有少量出血，拟以清热凉血，收涩止血为法。方药如下：

蒲黄炭三钱　银花炭五钱　侧柏炭三钱　乌贼骨五钱　地榆炭三钱　阿胶块五钱（烊化）　花蕊石三钱　三七面五钱（冲服）

5月17日，服上方1剂后，局部血量减少。3剂后，出血已止。随访半年余，无其他不适，临床痊愈。

【按语】 本例属于血虚发热。患者系因术后阴血大伤，低烧持续不退。血亡则气伤，故见时有畏寒出虚汗。脉细而来缓乃血虚血少之故。舌质黯淡为气虚血行瘀阻不能上荣之故。治以养血和营，益气升阳。以柴芩四物汤去熟地，加太子参，养血益气；柴胡升阳；青蒿、黄芩、半夏清热安胃；生姜、大枣、炙甘草益气调和营卫。药后体温已下降至正常，症状好转。再加生黄芪、党参、熟地、阿胶块加强养血补气之功，低烧已除。但是阴道出血未止。曾加用侧柏炭等凉血止血之品也未能奏效。他体会，若为气血两虚所引起的出血应当奏效。前方已进9剂仍未见功。可能阴道出血与手术有关，虽然经妇科检查阴道残端愈合良好，未见活动出血点，但是血色鲜红，说明局部损伤仍未修复，属于金刃创伤后，血瘀蕴热，迫血妄行而致。所以改变前法，拟以清热凉血，收涩止血为法。方中以花蕊石、蒲黄炭为主要药，因为花蕊石能治金创出血鲜血能止，且能化瘀；蒲黄炭主治外伤出血，（蒲黄生用化瘀，炒炭则能止血而化瘀）配合银花炭、侧柏炭、地榆炭清热凉血收涩止血为辅，佐以乌贼骨收涩止血，阿胶块养血止血，另加三七面冲服。取其化瘀止血之功，去瘀而生新，新血能守，则出血可止。药后血止而愈。从而可知在辨证时，既重视整体又要兼顾局部，局部与整体相结合，才能比较全面。

例三：李某，女，33 岁，门诊简易病历。初诊日期：1974 年 11 月 7 日。

主诉：低烧 2 年余。

现病史：近 2 年发现低烧，平日体温即在 37.7 ~ 38℃之间。午后较重，经期体温下降至 36 ~ 37.6℃。月经先期而至，量中等，色红有块。腰痛，右胁痛，食纳差，恶心。结婚 14 年未孕。曾查结核菌素试验阳性。肝功能正常，妇科检查：可疑子宫内膜异位。

舌象：舌质偏红。脉象：细滑略数。

西医诊断：低烧待查。

中医辨证：阴虚内热，肝胃不和。

治法：滋阴清热，疏肝和胃。

方药：

丹皮三钱　地骨皮三钱　白芍三钱　生地三钱　玄参三钱　麦冬三钱　马尾连三钱　黄芩三钱　青蒿三钱　柴胡二钱

治疗经过：11 月 11 日，服上方 3 剂后，体温下降至 37.4℃，食纳、睡眠均好。偶有头痛，右胁及腰痛。脉沉弦。上方去马尾连、柴胡，加银柴胡、胡黄连各二钱，鳖甲五钱，继服。

11 月 19 日，上方服 6 剂后，头痛减轻，体温在 36.6 ~ 37.3℃之间。月经提前 6 天而至，量中等、色红有块。小腹及腰部胀痛。原方加郁金三钱，再服 7 剂。11 月 27 日，体温已基本正常，原方去郁金，又服 10 剂，体温已正常，其他症状均消失。1975 年 1 月 3 日，因闭经40天，妊娠免疫试验阳性，已早妊。

【按语】 本例低烧2年，月经先期，色红有块，脉细滑兼数。舌质偏红，均为阴虚血热之象。兼因肝郁犯胃，故见胁痛、纳差、恶心等症。治疗以滋阴清热，疏肝和胃为法，以清经汤加减。方中玄参、麦冬加强养阴之功；马尾连清热和胃，柴胡疏肝解热。服药3剂体温开始下降，再于方中加入银柴胡、鳖甲、胡黄连退其虚热；郁金舒肝解郁。共服用20余剂，低烧已退。又因既往月经先期，色红有块，是为阴虚血热之征。阴虚血热，经血妄行，冲任失养，精血受损，也是不孕的原因之一。通过养阴凉血清热，阴血得养，低热已除。故能有子。

例四：汤某，女，28岁，门诊简易病历。初诊日期：1972年8月16日。

主诉：经期发热已3年余。

现病史：患者于1969年自然流产后，每次行经即有发烧，尤以行经第2天较重，最高可达39℃。伴有心慌，头晕，四肢颤抖，心跳快，严重时不能活动，不欲睁眼，心烦急，怕吵闹，一般行经后需要1周才能恢复。口干，喜饮水，恶心，胃部不适。月经周期尚正常，血量多，伴有痛经。

舌象：舌质黯红，少苔。脉象：细滑数。

西医诊断：低烧待查。

中医辨证：阴虚血热。

治法：滋阴清热。

方药：

炙鳖甲八钱　地骨皮三钱　生地四钱　生白芍三钱　丹皮三钱　青蒿三钱　白薇三钱　黄芩三钱　马尾连三钱　竹

茹三钱　石斛五钱

治疗经过：8 月 24 日，服上方 3 剂后，月经于 8 月 20 日来潮，未见低烧及心跳快。仍有头晕，嗜睡及胃脘不适。上方加枇杷叶三钱，再服 3 剂。以巩固疗效。半年后随访称：治愈后，低烧未作。

【按语】 本例由于流产后，阴血大伤，阴虚内热而致低烧。月经量多，行经后阴血更伤，故经期低烧更加明显。阴虚则心血不足，心失所养，故见心慌，心跳，虚烦不欲睁眼，喜安静。阴虚血少不能上荣，则头晕，严重时不能起床。血不荣筋则四肢颤抖。胃阴不足故见口干喜饮，舌质黯红少苔，脉细滑数，均为阴虚血热之象。行经一周血止后，阴阳和调，症状才能缓解。证属阴虚血热，治以滋阴清热。方中清经汤养阴凉血清热；炙鳖甲养阴退虚热；白薇清解血分伏热；竹茹、石斛养胃阴清胃热。服药 3 剂后，月经来潮，症状显好，病势已转。因仍有头晕嗜睡，胃脘不适，故于方中加枇杷叶清热和胃。

上述两例均属于阴虚发热。阴虚发热是由于阴血亏损，虚热内生所致。即《素问·调经论》中所说的“阴虚则内热”、“阳盛则外热”。对于妇科疾病来说，多见于产后及月经期的前后，因为这一阶段冲任二脉的生理变化较大，容易伤及阴血，以致气血失调。若病程日久，湿热内伏血分，则多见阴虚血热之证。往往月经先期而至、量多、色红，偶有赤带或痛经。有时热随经血而出，则可见经前热重而经期烧退，如例三。但是如果阴血虚亏明显，如例四源于流产之后，阴血大伤，热伏血室，反而可见经期因出血量多，阴血耗伤而发烧更加明显。所以同属阴虚发热，因其阴伤程度与兼证下同，在治疗上同中有异。例三，因为兼见肝胃不和，故用柴胡调理气机，疏肝和胃。例四，阴虚血亏明显，所以开始即重用鳖甲滋阴养血而退虚热。取其药效缓慢而持久的特点。刘老医生体会鳖甲虽有滋腻之弊，但是对于阴血虚亏之体，若舌苔不腻，尚可使用。若虑其滋腻太过，可以间断服药。对于此类阴虚发热患者，他多用清经汤加减治疗。清经汤出自《傅青主女科》一书，本方结构精炼，药少力专。方中熟地改为生地养阴凉血，清热而治骨蒸烦劳；地骨皮解肌退热，补阴而降火；丹皮凉血而退虚热；青蒿除骨蒸劳热；黄芩清热（原方用黄柏，嫌其苦寒太过用黄芩取代）；生白芍养阴补血；原方有茯苓淡渗利湿，有湿可用，无湿可以不用。

例五：李某，女，24 岁，门诊简易病历。初诊日期：1975 年 5 月 12 日。

主诉：左下腹痛，便溏 2 年，低烧 6 个月。

现病史：2 年来，经常左下腹痛，晨起即觉腹痛必须入厕排便。大便溏薄，日解 2 次。近半年来发现低烧（体温 37.1 ~ 37.7℃）。曾疑诊为“肠系膜淋巴结核”，经用抗结核治疗，未见明显效果。患者月经前期 3 ~ 5 天，行经 2 ~ 3 天，血量不多、色红，有黄、白带，食纳尚可，小便正常。

检查：一般情况尚可，消瘦。血沉正常。胸透：心肺未见异常。结核菌素试验阴性，消化道钡剂造影，无异常发现。

舌象：舌质黯红。脉象：弦滑。

西医诊断：①低烧待查。②肠系膜淋巴腺结核？

中医辨证：湿热下注，气血瘀滞。

治法：清热利湿，行气活血。

方药：

瞿麦四钱　萹蓄四钱　木通一钱　车前子三钱　赤芍二钱　丹皮二钱　延胡索三钱　川楝子三钱　蒲公英五钱　连翘五钱　地骨皮三钱

治疗经过：1975年6月11日，患者先后服上方18剂，腹痛未见明显减轻，而且痛必腹泻，仍有低烧，便溏，白带多，下腹抽疼。脉弦缓，舌质淡红。进一步分析后，改用温脾助阳，抑肝健脾为法。方药如下：

陈皮二钱　白芍四钱　防风二钱　白术三钱　茯苓三钱　炮姜一钱半　炙甘草一钱半　熟附片二钱　沉香面三分（冲服）

8月20日复诊时称：服上方9剂后，从7月初开始体温正常。腹痛明显好转。大便已成形，日解1次。白带量减少。继服上方。8月27日，体温一直正常，腹痛明显减轻，自感无力。前方加党参三钱，木香二钱，配成丸药，巩固疗效。

9月底追访称：体温一直正常，腹痛已止，大便正常，其他无不适。

例六：张某，女，36岁，门诊简易病历。初诊日期：1975年5月20日。

主诉：低烧2年。

现病史：2年来一直低烧（体温37.4℃左右）白天明显，夜间烧退。头晕，失眠，气短身倦，四肢发凉，食纳差，大便溏，口干少津，经行腹痛，逐渐消瘦，面色发黄。

舌象：舌质淡，苔薄白。脉象：细缓。

西医诊断：低烧待查。

中医辨证：脾肾阳虚，浮阳外越。

治法：温中补肾，甘温除热。

方药：

党参四钱　焦白术三钱　茯苓三钱　炙甘草二钱　干姜一钱半　熟附片三钱　桂圆肉四钱　炒枣仁三钱　五味子三钱

治疗经过：5月26日，上方服6剂，体温恢复正常。其他症状均减轻。

【按语】 上述两例属于阳虚发热。阳虚发热多因脾胃损伤，中气不足，虚阳外越所致。其特点多为白昼发热重，交阴则轻，且多伴有脾胃功能失调等证候。例如自觉身热，口和舌润，四肢发凉，疲倦无力，食少腹胀，大便溏稀，有时下肢浮肿，舌苔薄白，脉沉无力等。从妇科的角度来看，脾阳虚衰，尚可伴月经失调等症状。如例五，以左下腹痛、便溏、低烧为主症。而且伴有月经先期，黄白带下，舌黯红，脉弦滑。开始曾被这些表面现象所惑，辨证为湿热下注，气血瘀滞。误用清热利湿，行气活血的法则，历时近1个月，低烧仍未退，不但症状未改善，反而脉见沉缓，下腹抽痛，便溏，自带量多，说明更加损伤正气，寒象益甚。通过进一步分析才认识到：上述症状是由于脾肾阳虚，虚阳外越所引起。改用温脾助阳，抑肝健脾的法则，才有所转机，方用附子理中汤与痛泻要方合方加减。熟附子、炮姜、白术、茯苓温脾助阳；防风升阳调脾。服药后低烧退，腹痛明显好转，大便成形，白带减少，再用前方加党参、木香健脾补气，温中行气，以丸药巩固疗效。经随访后痼疾皆除。

例六，症状比较典型，容易辨识。所以开始即用温中补肾，甘温除热的法则。方中附子温补肾阳；干姜温中散寒，升发阳气；党参、白术、茯苓、炙甘草健脾益气助阳；桂圆肉、枣仁补血养心安神；五味子补五脏之气，以酸收之味，收敛浮阳。这种“甘温除热”的方法是“阳虚发热”的主要治则。刘老医生认为，阳虚发热实为阳虚而阴盛，故为“阴火”，也就是说表面上看来，是以热除热，实质是以热除寒，寒去阳复，阳气外达，营卫调和，则阴阳趋于平衡。

例七：刘某，女，28岁，外院会诊病历。会诊日期：1975年7月19日。

主诉：产后低烧20余天。

现病史：患者于6月29日自然分娩，产后阴道壁损伤，出现血肿，遂行手术切开，出血较多，术后继发贫血，经输血及抗贫血治疗，始得纠正。但自产后持续低烧（体温37.5～37.8℃），经治疗未退。自感纳差，恶心，胃脘堵闷，夜寐不实，大便干燥，小便正常。

检查：阴道左侧有8厘米×6厘米大小的硬块，局部有压痛。血查白细胞正常。

舌象：舌苔白腻。脉象：右脉沉滑稍数，左脉沉数。

西医诊断：①低烧待查。②阴道血肿术后。

中医辨证：肠胃滞热，脾胃不和。

治法：清热化滞，和胃通下。

方药：

霍石斛三钱　瓜蒌六钱　黄芩三钱　马尾连三钱　焦三仙三钱　炒莱菔子三钱　炒枳壳三钱　鸡内金三钱　川军一钱　地骨皮三钱　天花粉三钱

治疗经过：7月21日，上方服2剂后，体温已正常，精神转佳，食纳增加，胃脘堵闷消失，又继服上药

2 剂，痊愈出院。

例八：彭某，女，28 岁，外院会诊病历。会诊日期：1974 年 3 月 14 日。

主诉：低烧 1 年，近 2 周来加重。

现病史：1 年前曾患“胆道蛔虫”及“慢性胆囊炎”，以后一直低烧，胸背及胃脘部疼痛。现值产后 14 天，持续发烧（体温在 37.6 ~ 38.3℃之间），午后热重，右侧胁痛明显，并向肩背部放射，心窝部发热，口苦，咽干，目眩，胸闷，恶心，口渴喜饮，腹胀，大便干，曾用抗生素治疗，发烧仍未退。

检查：最高体温 38.3℃。心、肺、腹部检查无阳性发现，莫菲征（ - ）。血压 110/70 毫米汞柱，肝功能检查：黄疸指数 4 单位，麝香草酚浊度试验 4 单位，高田试验（ - ），血沉 40 毫米/小时。白细胞 11 900/立方毫米，中性粒细胞 84%、淋巴细胞 16%。

舌象：舌质红，苔黄厚腻。脉象：弦滑数。

西医诊断：发烧待查。

中医辨证：腑实燥结，胃肠滞热。

治法：清热导滞，疏郁攻下。

方药：

柴胡二钱　枳壳二钱　大黄一钱　赤芍二钱　白芍三钱　茵陈五钱　连翘五钱　栀子三钱　金钱草四钱　黄芩三钱　川连一钱　元明粉一钱半（分冲）

治疗经过：3 月 18 日，服上方 3 剂后，发热已退。复查白细胞 6 000/立方毫米，大便正常，胁痛已减，口不渴，稍有恶心，食纳仍差。上方加延胡索二钱，继服 3 剂后，痊愈出院。

【按语】 例七、例八属于食滞发热。所谓食滞发热，亦即胃肠积滞蕴热所引起的证候。多见于产后的患者，因为产后气血俱虚是客观存在的，而脾胃又为气血生化之源。若脾胃的功能正常，能够运化水谷，则整体机能恢复较快。反之，脾胃的运化功能也有赖于气血的推动。所以，在产后脾胃运化功能相应降低的情况下，而整体机能在恢复的过程中，对于脾胃运化功能的要求较产前更为迫切，即或是正常的摄入量尚难以运化，何况再加上产后调摄失养，过食肥甘厚腻，或产后操劳过早，劳倦伤脾，终于导致脾运失健，胃内壅滞不畅。胃气本以下降为顺，胃肠壅滞则蕴热，故可见低热、纳差、恶心、胃脘堵闷、舌苔厚腻、脉滑等证。胃肠滞热，更加灼耗津液；滞热燥结，则见腹胀，腹痛，口渴喜饮，大便干燥。甚至可以出现高烧，烦渴，或痞、满、燥、实等腑实证候。

例七，产后低烧已 20 多天，见有食纳差，胃脘堵闷，大便干燥，证属胃肠滞热，脾胃不和。故以清热化滞，和胃通下为法。方中川军、炒莱菔子、炒枳壳宽中通下，清热破瘀；焦三仙、鸡内金、黄芩、马尾连消食导滞，清热燥湿；霍石斛、瓜蒌、天花粉、地骨皮养阴生津，清热润燥。用药时仿大承气汤之方义，但仅用川军一钱同煎，药量少，取其通而不泄，用炒枳壳，而未用枳实，以炒莱菔子代厚朴，弃芒硝而不用，又佐以养阴生津之品。就其组方之义，对于产后病来说，既不能偏执补虚一法，同时又要照顾到产后正虚的特点。全方仍以通里攻实为主，兼顾护阴扶正，攻实而不伤正，扶正而不恋邪。

例八的病情较前例复杂。素因肝胆湿热蕴积，由于产后失于调养，胃肠滞热又生。肝胆湿热与胃肠滞热相搏，以致瘀热燥结，故见口苦、口渴、咽干、胸闷、恶心、腹胀、便干、发热等少阳、阳明同病证候。刘老医生采用清热导滞，疏郁攻下的法则，以大柴胡汤、凉膈散合方加减。方中金钱草、茵陈清利肝胆湿热；柴胡、黄芩、栀子清热疏肝解郁；白芍和里；赤芍凉血活血；大黄、枳壳、元明粉荡涤胃肠滞热，通里攻下；连翘、川连清热燥湿。全方以攻邪为主，邪去则正安。所以对于产后患者的治疗，不要拘于“产后多虚宜补”的常规，而是应当详细辨证，若为实证也要攻实，但是在攻实的基础上又要中病即止，邪去后又当扶正，即所谓“勿拘于产后，勿忘产后”的道理。

子宫内膜异位症 2 例

子宫内膜生长子宫腔以外的异常位置而引起病变和症状时，称为子宫内膜异位症。异位的子宫内膜组织仍受卵巢激素的影响，而发生周期性的出血。但是血无出路，停留于局部组织中，因而引起痛经和周围组织的纤维化。

刘老医生体会：本病是由于死血（瘀血）凝结胞宫，瘀滞流注于经脉、脏腑所致。造成瘀血的原因，可能是外受寒凉，或因气滞血瘀而致。瘀血停留，日久可以化热。若因患者体内素有蕴湿，或气滞湿阻，湿热互结，则可兼见下焦湿热之象。在治疗上以活血化瘀，清利湿热为主。方用抵当汤与八正散合方加减。若偏于下焦寒凝，则以活血化瘀，温经散寒为法，方用少腹逐瘀汤加减。因为本病的病理实质是死血瘀阻，使用一般活血药难以使之消散。正如有些医家所说“凡人身血方阻尚有生气者易治，阻之久无生气者难治”。所以他在治疗本病时不论寒热均可以抵当汤为主方。

例一：刘某，女，37 岁，门诊手册。初诊日期：1975 年 7 月 1 日。

主诉：行经腹部剧痛 12 年之久，近 3 年来症状加重。

现病史：患者于 15 岁月经初潮起即有痛经。12 年前难产后，痛经加重。1972 年 8 月起痛经更为加重，经期痛苦难忍，吃止痛药物已不能缓解，每次月经期间均不能坚持上班。平时腰痛，腹胀，白带量多。月经中期少腹也疼痛难忍。产后 12 年未再受孕。曾在某医院检查发现子宫后壁有多数结节状物，触痛明显，宫体不活动，双侧附件均有包块，与周围组织粘连。输卵管造影及诊断性刮宫均未见结核性病变。末次月经为 6 月 18 日，行经 4 天，月经每次都提前 5 至 8 天，量较多，色紫有血块，经期自觉身热、口干、便燥。

检查：外阴、阴道正常，宫颈略红、轻度糜烂，子宫体正常大小、后位、活动欠佳，后壁有大小不等的小结节及明显触痛。双侧附件均有不规则包块（右侧约 3.5 厘米 ×3 厘米 ×2.5 厘米，左侧约 3 厘米 ×3 厘米 ×2 厘米）与周围组织粘连，压痛明显，活动欠佳。宫骶韧带增粗有剧烈触痛。

舌象：舌质黯红。脉象：弦滑。

西医诊断：①子宫内膜异位症。②继发性不孕症。

中医辨证：胞宫血瘀，下焦湿热。

治法：活血化瘀，清利湿热。

方药：

桃仁二钱　大黄一钱　水蛭一钱半　虻虫一钱半　川楝子三钱　延胡索三钱　五灵脂三钱　没药一钱　瞿麦四钱

萹蓄四钱　木通一钱　车前子三钱

治疗经过：7 月 16 日复诊时称：上方服 10 剂后，腰痛及腹痛明显减轻，但在经期腹部仍剧烈疼痛。月经于 7 月 13 日来潮，行经 4 天，色红紫有块、量偏多。上方去瞿麦、萹蓄、木通、车前子，加丹参、制香附、乌药各三钱，以加强行气活血化瘀之功。并因腹泻大黄改为五分。继服 10 剂后，平时腰痛，腹胀及月经中期腰痛减轻。7 月 31 日，开始加强活血化瘀，散结止痛之力，上方去木通、车前子，加三棱、莪术各三钱，当归一两。

8 月 18 日复诊：上方服 10 剂后，平时腰痛及月经中期腹痛消失。8 月 7 日，月经来潮自觉血流通畅，微有小腹痛，行经 3～4 天，血量及血块均较前减少。内诊：宫后壁之小结节及附件包块均较前缩小。按上方再服 20 剂后，经 1975 年 7 月 1 日至 1975 年 10 月 5 日 3 个月的治疗，共服中药 50 剂，平时腰痛及月经中期腹痛消失，共行经 4 次（7 月 13～17 日，8 月 7～11 日；9 月 4～8 日；9 月 29 日～10 月 1 日），除第 1 次腹部微痛外，其他 3 次痛经现象基本消失。内诊检查：子宫后壁小结节基本消失，双侧附件包块完全消失。周围粘连部分亦消失。嘱仍以前方每于月经前服药 10～15 剂，以巩固疗效。

例二：袭某，女，30 岁，门诊手册。初诊日期；1974 年 8 月 29 日。

主诉：经期小腹剧痛 7 个月。

现病史：既往无痛经史，1972 年初开始经期小腹痛，某医院查诊为子宫内膜异位症。曾注射胎盘组织液 2 个月无效，内服甲基睾丸素 2 个月，以及注射青、链霉素治疗，经期仍腹部剧痛难忍。经前期小腹冰凉，得热则痛减。大便时腹痛加重。每次行经均须注射止痛药，疼痛方能缓解。月经量时多时少、色黯、有血块。若血块排出量多时，则腹痛减轻，经妇科检查称宫体内有结节样物。

舌象：舌质淡。脉象：沉弦。

西医诊断：子宫内膜异位症。

中医辨证：气滞血瘀，寒凝经脉。

治法：活血化瘀，温经止痛。

方药：

制香附三钱　川楝子三钱　桃仁二钱　当归三钱　小茴香二钱　五灵脂三钱　生蒲黄二钱　益母草三钱　延胡索三钱　赤芍三钱

治疗经过：9 月 8 日复诊，本方共服 6 剂，9 月 6 日按时行经，未见腹痛，曾加减使用过乌药二钱，胡芦巴三钱，没药一浅，橘核三钱，荔枝核三钱，继服 15 剂后，10 月 5 日经来仍有腹痛，上方又服 12 剂。11 月 1 日经来有轻微腹痛，按本方加减共服 40 余剂，经期仅有轻微腹痛，已不需要服用止痛药。但是，大便时仍有小腹痛，平时小腹发凉。1974 年 12 月追访时称：病情尚稳定，行经腹痛已很轻微。曾经妇科复查，宫体内的结节未见减少。有时行经尚有腹部发凉或腰痛。拟以下方继服：

小茴香三钱　胡芦巴三钱　延胡索三钱　肉桂一钱半　五灵脂三钱　桃仁三钱　红花二钱　没药二钱　赤芍二钱　吴茱萸二钱　炮姜一钱

【按语】　例一，属于胞宫血瘀，下焦湿热。患者月经先期、色紫有块、量多，均为血热之征，经期小腹剧痛。舌黯红、脉弦滑均为血瘀脉阻之象。平时腰痛腹胀，白带多，月经中期少腹剧痛，属于湿热下注。治宜活血祛瘀，清利湿热。以抵当汤为主，佐以活血理气、清利湿热之品。方中桃仁活血化瘀；大黄苦寒，入血分化瘀血，清解血分中之伏热；水蛭、虻虫蚀死血化瘀血；延胡索、五灵脂、川楝子、没药活血化瘀，理气止痛；瞿麦、萹蓄、木通、车前子清利下焦湿热。药后，平时腰痛、腹胀及月经中期腹部剧痛，有所减轻。但剧烈痛经依然如故。前方去瞿麦、萹蓄、木通、车前子等寒凉之品，加强行气活血之力，如丹参、制香附、乌药、三棱、莪术等，并曾用过当归一两以调经止痛。全方以活血祛瘀消癥为主，行气止痛，清利湿热为辅。经过3个月治疗，共服中药50剂。药后3次行经情况良好。不但症状改善，而且内诊检查尚称满意。

例二，则属于气滞血瘀，寒凝经脉。患者经期腹痛剧烈，小腹发凉，得热则痛减，经血色黯，有血块，血块排出后腹痛减轻，均为血瘀阻络之征。在治疗上仍以活血化瘀为主，佐以温经止痛。方中桃仁、益母草、赤芍活血化瘀；当归养血活血；失笑散祛瘀止痛；川楝子、制香附理气止痛，小茴香温经。以后也曾加减使用过胡芦巴、乌药、没药、橘核、荔枝核等温经散寒之品。随访时，行经仍有轻度腹痛及少腹发凉，内诊检查宫体结节并未消失。可能是所用的温化药物力量不足，或疗程太短。

通过上述二例，初步看出，偏于湿热型者疗效尚好，对于虚寒型的疗效尚待进一步观察。

卵巢囊肿、输卵管积水1例

唐某，女，35岁，门诊简易病历。初诊日期：

1970 年 6 月 20 日。

主诉：小腹隐痛半年余。

现病史：半年来，因小腹隐痛，腰酸痛，白带量多、色黄有味，婚后 10 余年不孕，曾到医院检查诊为：右侧卵巢囊肿（约 5 厘米 ×5 厘米 ×6 厘米）。左侧输卵管积水（约 4 厘米 ×3 厘米 ×3 厘米）。曾嘱手术治疗，未同意，来我院门诊。平时食纳不佳，心烦易怒。

舌象：舌苔白腻，舌质黯。脉象：沉弦。

西医诊断：右侧卵巢囊肿，左侧输卵管积水。

中医辨证：湿热下注，痰凝络阻。

治法：清热利湿，行气豁痰。

方药：

瞿麦四钱　萹蓄三钱　木通一钱　车前子三钱　滑石五钱　黄芩三钱　乌药三钱　萆薢四钱　半夏三钱　礞石五钱　木香一钱　砂仁二钱

治疗经过：7 月 3 日，上方服 15 剂后，自觉腰痛、腹痛减轻。按上方 5 剂量做成蜜丸，每丸三钱，日服 2 丸。8 月 4 日，在原医院检查称：右侧卵巢囊肿已消失，左侧输卵管积水呈索条状增厚。8 月 6 日来院复诊，上方加茯苓三钱，继服 20 剂后。另用 5 剂做成蜜丸，每丸重三钱，日服 2 丸，以巩固疗效。1972 年 6 月 22 日曾在原医院复查，称宫旁两侧均属阴性。1972 年 7 月 3 日来院复诊，一般情况良好，有时小腹偶痛，其他无不适。

【按语】 卵巢囊肿或输卵管积水，在中医书中无明确的记载，查阅《灵枢·水胀》中所说的“肠覃”可能与此病类同。因为“肠覃”是指生于肠外、腹内的一种息肉，可以逐渐增大，并不影响女子的月经。由于当时解剖学的限制，对于卵巢、输卵管的解剖记述不详，但是该器官系在下腹部，且为肠外之物，估计该部位的囊肿很可能被包括在内。从其病因病理来看《灵枢·水胀》中说“肠覃……寒气客于肠外，与卫气相搏，气不得荣，因有所系，癖而内著，恶气乃起，息肉乃生”。从其病理发展来看，“其始生也，大如鸡卵，稍以益大，至其成，如怀子之状，久者离岁，按之则坚，推之则移，月事以时下……”。他体会本病的发生多因寒凉伤于卫气，水湿积聚不散而致。若病程日久，寒湿化热，煎熬水液，则逐渐黏稠如痰。因其病属气凝水繁，对于冲任二脉影响尚小，所以月经可以按时来潮。若寒湿蕴久化热，也可以转化为湿热型。因此，临床上可分为寒湿型和湿热型两大类。区别寒湿与湿热的辨证要点，主要依据其临床表现。一般讲，本病开始时自觉症状并不明显，多见有少腹隐痛或下坠感，或因婚后不孕而到医院检查时才被发现。偏于寒湿者，见有面色萎黄，体倦无力，喜暖喜按，白带量多（或不多），色白清稀，脉见沉细，苔薄白，舌质淡。而偏于湿热者，则见腹痛，偶有加剧，拒按，白带量多，色黄有味，舌苔白腻或黄腻，脉弦滑或滑数。根据他的经验，对于寒湿型的治疗以行气散寒，化痰散结为主。经验方药如下：

当归三钱　赤芍三钱　白芍三钱　熟地三钱　川芎一钱半　柴胡一钱半　荆芥穗一钱半　昆布五钱　海藻五钱　白芷一钱　夏枯草三钱　藁本一钱半　荔枝核四钱

方中四物汤养血扶正，柴胡、荆芥穗、白芷、藁本行气疏郁，升阳除湿；荔枝核温通下焦，引药直达病所，以行水散结；昆布、海藻、夏枯草软坚散结，全方共奏养血调和荣卫，温化寒湿之功。对于湿热型的治疗，则采用清热利湿、行气豁痰的法则治疗。本例即属于湿热下注，痰凝络阻，故用八正散加减。方中瞿麦、萹蓄、车前子、滑石、木通、黄芩清热利湿；木香、砂仁、乌药行气泻水；半夏、礞石豁痰散结。因为病情缓慢，可以做成丸药久服，取其势缓而药力持久之特性。

右侧附件积脓1例

李某，女，18岁，未婚，外院会诊病历，住院号166722。会诊日期：1975年9月17日。

主诉：阴道流脓20多天。

现病史：患者自1972年常带经游泳，以后下腹两侧经常疼痛，经期腹痛更加重，需要卧床休息。月经周期不准，有时数月一至，有时则淋漓不止。末次月经为8月23日。经后白带量多、色粉红、有臭味，逐渐变成黄脓样。伴有少腹部疼痛。因阴道流脓1周未止，于9月3日住院治疗，入院后即开始肌肉注射卡那霉素。9月6日行经，3天后开始发烧（体温在38℃左右）。9月12日加用庆大霉素（肌注），体温有所下降，但仍有低烧（37.4℃），阴道流脓有所减少，但仍未净，伴有口干欲饮，纳差，大便干。

检查：9月5日经妇科检查：用阴道窥器暴露宫颈，见有脓液自颈管前唇右角米粒大之小孔外流，三合诊时子宫后位、较小，于子宫前方偏右侧，有囊性包块，压之有脓液排出。阴道脓液培养为副大肠杆菌，对卡那霉素低度敏感。血查白细胞11 100/立方毫米，中性粒细胞81%，淋巴细胞9%。

舌象：舌质黯红。脉象：细滑数。

西医诊断：右侧附件积脓。

中医辨证：热毒郁久，腐肉成脓。

治法：清热解毒，消肿排脓。

方药：

银花一两　连翘一两　蒲公英一两　败酱草一两　冬瓜子一两　赤芍三钱　丹皮三钱　川军一钱　土贝母三钱　地骨皮三钱　赤小豆三钱　犀黄丸二钱（分二次服）

9 月 19 日，服上方 3 剂后，低烧已退，阴道流脓减少，继服原方。9 月 23 日，服上方 3 剂后，脓液变稀而量增多，拟以托里排脓，改服托里定痛汤加减：

当归四钱　熟地四钱　炒白芍三钱　川芎一钱　没药一钱半　乳香一钱　生黄芪三钱

9 月 26 日，服上方 3 剂后，阴道流脓已净，继服原方三剂，近期临床基本痊愈出院。出院后 1 个多月又复发，仍按前法而治愈。

【按语】 本例为右侧附件积脓。以腹痛、白带多，阴道流脓为主症。中医辨证属于热毒郁久，腐肉成脓。治以清热解毒，消肿排脓为法，方用经验方解毒内消汤配合犀黄丸，3 剂后毒热已解，低烧退，脓汁减少。6 剂后，脓液变稀而量增多，说明热势已减，但是正气已虚，勿需过用苦寒清热。改用托里排脓之法。方用《疡医大全》托里定痛汤去罂粟壳、桂枝（虑其余烬未熄而去其温燥之品）加生黄芪三钱取其益气托里之功。在治疗上，初期以清热解毒为主，以消为贵，但是内溃肉腐已成脓，所以使用清解与托里透脓并重之法，以期托毒外出。

盆腔炎 9 例

盆腔炎为妇科常见病之一，是盆腔内生殖器官及盆腔周围结缔组织、盆腔腹膜等炎症性病变的总称。如附件炎（卵巢、输卵管炎）、附件炎性包块、子宫实质炎、子宫周围炎、宫骶韧带炎、宫旁结缔组织炎以及盆腔腹膜炎等，统称为盆腔炎。其炎症可在一部分或几部分同时发生。临床上分为急性与慢性两类。属于中医“寒湿”、“湿热下注”、“内痈”或“癥瘕”等范围。且以下腹疼痛，腰痛，白带量多或发烧为主证。多因湿热、寒湿侵袭而诱发，以致湿热内蕴，寒湿内生，气滞血瘀，冲任受阻，凝聚于下焦。若为湿热蓄久或寒湿化热，则可见低烧，黄带，赤带，少腹疼痛；若为湿热蕴毒则可见高烧，腹痛拒按；若为寒湿凝聚则可见少腹冷痛，腰酸隐痛，白带清稀；若为气滞则少腹窜痛；若为血瘀凝滞，则见刺痛抽痛，而且痛有定处；若为湿热久蓄，气血凝结，则可形成癥块，腹痛拒按。

例一：魏某，女，25 岁，门诊简易病历。初诊日期：1974 年 10 月 5 日。

主诉：腰腹疼痛，白带量多 1 年余。

现病史：患者自 1973 年 11 月份早产后，少腹两侧开始疼痛，腰痛，体倦乏力，精神委靡，白带量多、色黄、质黏，尿频数，经期下腹坠痛加剧，月经周期尚正常，血量多、色红。末次月经为 1974 年 9 月 22 日。

舌象：舌质红。脉象：弦滑略数。

西医诊断：慢性盆腔炎。

中医辨证：湿热下注，气滞血瘀。

治法：清热利湿，行气活血。

方药：

瞿麦四钱　萹蓄四钱　木通一钱　车前子三钱　萆薢四钱　滑石块五钱　五灵脂三钱　延胡索三钱　制香附三钱

柴胡一钱半　炒荆芥穗一钱半

治疗经过：1974 年 10 月 8 日，药后白带减少，仍有腰痛，小腹痛。继服上方 10 剂。1974 年 10 月 23 日，药后腰腹坠痛减轻，白带量减少，仅觉小腹两侧疼痛隐作。上方加蒲公英五钱，败酱草三钱，继服 5 剂。10 月 29 日，症状基本消失，月经已过期 7 天。查尿妊娠免疫试验阳性，已妊娠。

例二：尹某，女，38 岁，门诊简易病历。初诊日期；1972 年 3 月 17 日。

主诉：小腹痛，白带量多 1 年余，近日来症状加重。

现病史：1971 年因子宫出血刮宫后，开始右侧小腹隐痛，继而整个下腹部疼痛，白带量多、质稠微黄。经妇科检查，诊断为盆腔炎，曾用抗生素治疗，症状未减。近日来腹痛加重，伴有低烧（37.5℃），血查白细胞 17 000/立方毫米。

舌象：舌质红。脉象：弦滑略数。

西医诊断：慢性盆腔炎急性发作。

中医辨证：湿热下注，热毒瘀结。

治法：清热利湿，解毒散结。

方药：

瞿麦四钱　萹蓄四钱　木通一钱半　车前子三钱　滑石五钱　泽兰三钱　猪苓三钱　川楝子三钱　银花一两　丹皮三钱　川军一钱　败酱草七钱

治疗经过：3 月 20 日，服上方 3 剂后，腹痛减轻，白带量减少，复查血，白细胞 9 000/立方毫米。再服上方 3 剂，症状缓解，近期有效。

【按语】 前述二例属于湿热、湿毒型。例一，偏于湿盛，其见有小腹痛，白带量多、色黄、质黏，兼见尿频。脉弦滑略数，舌质红，均属湿热之征象。用刘老医生的经验方清热利湿汤加减治疗。由于湿热瘀阻经脉，故加用延胡索、五灵脂、香附行气活血止痛。方中炒荆芥穗、柴胡功在疏气升散而除湿，使之湿邪升散于上。瞿麦、萆薢、萹蓄、木通、车前子、滑石清热利湿于下，一升一降。佐以行气活血、疏通经脉，通导湿热，标本兼顾。例二，原有慢性盆腔炎，近日来腹痛加重，伴有低烧，白细胞增高。脉见弦滑略数，舌质红，证属湿热蕴毒，而且热重于湿。所以在清热利湿汤的基础上加强解毒散结之功。方中泽兰、猪苓活血行水利湿，银花、败酱草清热解毒消痈；川楝子清热行气止痛；丹皮、川军凉血活血，解毒破瘀。全方共奏清热解毒利湿，行气活血散结之功，以通为用。

例三：赵某，女，43 岁，门诊简易病历。初诊日期：1974 年 8 月 9 日。

主诉：左下腹疼痛痛，反复发作 6 年余。

现病史：患者自 1968 年以来，左侧小腹经常疼痛，兼有黄带。前后曾有 6 次急性发作，每次均由胃痛开始，伴有恶心、呕吐，甚至吐胆汁样绿水，半小时后窜至腹部，疼痛由上向下发展，逐渐加重，小腹下坠。严重时头痛，头晕（血压下降），甚至休克。随后体温上升 39℃左右。1973 年 8 月 21 日因急性发作，误诊为急性阑尾炎，曾住院剖腹探查，发现卵巢有脓肿，遂清除脓液。1974 年 6 月 6 日又因急性发作而出现休克，收住院治疗。当时血压 70/50 毫米汞柱，白细胞 29 000/立方毫米，中性粒细胞 78%。体温 38.9℃，诊为急性弥漫性腹膜炎、化脓性盆腔炎及中毒性休克。住院期间曾用氯霉素、红霉素、庆大霉素等药物治疗，急性炎症控制后，于 1974 年 6 月 22 日出院，继续使用胎盘组织浆、黄连素等药物治疗。现证仍有腹痛，头晕，恶心，纳差，手发麻，腹部疼痛而拒按。

舌象：舌质红。脉象：弦滑稍数。

西医诊断：①卵巢脓肿。②慢性盆腔炎急性发作。

中医辨证：毒热壅盛，气血凝结。

治法：清热解毒，活血利湿。

方药：

银花五钱　连翘五钱　蒲公英五钱　败酱草五钱　冬瓜子一两　赤小豆五钱　丹皮二钱　赤芍二钱　没药一钱　延胡索三钱　川楝子三钱　犀黄丸三钱（分冲）

治疗经过：8 月 19 日，服上方 6 剂后，腹痛明显减轻，恶心已止，食纳增加。但有头痛，前方加桑叶三钱，菊花三钱。

9 月 2 日，腹痛已止，因吃生冷而致下痢，小腹坠痛，改方如下：

生白芍三钱　黄芩三钱　马尾连三钱　甘草一钱　木香一钱半　陈皮二钱　车前子三钱　滑石五钱

1974 年 9 月 19 日，上方服 3 剂后下痢已止，腹痛消失。药后，自觉症状消失，复查白细胞正常。妇科检查称附件炎、卵巢脓肿已基本痊愈。

【按语】　本例西医诊为卵巢脓肿，曾经手术治疗。自 1968 年以来左侧小腹经常性疼痛，兼有黄带，说明湿热蕴于下焦，日久蕴毒，毒热壅滞，热重于湿。热毒犯胃，故于每次发作之前出现胃脘疼痛，恶心，呕吐，甚至昏厥等证。本次发作后，经用抗生素治疗，急性炎症已被控制。但是热毒湿邪尚未清解，气血凝结壅滞经络，故腹痛仍然存在。在辨证上刘老医生认为本例属于内痈范围。故以清热解毒消痈为主，活血利湿为辅。方中银花、连翘、蒲公英、败酱草清热解毒，消痈散结为主要药；冬瓜子、赤小豆消肿排脓；丹皮、赤芍凉血活血；没药活血定痛；延胡索、川楝子调气血而止痛；犀黄丸清热活血，化瘀止痛。他体会对于此类病证，清热解毒消肿排脓药用量宜大，而活血凉血药用量宜小，一般不宜过一钱或二钱。多用，虑其活血太过，使脓毒扩散蔓延。服方10余剂后下痢又起，根据“急则治其标”的原则，使用芩连芍药甘草汤加木香、陈皮、车前子、滑石等药行气和胃，利湿清热而治愈。

例四：蔡某，女，35岁，门诊简易病历。初诊日期：1971年12月6日。

主诉：腰痛，小腹痛已5年余，近5天来腰腹疼痛加重。

现病史：患者于5年前，自然流产后，开始小腹痛，腰痛。经妇科检查诊为“盆腔炎”。曾经抗生素、物理疗法，症状未减，经服中药后症状好转。并于1967年、1969年两次妊娠，正常分娩。但腰痛，小腹冷痛症状未完全消除。平时面色黄白，白带量多，清稀，下腹发凉。1971年12月1日人工流产后，腰痛、小腹痛症状加重，伴有阴道出血，5天来未止。又经妇科检查称：左侧附件增厚。

舌象：舌质黯红。脉象：沉缓。

西医诊断；①慢性盆腔炎。②人流后阴道出血原因待查。

中医辨证：寒湿凝聚，瘀血内停。

治法：活血化瘀，暖宫散寒。

方药：

当归三钱　川芎一钱　泽兰一钱半　益母草二钱　桃仁一钱　红花一钱　炙甘草一钱　炮姜一钱　小茴香二钱　没药一钱

治疗经过：12月9日，服上方3剂后，阴道出血已止，仍有轻微腹痛。再以温宫散寒，行气化滞为法，方药如下：

橘核三钱　荔枝核三钱　小茴香三钱　胡芦巴三钱　延胡索三钱　当归三钱　川楝子三钱　枳壳三钱

1971年12月30日，服上方15剂后，腰腹疼痛消失。1974年12月门诊随诊时称：经检查无任何不适，唯月经量较少。

【按语】　本例属于寒湿型。爰因数年前自然流产后，感受寒凉而致。现因人流后，复感寒凉之邪，寒邪客于胞宫，凝滞经脉，瘀血停留。瘀血不去，新血不守，故见阴道出血不止。经脉阻滞，故见腰疼腹痛。下焦受寒，故腹胀发凉。寒湿下注则白带量多而清稀。本例因有阴道出血，故先用生化汤加小茴香、没药行气活血暖宫散寒。血得温则通，瘀血得去，新血能守，则出血自止。若误用凉血止血剂，血遇寒则凝泣，瘀血不能去，势必留邪，出血更不能止。待阴道出血停止后，重用温宫散寒，佐以行气化滞为法。方中橘核、荔技核、小茴香、胡芦巴暖宫散寒；当归、延胡索、川楝子、枳壳行气活血止痛。寒凝散，血脉能，湿邪得除则病自愈。

例五：赵某，女，38岁，门诊简易病历。初诊日期：1972年6月29日。

主诉：腰痛，小腹痛，肛门下坠已半年之久。

现病史：半年来腰痛，小腹痛，肛门下坠，经某医院检查诊为宫骶韧带炎。曾按清热利湿和温宫散寒等法治疗，症状未减。

舌象：舌质黯红。脉象：弦滑。

西医诊断：宫骶韧带炎。

中医辨证：气滞血瘀，经脉阻滞。

治法：行气活血，通脉化瘀。

方药：

制香附三钱　乌药三钱　桃仁二钱　五灵脂三钱　没药一钱半　乳香一钱半　川楝子三钱　延胡索三钱　赤芍二钱　生蒲黄二钱　瞿麦四钱

治疗经过：7 月 4 日，服上方 5 剂后，腰腹疼痛及肛门下坠感基本消失，近期症状改善。

例六：马某，女，38 岁，门诊简易病历。初诊日期：1972 年 7 月 7 日。

主诉：小腹、肛门坠胀而抽痛 4 天。

现病史：患者于 1972 年 6 月 29 日行人工流产术，7 月 3 日开始小腹、肛门坠胀而抽痛，腰骶部疼痛喜按。肛门、会阴之间也感坠瘸、抽痛，曾用卡那霉素、四环素治疗，症状未减。经妇科检查称子宫底部有一节结状物，有触痛，阴道有少量咖啡色分泌物。

舌象：苔薄白，舌质黯。脉象：弦缓。

西医诊断：宫骶韧带炎。

中医辨证：气滞血瘀，经脉阻滞。

治法：行气活血，化瘀散结。

方药：

当归三钱　川芎一钱　桃仁一钱　红花一钱　泽兰一钱　益母草一钱　五灵脂二钱　生蒲黄二钱　制香附三钱　乳香

一钱　没药一钱半　延胡索三钱　乌药二钱

治疗经过：7 月 13 日，服药 3 剂后，小腹、肛门坠痛、抽痛减轻，阴道仍有少量咖啡色分泌物。原方继服。7 月 17 日，药后肛门抽痛已止，但仍有坠胀感，腰骶部仍有坠痛，有脓样白带。脉见弦滑，上方去当归、乌药、川芎，加萆薢、车前子各三钱，瞿麦四钱。9 月 13 日，按上方加减服药 11 剂，疼痛明显减轻，症状基本消失。随访半年余，一般情况尚好。

【按语】　例五、例六，西医诊断为宫骶韧带炎。从其症状特点来看，小腹、腰骶部剧痛且有定处，有时抽痛，舌质偏黯。系因气滞血瘀所致。从辨病与辨证相结合的观点来看，本病又多兼见下焦蕴湿。但是重点在于气滞血瘀。所以例五在开始时，他曾用清热利湿和温宫散寒的法则治疗，未能奏效，而后改用行气活血，通脉化瘀的法则，症状才有所改善。例六，开始使用生化汤与失笑散合方加减。经治疗一阶段，疼痛有所改善，但是阴道有少量咖啡色分泌物，最后出现脓带，说明瘀血蕴热与内湿相合，湿热与瘀血搏结，遂加萆薢、瞿麦、车前子清热利湿之品。行气活血与利湿清热兼顾，尔后获效。

例七：周某，女，32 岁，门诊简易病历。初诊日期：1972 年 1 月 20 日。

主诉：小腹坠痛，白带量多已 4 年。

现病史：因结婚 4 年不孕，曾到某医院检查，发现盆腔有一包块，如鸭蛋大，有压痛。平素白带量多，月经周期尚正常，量少、色黑。末次月经为 1 月 14 日。

舌象：舌质淡。脉象：缓。

西医诊断：盆腔炎性肿块。

中医辨证：气滞血瘀。

治法：行气活血。

方药：

当归三钱　川芎一钱　炒白芍三钱　益母草三钱　木香一钱半　香附三钱　柴胡一钱半　荆芥穗一钱半　乌药三钱

治疗经过：1月27日，服上方3剂后，白带量仍多，月经反而持续不断，故在前法的基础上加强清热利湿之剂。方药如下：

黄芩三钱　马尾连三钱　泽泻三钱　车前子三钱　瞿麦四钱　萹蓄三钱　萆薢四钱　川楝子三钱　乌药二钱　旱莲草三钱　椿根白皮三钱

4月20日，本方共服16剂，白带量减少，少腹疼痛消失，经原医院妇科检查，称炎性肿块完全消失。

例八：刘某，女，16岁，门诊简易病历。初诊日期：1974年11月21日。

主诉：小腹疼痛1年余。

现病史：患者14岁月经初潮，开始第1年周期尚正常，量多，无痛经。近1年来，小腹部疼痛，月经周期为20～30天，行经6～7天，量多，有血块。经来第二三天，下腹绞痛而拒按。妇科检查：子宫中位、略小，左侧可触及一囊性包块，表面光滑，约3厘米×4厘米大小，尚能活动，有轻度压痛，右侧阴性。

舌象：舌质淡红。脉象：弦滑。

西医诊断：盆腔炎性包块。

中医辨证：湿热蕴毒，气滞血瘀。

治法：清热解毒，活血利湿。

方药：

银花五钱　连翘五钱　败酱草五钱　蒲公英五钱　延胡

索三钱　五灵脂三钱　川楝子三钱　赤小豆五钱　瞿麦四钱　萹蓄四钱　冬瓜子八钱　滑石块五钱　车前子三钱

治疗经过：11月27日，服药5剂后，腹痛减轻，精神好转，有时两胁痛，上方加生、制香附各三钱。12月6日，服上方7剂，内诊检查称：左侧包块已消失，腹痛明显减轻。

例九：张某，女，31岁，门诊简易病历。初诊日期：1972年1月4日。

主诉：腹痛、低烧1年余。

现病史：1年来经常腹痛、腰痛，白带量多，有味、色黄。曾在某医院检查称盆腔内有一肿块如鸡蛋大，压痛明显。伴有低烧（体温在37.3～37.5℃之间），手脚心热，口干渴，喜饮。

舌象：舌质红。脉象：弦滑。

西医诊断：盆腔炎性肿块。

中医辨证：阴虚血热，湿热凝结。

治法：养阴清热，行气散结。

方药：

地骨皮三钱　青蒿三钱　鳖甲七钱　冬瓜子一两　川楝子三钱　乌药三钱　昆布一两　蒲公英五钱　荆芥穗一钱半　柴胡一钱半

治疗经过：1月8日，上方服4剂后，体温已正常，余症仍同前，上方加赤芍三钱，败酱草五钱继服。

1月16日，服上方8剂后，体温正常，经原医院检查称盆腔肿块消失。

【按语】 例七、例八、例九虽均属于癥块型，但是各有特点。例七，平时白带量多，小腹痛，月经周期尚准，但血量不多、色黑。经检查发现盆腔有一包块，在治疗时，开始未能抓住其病理实质，侧重于行气活血，对于湿热凝聚重视不足，仅用柴胡、荆芥穗升阳行气拦湿，所以症状未见改善，二诊时加强清热利湿剂，稍佐椿根白皮收敛止血为法，重点针对凝聚已久的湿热之邪，服药后症状基本消除，盆腔炎性包块也消失。例八，下腹疼痛拒按，脉见弦滑，说明湿热蕴久蓄毒，所以清热解毒与活血利湿并重。方中银花、连翘、败酱草、蒲公英清热解毒消肿止痛，萹蓄、瞿麦、车前子、滑石块清热利湿，川楝子、延胡索、五灵脂行气活血，赤小豆、冬瓜子活血利湿排脓。曾加用生、制香附以加强行气止痛之效。香附生用能疏调胸胁胃脘之气，制用则旁掣腰腹之气，均以行气止痛为用。例九，湿热蕴久，入于阴血，故见低烧、五心烦热、口干渴、喜饮、舌质红等阴虚血热证候。湿热与阴虚是相互矛盾的。在治疗上比较难以掌握。若过于利湿则伤阴血，过于养阴则易缠邪。所以他针对患者腹痛、白带多、色黄有味、低烧等主证，以及盆腔检查见有炎性包块的特点，在治疗思想上，立足于整体，重视局部，侧重于养阴清热，行气散结，佐以解毒。所以用青蒿、鳖甲、地骨皮养阴清热为主；川楝子、乌药行气止痛；蒲公英、冬瓜子、昆布软坚散结，消痈排脓。鳖甲也可以协同养阴软坚；乌药、荆芥穗、柴胡行气疏肝散湿，这三味药同伍是刘老医生惯用的药组。他体会：乌药能行气，服用后白带量可以增多，因势利导使湿热随白带而排出，荆芥穗、柴胡和肝疏气，使湿邪从上焦随气化而升散。三味药共用一升一降。升散拦湿以断其源，行气排湿以通为用，使湿邪无可羁留之处。虽然未用渗利湿邪的药物，但是丝毫没有放松治“湿”的原则，比较合理地解决了养阴与利湿的矛盾。

归纳起来看，他认为湿热与寒湿是盆腔炎的主要因素；湿热凝聚、寒湿凝聚、气滞血瘀是本病的主要病理过程。湿热蕴久，毒热炽盛，即表现为急性或亚急性盆腔炎的病象。无论寒湿或湿热都可以导致气滞血瘀。因此，治疗湿热或寒湿以及行气活血、化瘀，都是治疗本病的主要法则，更重要的是根据病人的具体情况辨证论治。

刮宫术后阴道出血2例

例一：张某，女，29岁，门诊简易病历。初诊日期：1973年3月30日。

主诉：阴道出血10余天。

现病史：于1973年3月17日自然流产刮宫术后，阴道出血淋漓不断，血量时多时少，色淡，有小血块，伴有腰痛，腹坠胀痛，及头晕、耳鸣、恶心。

舌象：舌质黯淡。脉象：细缓。

西医诊断：刮宫术后阴道出血，原因待查。

中医辨证：血虚受寒，气血失和。

治法：活血化瘀，养血和营。

方药：

当归二钱　川芎一钱　柴胡一钱　荆芥穗一钱　制香附二钱　五灵脂二钱　没药一钱　川楝子二钱　益母草一钱　泽兰一钱

治疗经过：4月6日，服上方2剂后，阴道出血已止，腰痛、腹胀、头晕、恶心等症已消失。

例二：张某，女，26岁，门诊简易病历。初诊日期：1973年6月13日。

主诉：阴道流血10余天。

现病史：患者于5月26日自然流产后行刮宫术，术后阴道出血17天未止，血色不鲜，有血块，伴有小腹胀痛，腰痛。近1周来有低烧（体温37.4℃），心烦急，小便黄赤。血查白细胞14 300/立方毫米。

舌象：舌质黯红，苔黄腻。脉象：弦滑数。

西医诊断：刮宫术后阴道出血，继发感染。

中医辨证：湿热下注，热伤血络。

治法：清利湿热，凉血止血。

方药：

瞿麦四钱　萹蓄四钱　滑石五钱　车前子三钱　黄芩三钱　败酱草四钱　银花四钱　蒲黄炭三钱

治疗经过：6月15日，服上方3剂后阴道出血已止。腰痛、腹痛减轻，继服2剂，症状皆除。

【按语】 西医认为流产时绒毛自脱膜分离、血窦开放而出血，当胚胎全部剥离排出，子宫充分收缩时，出血即能停止。刮宫后由于残留胎膜或感染均可引起阴道出血不止。刘老医生认为；自然流产后或流产后再行刮宫或人工流产后，阴道流血不止的原因大致有以下两种：①瘀血内停，新血不守。瘀血残留使经络血脉不和，因而新血不守，正如前人所说“恶血不尽则好血难安，相并而下，日久不止”。一般表现为血色较鲜红，或有紫血块，多伴有腹痛，而且痛有定处，或有大血块排出；②寒客胞宫，血行受阻。如《诸病源候论》中所说：“新产而取风凉，皆令风冷搏于血，致使血不宣消，蓄积在内，则有时血露淋沥下不尽。”在刮宫手术过程中感受寒凉，以致风冷客于胞宫，损伤冲任之脉，血行不畅，瘀血蓄积，新血不能循经，故血流不止。以上两种类型，虽然病因不同，终因瘀血而致出血不止。故治疗上均以活血化瘀为主。若寒邪郁久化热，寒又能生湿，湿热相搏，可以出现烦热或发烧；热伤血络，流血不止其色黯而不鲜，伴有腹痛，舌黯红，脉弦滑兼数。治疗时应以清热利湿为主。例一属于寒客胞宫，血行受阻。阴道出血量多、色淡有块，兼见营卫失和之象，所以在活血化瘀之中加用荆芥穗、柴胡调和疏解，方中虽无温药，但是通过调和营卫而寒邪疏解。例二，除阴道流血不止外，伴有小腹痛、低烧、心中烦急、小便黄、苔黄腻等湿热蕴结之征，乃湿热相搏，热伤血络迫血妄行所致。治疗以清利湿热为主，佐以活血。方中瞿麦、萹蓄、车前子、滑石清利下焦湿热，黄芩、银花、败酱草清热解毒；蒲黄炭活血止血。清解与活血并用。虽未用大量止血药，湿热得清则出血也能止。

刮宫术后闭经2例

人工流产术后所引起的闭经，临床上也有一定的特点。刘老医生认为除了体质（产后）情况外，刮宫手术可谓引起闭经的外因条件之一。从中医观点来看，刮宫手术往往伤肾、伤血造成胞宫损伤。由于损伤而血溢。死血、败血瘀滞于胞宫之中，所以刮宫术后所引起的闭经，基本证型是肾虚、血虚血瘀。但是，由于患者体质的差异，后果也不尽同。若素体阳虚，或下焦虚寒，则多表现为虚寒证候；若素体健壮，冲任旺盛，术后气血逆乱，暂时经血未行，阻于胞宫，瘀血内闭日久则可化热。若遇经期，冲任脉盛，瘀血与郁热阻遏，不能使经血下行，即沿冲任二脉逆行而上，多表现为虚实夹杂的证候。因为肝经络阴器，冲任隶属于阳明，冲任逆乱，瘀热上冲，同样可以影响肝胃二经，而出现肝热或阳明胃热的证候。总之在治疗上，补肾补血与活血化瘀是其基本法则。偏于虚寒者佐以温经散寒；偏于实热兼夹者，佐以清热通经，行气疏浚之品。

例一：毛某，女，41岁，门诊简易病历。初诊日期：1974年8月1日。

主诉：刮宫术后闭经4个多月。

现病史：患者于1974年3月20日因阴道出血不止，妊娠免疫试验阳性，行刮宫术后即开始闭经。注射黄体酮后，于7月27日行经1次，量少。平日少腹经常发凉。现症：腰痛、眼睛视物模糊。

舌象：舌质淡。脉象：沉细无力。

西医诊断：人流术后继发闭经。

中医辨证：肾虚血亏，寒凝经闭。

治法：补肾养血，活血温经。

方药：

当归三钱　白芍四钱　川芎一钱半　熟地三钱　菟丝子三钱　枸杞子二钱　肉苁蓉四钱　砂仁一钱　桃仁五分　红花一钱　紫河车三钱

治疗经过：8月10日复诊时称：药后大便稀、全身无力，遂改服下方：

当归三钱　白芍三钱　川芎一钱半　熟地四钱　小茴香三钱　胡芦巴三钱　肉桂一钱　干姜五分　砂仁一钱半　紫河车三钱　菟丝子五钱　红花二钱

8月13日，药后少腹发凉好转，胃纳增加，大便次数正常，仍稀，睡眠多梦。方药如下；

当归三钱　白芍三钱　川芎一钱半　熟地四钱　仙灵脾

四钱　菟丝子三钱　紫河车三钱　车前子三钱　覆盆子三钱　枸杞子三钱　牛膝五钱　益母草四钱　砂仁一钱半

9 月 13 日，药后少腹发凉及腰痛好转，睡眠差，多梦。上方去白芍、熟地、牛膝、益母草。加肉桂、桃仁、红花、五味子各一钱，继服 7 剂。

10 月 8 日复诊时称：服上药后，于 10 月 1 日来月经，行经 6 天，量中等。但睡眠较差，纳差。上方去白芍、牛膝、益母草。肉桂改为一钱半，五味子改为三钱，加炒枣仁四钱，继服，以巩固疗效。

例二：王某，女，34 岁，门诊手册。初诊日期：1975 年 7 月 15 日。

主诉：人流术后闭经近 4 个月。

现病史：患者既往月经周期为 23～24 天，行经 6～7 天。足月产 2 次。末产为 6 年前。于 1975 年 3 月 24 日行人工流产，术后闭经至今已近 4 月，注射黄体酮亦未行经，自感心烦急躁、口干苦、头晕、腰酸、腿软无力、两胁胀、食纳欠佳，二便自调。

舌象：舌质黯淡。脉象：细弦。

西医诊断：人流术后继发闭经。

中医辨证：血虚血瘀，蕴热上冲。

治法：补血益肾，清热通经。

方药：

当归三钱　川芎一钱半　炒白芍三钱　生地四钱　桃仁一钱　红花一钱　瞿麦四钱　萹蓄四钱　木通一钱　车前子三钱　龙胆草二钱　栀子三钱　川楝子三钱　瓜蒌八钱　牛膝三钱

治疗经过：7 月 24 日，服上方 5 剂后，心烦急躁明显好转。上方去当归加马尾连三钱。8 月 9 日复诊时称，又服上方5剂后，诸症继续好转，曾于8月1日经来，行经3天，量少、咖啡色，仍稍感胁胀，左侧面、肩发麻。上方去当归、萹蓄、木通、龙胆草、栀子、牛膝加石斛四钱，鸡血藤五钱，丝瓜络二钱，继服。

1975年10月9日随访：继服上药15剂，月经于9月28日来潮，行经4天，量色正常，其他无不适。

【按语】 例一，刮宫术后闭经已4个多月。平日少腹发凉，现症：腰痛，视物模糊，舌质淡，脉沉细无力。曾经注射黄体酮，但经行血量极少。辨证为肾虚血亏，寒凝经闭。治以补肾养血，活血温经。方用桃红四物汤，合五子衍宗丸加减，其中加肉苁蓉配合菟丝子温肾补阳，砂仁行气开胃。另外加紫河车，本品咸平兼温，入肾补肾益精血，主治气血两亏，五劳七伤，女子月经量少，月经不调等症，本药为血肉有情之品，由于患者下焦虚寒，服药后反而出现便稀，身无力。说明温经助阳力量不足，8月份月经仍未来潮。遂在上方基础上加用小茴香、胡芦巴、肉桂、干姜，以加强温经散寒之功，月经始通，血量及行经日期，恢复正常。

例二，刮宫术后闭经近4个月，注射黄体酮也未行经。自感心烦、急躁、头晕、口干、口苦、食纳欠佳，是由于郁热上冲，心、胃经蕴热之故。血虚肝郁故见两胁发胀，脉细弦。血虚瘀恤内蓄故舌质黯淡。辨证属于血虚血瘀，蕴热上冲。故治以补血活血，清热通经。方用桃红四物汤补血活血，目的与例一相同，但是配合胆草、栀子、木通清肝热；瞿麦、萹蓄、车前子疏浚通利，使冲任二脉之冲逆循经下降；瓜蒌清热润燥；川楝子、牛膝行气活血，引经下行。服药后燥热现象好转，经血已通，在原方基础上，加石斛以养胃阴，清热润燥；鸡血藤、丝瓜络活血通络，以巩固疗效。

刮宫术后腹痛2例

例一：张某，女，44岁，门诊简易病历。初诊日期：1974年4月6日。

主诉：刮宫术后2天，剧烈腹痛1天。

现病史：4月4日因不全流产行刮宫术。5日夜晚，突然下腹部阵发性剧痛，腰痛。曾服止痛片及四环素，疼痛未减，腰腹酸痛，恶露不多，头晕纳差，腿软无力，痛时出冷汗，面色苍白。

舌象：舌质黯淡。脉象：弦缓。

西医诊断：①不全流产术后。②刮宫术后腹痛待查。

中医辨证：瘀血内停，兼感寒凉。

治法：活血化瘀，养血暖宫。

方药：

当归三钱　川芎一钱　红花一钱　益母草一钱　泽兰一钱　桃仁五分　炙甘草五分　炮姜五分　南山楂二钱　蒲黄三钱　五灵脂三钱

治疗经过：4月8日，服上方2剂后，腹痛减轻，流出黑色血块两块，下腹仍有坠感，大便溏稀，日解2次。上方去炮姜加干姜二钱，白术三钱，再服3剂。

4月13日，药后恶露已净，下腹已不痛，大便次数正常，症状缓解。

例二：李某，女，41岁，外院会诊病历。会诊日期：1975年4月22日。

主诉：人流术后，小腹阵发性剧痛已1周。

现病史：因早孕合并风心病，于1974年4月18

日，行人工流产术。因手术过程中发生休克而收入院观察。术后开始发热（体温 37.3～38.2℃），大便干燥，头晕纳差，腰痛，阴道流血，近2日来血量增多（如月经量）色红有块，小腹阵发性剧痛，痛有定处。

检查：体温 37.3℃，脉搏 80 次/分，面色一般，咽部充血，心尖部可闻及双期杂音，腹软，小腹部压痛明显，血压 110/70 毫米汞柱。4 月 20 日血查白细胞 7,400/立方毫米，中性粒细胞 61%。

舌象：舌质黯淡，苔黄腻。脉象：弦滑。

西医诊断；①刮宫后腹痛待查。②风湿性心脏病。

中医辨证：瘀血内结，湿热下注。

治法；清热除湿，活血化瘀。

方药：

瞿麦四钱　木通一钱　车前子三钱　滑石五钱　大黄一钱　败酱草五钱　蒲公英五钱　延胡索三钱　五灵脂三钱　蒲黄三钱　没药二钱　桃仁五分　益母草一钱

治疗经过：4 月 29 日，服上方 3 剂后，排出膜样物一块及小血块。以后流血减少，腹痛减轻，体温恢复正常。上方继服。5 月 2 日复诊时称：服上药后，于 4 月 30 日流血已止，腹痛已止，体温正常已 3 天，于 5 月 2 日出院。

【按语】 人工流产后腹痛，多因部分胎盘绒毛组织残留宫腔，或术后感染所致。刘老医生认为：本病多见有以下三种情况：①瘀血内停：由于部分胚胎组织未被清除，或术后血流不畅，属于中医所谓瘀血停于胞宫，故而作痛。症见痛有定处而拒按，阴道出血、色紫黑，有时伴有腰痛。治疗应以活血化瘀为主，多选用生化汤加减。②寒客胞宫：在手术过程中受寒凉，多见有小腹绞痛，发凉，面色青白，脉象弦紧。治疗应以暖宫散寒为主，多选用温经汤加减。③瘀血内停兼有湿热：除腹痛拒按等瘀血内停见证外，因兼见湿热多伴有发热，子宫出血，色红，腹痛拒按，舌质黯，苔黄，脉弦滑。治疗以八正散为主，酌加清热解毒、活血化瘀等药物。

例一，因刮宫术后，出血不多，小腹剧痛，腰痛，系因内有瘀血。面色苍白，腹部绞疼为血虚兼有寒象。由于流产后又行刮宫，气血虚衰，故而出现头晕、纳差、腿软无力。舌黯淡是血虚而有瘀滞。脉弦主痛、缓主虚。证属瘀血凝滞，血虚兼感寒凉。所以治疗上以活血化瘀，养血温经为法。以产后生化汤治疗而收效。例二，术中并发休克，术后小腹剧痛，且有定处，持续阴道流血，舌质偏黯是由于内有瘀血之故。低烧，舌苔黄腻，脉弦滑乃湿热之象。证属瘀血内结，湿热下注。故选用八正散加减。以清热利湿为主，少佐活血化瘀之品。药后排出膜样物后，腹痛缓解，阴道出血停止，避免了再次刮宫的痛苦。以上两例同为刮宫后腹部剧痛，基本病理均为瘀血内停。但是，例一兼虚寒，例二兼湿热，应当详细辨识。

术后、产后尿潴留2例

例一：裴某，女，29岁，外院会诊病历。住院号725624，会诊日期：1974年5月13日。

主诉：术后不能自行排尿已10天。

现病史：患者因胎盘早期剥离及子宫卒中，在全麻下行子宫次全切除术。术后10天来，小便一直不能自解，大便秘结。曾数次保留导尿管，并配合针灸和其他诱导法及口服酚酞2次，二便仍不能自解。今晨拔掉导尿管，现感下腹发胀，仍不能自行排尿，口咽干燥，渴欲冷饮，急躁胸闷，食纳尚可，两脚发麻。

检查：体温正常，血压160/100毫米汞柱，术后第3天（5月6日）化验检查，血红蛋白9.5克/分升，白细胞17 600/立方毫米，中性粒细胞88%，淋巴细胞12%，尿化验蛋白（±），比重1.010，镜检有红细胞1~2个/HP，白细胞20~30个/HP。二氧化碳结合力31.4容积%，非蛋白氮140毫克/分升，血清钾5.16毫当量/升、钠137.5毫当量/升、氯116.5毫当量/升。

舌象：舌质淡红，尖红赤，舌苔根部薄白，前部无苔。脉象：弦滑数。

西医诊断：术后尿潴留。

中医辨证：心经火盛，小肠热结。

治法：清心解热，利尿通便。

方药：

瞿麦四钱　萹蓄四钱　车前子三钱　大黄二钱　甘草梢二钱　木通二钱　滑石块五钱　栀子三钱　灯心五分　元明粉三钱（分冲）急煎服

5月14日，服头煎后3~4小时，小便已能自解，尿色黄浊，无尿痛现象，5~6小时后自解大便，现无不适感。症状缓解。

例二：宋某，女，29岁，外院会诊病历。住院号161204，会诊日期：1975年9月16日。

主诉：产后不能自行排尿已5天。

现病史：患者为第1胎（双胎）合并重度妊娠中毒症，于9月11日自然分娩。产后出血量较多，曾一度休克，输血1 200毫升。产后不能自行排尿。伴有低烧。

舌象：舌质淡红。脉象：细数。

西医诊断：产后尿潴留。

中医辨证：小肠热结，膀胱不利。

治法：清小肠热，利湿通便。

方药：

瞿麦四钱　萹蓄四钱　木通一钱　车前子四钱　滑石块五钱　甘草梢三钱　川军一钱　竹叶一钱　栀子三钱　连翘五钱　灯心二钱

9 月 19 日，进第 1 煎后，小便仍不能自解。产后低烧日久（体温 37.5～37.6℃），汗出较多，全身疼痛，头晕、气短，大便稀有黏液，脉弦缓，舌苔白。因服上方未效，进一步分析其病情，辨证为营卫不和，膀胱气化不利，而致癃闭。故改变以前治法，采用养血和营，化气开闭，方药如下：

桂枝三钱　炒白芍四钱　川芎二钱　当归五钱　熟地四钱　荆芥穗一钱半　柴胡二钱　茯苓四钱　牛膝三钱　车前子四钱　炙甘草二钱　生姜三片　大枣三个

9 月 23 日，药后小便已能自解，恶露不多，但仍感小腹憋闷，稍有恶心，身痛仍在，舌质黯，脉弦滑。按上方加减继服。9 月 26 日带药出院，以巩固疗效。

【按语】 尿潴留是由于多种因素所引起的膀胱收缩无力，或尿道括约肌痉挛，也可见于尿道黏膜水肿，或因下尿道炎症惧怕排尿剧痛而不敢小便，或因手术后、产后所引起的神经性膀胱机能障碍。属于中医癃闭的范围。而且多沿用“肾司二便”、“肾与膀胱相表里”、膀胱湿热等基本理论辨治。例一，为术后所引起的尿潴留。刘老医生全面地分析其病史，注意到患者是在正常的妊娠过程中，突然遭受意外，情绪急躁郁闷，并且对手术有顾虑。从中医观点来看，急怒则气上，惊恐则气乱，气郁则化火，上攻于心，而致心热亢盛。心经火热移于小肠，小肠热结，泌别清浊失职，以致清浊不分，二便不利。小肠热结波及大肠，则阳明燥结，故见口咽干燥，渴欲冷饮，大便秘结。同时术后气血有伤，实属正虚而邪实。但是刘老医生仍以攻邪为主。以清心解热，利尿通便为法。方中栀子、木通、灯心、竹叶清心利小便为主要药；瞿麦、萹蓄、车前子、滑石块、甘草梢清热利尿，川军、连翘清热。因为虑其正虚未用攻下峻剂，而用调胃承气汤以清阳明燥热，药后症除。例二，开始他根据过去的经验，沿用清心解热利尿通便的法则，3 剂药后小便仍不能自解。进一步分析其病情，认识到患者产后尿潴留为时已久，伴有身微热，汗出，身痛，头晕，气短，便稀，脉弦缓，苔白等并非实证，而是属于营卫不和的虚证，错在虚实之误。因为太阳之气布于表，营卫不和，三焦气道不行，膀胱气化不利，上不得开，下不得行而致癃闭。所以改用养血和营，化气开闭的法则。以桂枝汤调和营卫、四物汤养血和营，配合荆芥穗助桂枝开解太阳之表气，柴胡调理三焦之气机，茯苓、车前子、牛膝渗湿利尿，推动膀胱，引药下行，逐步取效。足以说明对于尿潴留虚实的分辨，同样是很重要的。

术后头晕、呕吐 1 例

宋某，女，35 岁，外院会诊病历。住院号：722050，住院日期：1974 年 3 月 6 日，会诊日期：1974 年 3 月 18 日。

主诉：腰麻手术后头晕、恶心、呕吐 6 天。

现病史：患者因右侧卵巢皮样囊肿，于 1974 年 3 月 12 日在腰麻下，行右侧附件切除及左侧输卵管结扎术。手术经过良好。术后第 2 天即开始头晕、恶心、呕吐，活动或站立后症状加重，不能起床，疲乏无力，自汗出，纳差，大便干，曾经治疗，症状仍未减。

检查：一般情况尚好，血压 110/70 毫米汞柱，脉搏 80/分，体温 37℃，心肺听诊正常，腹部柔软无压痛，四肢活动正常。血象检查：血红蛋白 10 克/分升，白细胞 6 500/立方毫米。

舌象：舌苔灰干，舌尖红，舌质黯。脉象：沉缓无力。

西医诊断：腰麻反应。

中医辨证：肾虚血滞，升降失和。

治法：补肾养血，和胃润燥。

方药：

藿香三钱　陈皮二钱　砂仁二钱　木香一钱半　焦曲三钱　当归三钱　肉苁蓉五钱

治疗经过：3 月 20 日，上方服 1 剂后，已能起床活动，恶心、呕吐、头晕明显减轻，食纳转佳，舌苔薄白，舌质黯，脉沉细，上方带药两剂，基本痊愈出院。

【按语】 腰麻手术后，可因脑脊液通过硬脊膜的穿孔外渗到硬膜外腔，导致颅内压降低而引起头晕、头痛、恶心、呕吐等腰麻反应。一般多在腰麻后 24 小时或 2～3 天发生，坐起或站立时症状更加重，平卧则症状稍缓。西医处理多嘱平卧或投以镇静剂或输液。有时症状可持续长达两周左右才能自然恢复，有的甚而持续更长的时间。

本例患者除头痛、头晕、恶心、呕吐不能起床外，尚伴有大便干燥等胃肠道症状。虽经处理，持续6天症状不能缓解。患者因切除右侧附件，左侧输卵管结扎，伤及下元，损耗肾气，伤血动血，以致血虚滞涩，脉道痹阻。肾气损伤，阳气衰微不能温煦脾阳，以致脾运失职，升降失司，气机失和，上逆则为恶心，呕吐，下滞则为便结不通；血滞痹阻脉道，营血不能上荣于脑则头晕、头痛、舌质发黯，下不能濡润大肠则肠燥便结，舌苔灰干，舌尖红。在治疗时既要注意手术腰麻等损伤的特点，又不被这些因素所束缚，而是根据中医的整体观念辨证论治，既抓住肾虚血滞之本，又重视胃肠升降失司之标。采用标本兼治的法则，补肾养血以治其本，行气和胃润燥以治其标。方药简炼，主次分明。方中肉苁蓉、当归补肾养血，不但阴阳双补，又兼活血润燥，温润而不灼阴；藿香、陈皮、焦曲醒脾开胃芳香化浊；木香、砂仁行气和胃，使之肾强脉通枢机通利，升降调和。不但可以取效，而且也为治疗其他手术并发症提供参考。

外阴白斑1例

殷某，女，35岁，门诊简易病历。初诊日期：1972年9月2日。

主诉：外阴痒痛8年。

现病史：患者于5岁时曾患过严重的外阴炎，治疗后病情好转。1964年外阴痒痛，经多方治疗症状未缓解。1965年结婚，至1967年未孕，外阴一直痒痛不止，分泌物较少，月经周期正常，经期腹痛，量多有血块，外阴逐渐萎缩。局部皮肤逐渐发白，平素易急躁、头晕。阴道分泌物极少，性生活困难。

舌象：舌质红。脉象：沉细。

西医诊断：外阴白斑。

中医辨证：肝肾阴虚。

治法：滋补肝肾：

方药：

覆盆子四钱　菟丝子四钱　枸杞子三钱　车前子三钱　五味子三钱　柴胡一钱半　木香一钱　当归三钱　益母草三钱　蒲黄三钱　五灵脂三钱

治疗经过：服上方 12 剂后已妊娠，但不慎流产。其后于 1973 年底又来治疗。外阴痒痛未除，曾经某医院检查，进一步证实为外阴白斑。中医辨证为肾虚精亏。拟以补肾益精为法，方药如下：

覆盆子四钱　菟丝子四钱　枸杞子三钱　车前子三钱　五味子三钱　桑寄生五钱　炒山药五钱　仙灵脾四钱　仙茅三钱　牛膝三钱

服上方 5 剂后，外阴干枯好转，阴道分泌物增加，外阴皮肤变软，痒痛大减，上方长服。于 1974 年 2 月 20 日来诊时已又怀孕，伴有腰痛、腹痛，投以下方：

黄芪五钱　焦白术四钱　山药五钱　桑寄生三钱　杜仲四钱　川断四钱　炙甘草二钱　菟丝子二钱　炒枣仁三钱　五味子三钱　藿香三钱　陈皮二钱　党参三钱

服本方 30 余剂。于 1974 年 11 月 8 日剖腹产 1 男婴。1974 年 12 月 24 日追访：外阴干枯较产前又有好转。外阴白斑未见发展。

【按语】 中医学对于外阴白斑无明确的记载。刘老医生认为本病系因肝肾阴虚所致。由于先天性肾气不足，或病后肾气亏损，肾精不足以致阴器失养。肾阴虚肝阴亦不足，肝肾阴虚，故多见有头晕、急躁等症。厥阴之脉络阴器，阴器失养，以致外阴干枯，萎缩变白。目前多采用外治法。刘老医生体会外治法只能治其标不能治本。而本例则采用滋补肝肾治本为法，虽收效较缓，但不易复发疗效也比较巩固。况且本患者又伴有不孕症。故第一阶段，用五子衍宗丸合得生丹加减治疗。方中覆盆子、菟丝子、枸杞子、车前子、五味子滋补肝肾，添精补髓；柴胡、木香疏理肝气；当归、益母草养血活血；蒲黄、五灵脂补气活血。第二阶段以五子衍宗加仙茅、仙灵脾温补肾阳（临床观察能够促进性机能）；桑寄生、山药、牛膝加强补肝肾之功。阴阳双补，不但改善症状，控制外阴白斑的发展，不孕症也得以治愈。

慢性纤维增生性乳房病3例

本病是妇女常见病之一。发病的原因与卵巢机能失调有关。从目前临床情况来看，多见于青春期或绝经期的妇女，常同时或相继在两侧乳房内发现多数大小不等的圆形硬结，分界尚清，与周围组织不粘连。患者常感乳房刺痛或胀痛，尤以月经前期较为明显，有时乳头内可以流出少量黄绿色、棕色或血性液体。根据其临床特点，属于中医学所说的“乳痨”、“乳癖”、“乳核”的范围。本病势缓，缠绵日久，多因气血不足，肝郁血滞，肝胃经脉瘀阻气血凝结而致。所以多见有体乏倦怠、乳房胀痛、乳中结核等症。由于经前期冲脉气壅，滞塞不通，故乳房胀痛加重。经行则冲脉气泄故而痛减。另外，肝胃经脉瘀阻，久而蕴热，热伤乳络则见咖啡色（血样）分泌物流溢。肝胃经脉瘀阻，致使肝胃失和。肝气失于条达，胃气失于和降则脾运失健，脾虚湿盛则乳头流黄水。所以在治疗上以调补气血，舒郁化滞为主。若见热伤乳络，佐以清热凉血，若湿象明显佐以健脾除湿。

例一：李某，女，26岁，门诊手册。初诊日期：1974年9月2日。

主诉：经前期乳房胀痛两年余。

现病史：两年多以来乳房胀痛，月经先期量少，色粉红，行经2天，经期腹痛、腰痛，全身乏力，纳呆，乳房胀痛。两乳内散在多数小的硬结，压之疼痛。于经前两周即开始疼痛加重，不能触摸。行经后乳房胀痛逐渐消失，至下次经前又加重。末次月经为1974年8月15日。平时烦躁易怒，情绪不佳。

舌象：舌质淡。脉象：沉缓。

西医诊断：慢性纤维增生性乳房病。

中医辨证：气血不足，肝郁血滞。

治法：养血益气，舒郁化滞。

方药：

生黄芪五钱　当归三钱　川芎一钱半　远志三钱　黄精四钱　甘草二钱　白芍三钱

治疗经过：9月9日。服上方7剂后，经前两乳房疼痛减轻，身倦乏力及腰痛腹痛仍在，继服上方7剂，症状基本缓解。

例二：魏某，女，39岁，门诊手册。初诊日期：1974年8月31日。

主诉：乳头流咖啡样液体1年余。

现病史：患者自去年10月开始，发现经前期乳房胀痛，一侧乳头经常有咖啡色血性分泌物流出，曾经病理检查除外癌症，诊为慢性纤维增生性乳房病，大便时稀，白带量多、色黄、有味。

舌象：舌质黯红，舌苔薄黄。脉象：细滑。

西医诊断：慢性纤维增生性乳房病。

中医辨证：血热夹湿，热伤乳络。

治法：清热利湿，佐以凉血。

方药：

白茅根一两半　藕节一两半　丹皮三钱　川军炭一钱　黄连一钱半　黄芩三钱　瞿麦四钱　萹蓄四钱　车前子三钱　茯苓三钱

治疗经过：9 月 13 日，服上方 6 剂后，乳头咖啡样分泌物已止，经前症状好转，继服上方，以巩固疗效。

例三：张某，女，26 岁，门诊简易病历。初诊日期：1972 年 7 月 4 日。

主诉：乳头流黄水已半年。

现病史：半年来经前期乳房胀痛，一侧乳头经常流黄水，伴有气短，身倦乏力，食纳减少，大便溏。曾经病理检查，未见癌细胞。

舌象：舌质黯淡，有齿痕。脉象：细滑。

西医诊断：慢性纤维增生性乳房病。

中医辨证：脾虚湿盛，肝郁不舒。

治法：健脾舒肝，益气除湿。

方药：

茯苓三钱　白术五钱　荆芥穗一钱半　柴胡一钱半　山药五钱　党参五钱　芡实八钱　白果三钱　砂仁二钱

治疗经过：7 月 10 日，服上方 6 剂后，乳头已无黄水流出，余症减轻。继服上方，以巩固疗效。

【按语】 上述3例以乳房胀痛、硬结，乳头流血样（或水样）分泌物为主症。例一，属于气血不足，肝郁血滞。治以益气养血，舒郁化滞。方中当归、川芎、白芍养血活血化瘀滞，生黄芪补气益脾，黄精养阴，生黄芪配合当归气血双补，芍药合甘草缓急止痛，对于远志一药临床多用于安神益智。《本草正义》中记载可以“用于寒凝气滞，湿痰入络，发为痈肿等症，其效最捷”。《本草从新》中也说“善豁痰”。刘老医生体会黄芪、黄精、远志三者配伍，具有益气补脾，舒郁化痰散结的作用，用于治疗乳房肿块，属于气血虚，寒凝气滞，痰核聚结者，效果较好。若疼痛较重可以加柴胡，若有郁热可加夏枯草。例二，除乳房胀痛外，乳头有血性分泌物，兼见腹泻、黄带多，均为湿热征象，湿热伤于乳络，迫血而出。故以清热利湿，凉血为法。方中黄芩清肝热，黄连清胃热，白茅根、藕节、丹皮清血热以止血，川军清热化瘀，炒炭又能止血。黄芩、黄连、大黄为三黄汤。古代医家唐容川治疗阳明出血曾用过三黄汤，取其清阳明热而止血的目的。瞿麦、萹蓄、车前子清热利湿，茯苓淡渗利湿。药后血分湿热得清，血行归经，则乳头血性分泌物自止，胀痛亦除。例三，以乳头流黄水为主症，经前期乳房胀痛。结合其他症状，如身倦乏力，气短纳少、便溏，属于脾虚湿盛，肝郁不舒。治以补气健脾，除湿舒郁为法，以完带汤加减，方中党参、山药补脾；茯苓、白术健脾除湿；砂仁醒脾开胃；柴胡、荆芥穗升阳除湿兼以舒肝解郁；芡实、白果收敛固涩。本例虽以乳头流黄水为主症并无带下，实则与完带汤证的病因病理相近，均属脾虚湿盛，肝郁不舒。药后取效，从上述3例来说，同属西医的一种病，而表现的主症不同，中医辨证有异，采用不同的方法同样取效，足以说明同病又可以异治。

面部黄褐斑4例

例一：张某，女，30岁，初诊日期：1971年12月2日。

主诉：面部两颧部起黑斑已3年。

现病史：患者从1968年开始，面部出现黑斑，以两颧部最为明显。逐渐向四周蔓延，有似妊娠斑，实际并未怀孕，曾经治疗未见消退。

舌象：舌苔薄白。脉象：弦滑。

西医诊断：面部黄褐斑。

中医辨证：气血瘀滞。

治法：理气活血消斑。

方药：

柴胡二钱　当归三钱　赤芍三钱　白芍三钱　生地五钱　木香二钱　枳壳三钱　丹参三钱　川芎二钱　益母草五钱　泽兰三钱　牛膝五钱　炙甘草二钱

治疗经过：12月30日，服上方10余剂，面部色黑斑逐渐消退，再予下方继服。

当归三钱　赤白芍三钱　生地三钱　丹参四钱　益母草五钱　卷柏三钱　瞿麦三钱　木通一钱　泽泻三钱

上方继服10余剂，面部黑斑已基本消退。1974年12月10日随访时，面部黑斑消失后，未再复发。

例二：徐某，女，28岁，门诊手册。初诊日期：1975年8月17日。

主诉：面部起黑斑，月经后错已两年。

现病史：自1973年下半年开始，月经后错20多天，不能按月而至，同时面部起黑斑，以两颧部最为明显，形似蝴蝶，黑色逐渐加重，经血量少，色黑，行经两天。平时心烦急，口臭，经常齿龈出血。每遇经前期1~2天口腔生溃疡，经期小腹胀痛，近两个月以来面部黑斑已蔓延至鼻部、口唇周围。来诊时月经正行。

舌象：舌苔薄白。脉象：沉缓。

西医诊断：①面部黄褐斑。②月经不调。

中医辨证：气滞血瘀，冲任失调。

治法：理气活血，调理冲任。

方药：

当归三钱　川芎一钱　白芍三钱　益母草五钱　枳壳二钱　木香一钱半　柴胡一钱半　丹皮二钱　瞿麦三钱　萹蓄三钱　车前子三钱　黄芩三钱

方药：

柴胡二钱　当归三钱　赤芍三钱　白芍三钱　生地五钱　木香二钱　枳壳三钱　丹参三钱　川芎二钱　益母草五钱　泽兰三钱　牛膝五钱　炙甘草二钱

治疗经过：12月30日，服上方10余剂，面部色黑斑逐渐消退，再予下方继服。

当归三钱　赤白芍三钱　生地三钱　丹参四钱　益母草五钱　卷柏三钱　瞿麦三钱　木通一钱　泽泻三钱

上方继服10余剂，面部黑斑已基本消退。1974年12月10日随访时，面部黑斑消失后，未再复发。

例二：徐某，女，28岁，门诊手册。初诊日期：1975年8月17日。

主诉：面部起黑斑，月经后错已两年。

现病史：自1973年下半年开始，月经后错20多天，不能按月而至，同时面部起黑斑，以两颧部最为明显，形似蝴蝶，黑色逐渐加重，经血量少，色黑，行经两天。平时心烦急，口臭，经常齿龈出血。每遇经前期1～2天口腔生溃疡，经期小腹胀痛，近两个月以来面部黑斑已蔓延至鼻部、口唇周围。来诊时月经正行。

舌象：舌苔薄白。脉象：沉缓。

西医诊断：①面部黄褐斑。②月经不调。

中医辨证：气滞血瘀，冲任失调。

治法：理气活血，调理冲任。

方药：

当归三钱　川芎一钱　白芍三钱　益母草五钱　枳壳二钱　木香一钱半　柴胡一钱半　丹皮二钱　瞿麦三钱　萹蓄三钱　车前子三钱　黄芩三钱

治疗经过：9月24日复诊时称：上方仅服5剂。月经按期（9月17日）来潮，但经量仍少，色黑，行经两天。伴有口干思饮。脉沉缓，舌苔浮黄，再继服上方3剂后，口腔溃疡愈合，齿龈出血已止，口内臭味消失，面部黑斑明显消退，仍按前方加瓜蒌四钱，石斛四钱，继续治疗。

例三：张某，女，26岁，未婚，门诊手册。初诊日期：1976年6月2日。

主诉：面部起黑斑已5年。

现病史：5年前无意中发现面部起黑斑，开始在两颧部，范围逐渐增大，颜色加深，近年来更加重，以至面颊部均为黑花斑，情绪焦虑，睡眠不安，月经尚属正常，曾经多次治疗未愈。

舌象：舌质稍黯。脉象：缓涩。

西医诊断：面部黄褐斑。

中医辨证：风邪伤于营卫，气血失和。

治法：活血散风。

方药：

当归四钱　川芎一钱半　益母草三钱　泽兰三钱　白芷三钱　荆芥穗二钱　羌活二钱　柴胡一钱半　蝉蜕一钱

治疗经过：6 月 23 日复诊：上方服 7 剂后，面部黑斑逐渐消退，来诊时已消退 80% 以上，仅遗留两颧部浅褐色斑块，其他部均已显露正常皮色。嘱继服上方 7 剂，以巩固疗效。

例四：赵某，女，28 岁，门诊手册。初诊日期：1976 年 7 月 7 日。

主诉：面部起黑斑已 6 年余，近 3 个月来腰痛。

现病史：近 6 年来逐渐发现面部起黑斑，以两颧部为重，呈蝴蝶状。近 3 个月来自感腰痛。月经尚属正常。曾经治疗未效。

舌象：舌质稍黯。脉象：弦缓。

西医诊断：①面部黄褐斑。②腰痛待查。

中医辨证：风邪伤于营卫，气血失和。

治法：活血散风。

方药：

当归三钱　川芎一钱　红花二钱　益母草三钱　藁本三钱　制香附三钱　牛膝三钱　柴胡一钱半　白芷二钱　荆芥穗三钱

治疗经过：7 月 14 日，服上方 7 剂后，面部黑斑逐渐消退，按上方再服 7 剂。7 月 21 日复诊，面部黑斑已基本消失，显露正常皮色。

【按语】　面部黄褐斑，病虽小，但是对患者的精神情绪影响较大。在中医书籍中无明确的记载。刘老医生体会：本病系因气滞血瘀，阳明蕴热，或汗出当风，风邪客于营卫，肌肤气血失和所致。根据经络循行《针灸大成》中曾记载“诸阳皆会于面，经络所属惟胃脉起于鼻，交额中，入上齿中，循口环唇，循颊车，上目前过客主人穴，故人面阳明之属也”。所以面部黑斑与阳明胃经关系密切。另外，本病与月经和妊娠相关。冲任失调，或妊娠后，血以养胎，不能上荣于面，气血失和故面部生黑斑。对于气滞血瘀，阳明蕴热者，多采用理气活血，调理冲任，清解郁热的方法治疗。他习惯使用得生丹加减，方中丹参、益母草、泽兰、牛膝养血活血；柴胡、木香、枳壳理气和胃，疏散阳明郁热，若兼见蕴湿，则加瞿麦、泽泻、木通等利湿之剂。例一、例二均属此型。例一中曾使用过卷柏一药，他体会此药能清热凉血，化瘀血、破癥瘕，是凉血活血的药物，其功效不像大黄速猛，但力缓而持久，用于体虚气滞血瘀，兼有蕴热者最为相宜。例二则加用瞿麦、萹蓄、车前子以除湿热，但此二例皆以活血化瘀，调理冲任为主。对于风邪客于肌肤，局部气血失和者，则使用活血散风为法，方中除活血化瘀的药物外，加用荆芥穗、羌活、白芷、藁本等药，取其消风散瘀，以促进局部气血之流畅，疏散气血之瘀结。如例三、例四均属此型。例三中曾选用蝉蜕一药，因其甘寒，入肺、肝二经，功能散风热，透疹退翳，用于消斑功效较佳。

上述4例，虽未完全治愈，但尚能提出对于本病的看法，例一、例二偏于调理全身之气血、冲任；例三、例四偏于活血散风，促进局部血循流畅，为治疗本病提供一定的线索。

经验方药类

（一）经验方选

在40多年的临床实践中，刘老医生对于妇科的常见病、多发病，以及某些疑难病，从其病因病理、辨证立法和选方用药，进行了长期和反复的探讨，通过实践的检验，把一些行之有效的经验方药逐步定型下来。这些经验方的摸索过程，可以说是他把中医的基本理论和前人的间接经验，与现代的临床实际密切结合起来，通过实践的检验，转变为自己的直接经验的过程。所以，有些经验方是在古方的基础上发展起来的，使之“古为今用”。有些方药组成进一步验证了古代所谓之妊娠禁忌药，并非绝对不能使用，通过合理的配伍和多次使用，反而疗效甚佳。

下面根据不同病种，选择了16个常用的经验方，分述其药物组成、功用、主治和临床体会。另外，还选择了一些他在农村巡回医疗时，根据当地的中药、草药实际应用过的有效验方单方，一并供参考。

安冲调经汤

【组成】 山药五钱　白术三钱　炙甘草二钱　石莲三钱　川续断三钱　熟地四钱　椿根白皮三钱　生牡蛎一两　乌贼骨四钱

【功用】 平补脾肾，调经固冲。

【主治】 脾肾不足，夹有虚热所引起的月经先期、月经频至，或轻度子宫出血。

【按语】 月经先期、月经频至、轻度子宫出血均有虚实之分。对于虚证一般多用参、芪补脾；桂、附、鹿茸、鹿角补肾，这些仅适用于纯虚证类。刘老医生在临床实践中体会到，很多病人属于虚中夹实。特别是女青年月经初潮之际，脾肾不足，而阳气初升，虚象之中往往夹有热象，表现为脉细，面色萎黄，疲乏倦怠，四肢无力，而月经色黑有块。若妄用参、芪、桂、附之属，则热益内炽，月经更加提前，血量反而增多，若见有热而过用苦寒芩、连之类，则伤正而脾肾更虚，在这种既不能过于温补，又不能苦寒直折的矛盾情况下，摸索出平补脾肾、调经固冲的经验方药。

本方主要由补脾、补肾、清热固涩三个药组而组成。其中山药、白术、炙甘草补脾；川续断、熟地补肾；石莲、椿根白皮、生牡蛎、乌贼骨清热固涩。平补脾肾，补而不燥，清热固涩又不伤正，是本方的主要特点。在补脾肾药中不用参、芪，而以山药为主，取其味甘入脾，液浓益肾，性平可以常服。川续断苦微温，既能补肾，又为治崩漏带下之要药。清热药中选用石莲，系莲子坠入泥土中多年后出土之品，性苦偏寒，既能清热又有健脾补肾之功；椿根白皮性寒凉血止血又有固涩之效。在固涩药中重用牡蛎，既能育阴清热而又能收涩止血，若血量较多则用煅牡蛎，血量少或无血时则用生牡蛎。

总之，本方平补脾肾，脾气充则能统血，肾气足则能闭藏，清热收涩，清补兼施，标本兼顾，气血调和而经水自安，所以定名为安冲调经汤。

瓜 石 汤

【组成】 瓜蒌五钱 石斛四钱 玄参三钱 麦冬三钱 生地四钱 瞿麦四钱 车前子三钱 益母草四钱 马尾连二钱 牛膝四钱

【功用】 滋阴清热，宽胸和胃，活血通经。

【主治】 阴虚胃热所引起的月经稀发后错或血涸经闭。

【按语】 本方主要治疗由于胃热灼伤津液所引起的月经稀发、后错，以及精血枯竭所引起的闭经。此类病人，平素多有阳气过盛，肝热上逆，导致胃中燥热，灼伤津液。阳明本为多气多血之经，下隶冲任二脉，若阳明津液充实，则冲任精血满盈，月经能以时下。若阳明燥热过盛，津液枯竭，不能化为月经，轻者月经稀发、后错，重者闭经数年不至。审其临床特点，虽为经闭，但无气血两虚之象，反而自觉口干、舌燥，心胸烦闷，急躁多梦，甚者胸中发热，五心烦热，脉弦滑沉取无力或滑数，一派阴虚血燥征象。古人曾用三合汤（四物汤、调胃承气汤、凉膈散）治疗本病。原方由当归、生地、白芍、大黄、元明粉、甘草、连翘、栀子所组成。在临床实践中，刘老医生观察到多数病人，虽有上述症状，而大便不一定干燥。而且本病又系慢性病，非数剂药能以收功。如若长期服用三合汤因其中有大黄、元明粉等苦寒泻下之品，更易耗伤津液。而本方以瓜蒌、石斛为主药。瓜蒌，甘寒润燥，宽胸利气；石斛，甘淡微寒，益胃生津，滋阴除热，合用共奏宽胸润肠，利气和胃之效。另加玄参、麦冬养阴增液。因本病源于阴虚血燥，故在四物汤中去掉较为温燥的当归、川芎，用生地滋阴生血；瞿麦、车前子活血通经；益母草，偏寒，通经活血之中又能生津液；马尾连（或栀子）清胃热，热去则津液能以自生，牛膝引血下行，以期经行血至之目的。

总之，全方以滋液清热，宽胸和胃之力，而达到活血通经的目的，由于药性平和可以长期服用。在临床应用时若见大便燥结，也可先用三合汤，待阳明燥实已解，仍可改用本方作为后续治疗。

四二五合方

【组成】 当归三钱 白芍三钱 川芎一钱 熟地四钱 覆盆子三钱 菟丝子三钱 五味子三钱 车前子三钱 牛膝四钱 枸杞子五钱 仙茅三钱 仙灵脾四钱

【功用】 养血益阴，补肾生精。

【主治】 血虚肾亏所引起的经闭，或席汉综合征。

【按语】 本方专治血虚肾亏所引起的闭经，或产后大出血所引起的席汉综合征。此类病人表现为精神疲惫，腋毛及阴毛脱落，生殖器官萎缩，闭经，性欲减退，阴道分泌物减少及乳房萎缩等症状。根据中医观点认为：此类证候，均为产后大出血伤肾、伤血所引起。由于肾藏精，主生长、发育、生殖机能。若肾气虚，则毛发脱落，性欲减退。若肾阴虚，则肾精减少，月经闭止，阴道分泌物减少。肾虚督脉空虚不能濡养脑髓，故记忆力减退，精神疲惫。

本方用五子衍宗丸补肾气，其中菟丝子苦平补肾，益精髓；覆盆子甘酸微温，固肾涩精；枸杞子甘酸化阴，能补肾阴；五味子五味俱备，入五脏大补五脏之气，因其入肾故补肾之力更强；车前子性寒有下降利窍之功，且能泄肾浊补肾阴而生精液。配合仙茅、仙灵脾以补肾壮阳。五子与二仙合用的目的是既补肾阳又补肾阴。补肾阳能鼓动肾气，补肾阴能增加精液。肾气充实，肾精丰满，则可使毛发生长，阴道分泌物增多，性欲增加，月经复来。临床观察有促进排卵的功能，肾气及精液充足，督脉充盈，脑髓得以濡养，脑健则可使记忆力增强，精力充沛。

另外，与四物汤合方以加强养血益阴之效，再加牛膝能补肾通经。本方的功能不在于通而在于补。肾气充、肾精足，经水有源，则月经自复。若为产后气血极度虚弱，可加人参、黄芪以补气，称为参芪四二五合方。此乃以补气之法，增强补血之效，以气带血，同时又能加强补肾的功能。

凉血止衄汤

【组成】 龙胆草三钱 黄芩三钱 栀子三钱 丹皮三钱 生地五钱 藕节一两 白茅根一两 大黄五分 牛膝四钱

【功用】 清热平肝，凉血降逆。

【主治】 肝热上逆，血随气上所引起的衄血、倒经。

【按语】 在行经前1～2天或正值经期或经后，出现规律性、周期性衄血，甚至吐血称为倒经或逆行经。主要是由于肝阳亢盛，血热上逆。肝阳亢盛，冲气较盛，血海满盈，血为热迫，随冲气而上逆，不得下行，故月经量少或经行不畅或经闭不行，反而衄血、吐血。刘老医生取龙胆泻肝汤中的主药龙胆草、黄芩、栀子清上焦热。配合丹皮、生地清热凉血；藕节、白茅根清血热止吐衄。独特之处在于使用大黄五分，药量不重，取其入血分行血破血，不但泻血热，而且大黄配牛膝又能引血下行，实有釜底抽薪之妙。全方清热平肝，凉血降逆，不但吐衄可止，而且经血自调。

清眩平肝汤

【组成】 当归三钱 川芎一钱半 白芍四钱 生地四钱 桑叶三钱 菊花三钱 黄芩三钱 女贞子三钱 旱莲草三钱 红花三钱 牛膝三钱

【功用】 滋肾养肝，清热平肝，活血调经。

【主治】 妇女更年期综合征、经前期紧张症等，属于肝肾阴虚、肝阳亢盛，见有头晕、头痛（或血压升高）、烦躁者。

【按语】 更年期综合征、经前期紧张症，多见有头痛、头晕、烦急易怒、睡眠不实、梦乱纷纭，甚则胸中满闷，面红耳赤，潮热汗出，脉弦大有力，（或见血压升高）。中医辨证多属于肝肾阴虚，肝阳上亢。由于其证候多发生在更年期或经前期，因此与冲任功能失调密切相关。发生在经前期者是由于肝热上冲，热随血上，或经血内结肝阳益甚。所以在治疗时应当滋补肾阴，清热平肝，养血活血调经。方中当归、川芎、白芍、生地、红花、牛膝养血活血、引血下行以调经；女贞子、旱莲草滋补肝肾以培本；黄芩清肝热；桑叶、菊花清热平肝以治标。热重者去当归、川芎，加马尾连三钱；肝阳亢盛者加龙齿一两。本方标本兼顾，使之补肾而不呆滞，清肝热而不伤正。在重用牛膝引血下行的同时，配合黄芩、桑叶、菊花清上引下，重点突出。经临床使用，不但能够改善症状，而且对于血压高的患者，降压效果也较为明显。

清肝利湿汤

【组成】 瞿麦四钱　萹蓄四钱　木通一钱　车前子三钱　黄芩三钱　牛膝三钱　丹皮三钱　川楝子三钱　柴胡一钱半　荆芥穗一钱半

【功用】 清肝利湿，升阳除湿，活血止带。

【主治】 肝经湿热，热入血分所引起的赤白带下，月经中期出血，以及由盆腔炎所引起的子宫出血或月经淋漓不止。

【按语】 对于赤白带下、月经中期出血，以及盆腔炎所引起的子宫出血的治疗，一般习用完带汤或清肝止淋汤。而完带汤主治阴寒夹湿的白带，对于赤带则难以奏效；清肝止淋汤中利湿药的量较轻，疗效缓慢。刘老医生在临床实践中体会到，此类病证均与肝经湿热伤于血分密切相关。因为肝经绕阴器、抵少腹，而此类病证的病位均在阴器与少腹范围，发病的主要原因不外乎下焦寒湿日久化热，或下焦湿热，热伤血分所致。主要表现多为：①赤带，系因热伤血分，而致阴道流出血性分泌物，或白带中夹有血丝，谓之赤白带下，多伴有腰酸腿软、乏力、脉弦滑、舌质红赤等证。②月经中期出血：每遇两次月经中期阴道流血，量少，持续3～5天，偶有一例少腹疼痛，可能由于卵巢有慢性炎症所引起的排卵期出血，属于中医所说湿热伤及血络所致。③盆腔炎所引起的子宫出血，是由于湿热蓄积下焦，热邪入于血分，伤及血络所致。其特点是血量少而不畅，或淋漓不止，伴有少腹痛、腰痛等证。

本方功能清肝利湿，升阳除湿，活血通经。其中黄芩苦寒入血分，凉血清肝；瞿麦、萹蓄、木通、车前子苦寒清热利湿；柴胡、荆芥穗、川楝子既能和肝升阳除湿，又能疏解血中之热；丹皮、牛膝活血通经，通因通用以清血中之伏热，导血分之湿热外出。清热利湿而不伤正，升阳散湿而不助热，是本方的特点。在清肝药中刘老医生不用龙胆草而以黄芩为主，虑其苦寒太过易于伤正，而黄芩苦寒入血分，凉血清肝热而不伤正。

安 胃 饮

【组成】 藿香三钱 苏梗二钱 川厚朴二钱 砂仁二钱 竹茹三钱 半夏三钱 陈皮三钱 茯苓三钱 生姜汁20滴兑服。

【功用】 和胃，降逆，止呕。

【主治】 胃虚，气失和降所引起的妊娠恶阻。

【按语】 妊娠恶阻系指妊娠初期，胎气上逆，恶心呕吐不止。一般多因平素胃虚，胃气不能下行，反随逆气上冲，以致恶心呕吐，饮食不下。轻者数日可以自愈，重者则呕吐严重，甚至滴水不下。

本方主要适用于素有胃气虚弱之妊娠恶阻。方中不用苦寒之品，而以辛香和胃兼用降逆止吐之药，使胃气平和，逆气下降，则吐止胎安。本方是刘老医生在实践中根据藿香正气散、橘皮竹茹汤，加减变化逐步定型下来的经验方。方中藿香、苏梗辛温芳香，理气和胃而除湿；厚朴宽中、降气、和胃止吐，茯苓渗湿益胃；砂仁、橘皮辛香理气和胃；竹茹辛凉和胃降逆止呕；生姜汁味辛理气和胃而止吐，半夏辛苦微温，燥湿化痰，和胃降逆。

本方诸药多具有理气和胃降逆止呕之功，其中尤以生姜汁及半夏之效果最为显著。生姜为止呕圣药，味辛主开主润，不寒不热，不入煎剂而兑服，其药性具存。盖辛以散之，呕乃气逆不散，此药行阳而散气，故能止呕。捣汁用主治呕逆不能下食，散烦闷，开胃气，其效更速。半夏辛苦微温入阳明胃经，固其辛散温燥，降逆止呕之功显著，可用于多种呕吐。但《本草纲目》中记载半夏堕胎，孕妇禁忌。因此妊娠期应当慎用。但刘老医生在多年临床实践中，应用半夏治疗妊娠恶阻从未发现有堕胎者，非但如此而且疗效甚好。半夏虽为妊娠慎用药，因为“有病则病挡之”，所以方中用半夏既能降逆止呕，又不影响胎气，可以说是本方的特点。

清热安胎饮

【组成】 山药五钱 石莲三钱 黄芩三钱 川连一钱（或马尾连三钱） 椿根白皮三钱 侧柏炭三钱 阿胶块五钱（烊化）

【功用】 健脾补肾，清热安胎，止血定痛。

【主治】 妊娠初期胎漏下血、腰酸、腹痛属于胎热者。

【按语】 胎漏相当于西医的先兆流产。本病有虚实之分，虚证宜补，方如泰山磐石饮等；而本方所治胎漏属于热证者妊娠初期，由于血聚养胎，故病人多见阴虚而阳气偏胜，阳盛则热，下扰血海，迫血妄行，以致胎漏下血、腰酸、腹痛等证。

《本草备要》中曾说过白术、黄芩为安胎圣药。因为白术能健脾，脾健则能统血；黄芩苦寒能清胎热。在实践中刘老医生体会白术偏于温燥，而妊娠又多阴虚血热，所以用山药代替白术，取其味甘性平、健脾补肾，补而不热；石莲，性味微苦寒，能健脾补肾，滋养阴液；黄芩、黄连清热安胎，椿根白皮味苦涩寒，收涩止血；侧柏叶苦涩微寒凉血止血，炒炭后又能收敛止血；阿胶本属甘平，刘老医生体会该药甘而微寒，有清热凉血，益阴安胎之功，又由于阿胶性黏腻，能凝固血络善于止血，对妊娠患者既可安胎又可定痛。古人曾用胶艾汤治疗妊娠下血，因为艾叶偏温弃而不用，代之以芩、连清胎热而安胎。总之本方健脾补肾，补而不热，清热而不伤正，收涩止血而安胎。

补肾固胎散

【组成】 桑寄生一两半 川续断一两半 阿胶块一两半 菟丝子一两半 椿根白皮五钱 共研细末，每服三钱，每月逢 1、2、3 日；11、12、13 日；21、22、23 日各服一次。

【功用】 补肾安胎。

【主治】 习惯性流产属于肾虚者。

【按语】 刘老医生认为习惯性流产多属于肾虚。肾虚则冲任不固。冲为血海，任主胞胎，肾虚则胎失所养，不能系胎而致流产。主要表现为妊娠期间腰部酸胀，小腹下坠，甚或有阴道下血，头晕耳鸣，两腿酸软，或有数次滑胎史，舌淡，苔白滑，尺脉沉弱。刘老医生鉴于这种流产，尤其是阴道下血后发展较快者，使用寿胎丸治疗虽然效果不错，但仍有进一步提高的必要。从剂型上，将丸剂改为散剂，使之药量、药力增加（每服三钱，实际剂量较丸剂为大），疗效也会相应提高。从药物组成上，在原方基础上加椿根白皮、阿胶加强凉血止血的作用。最主要的是改变了服用的方法：上述服法，实际上是每10天中服药3天，这是因为妊娠多胎热，而习惯性流产又是因为肾虚不能系胎所致。在治则上，胎热宜清，肾虚宜补。但是，过于清热则伤胎气，过于补虚则助胎热，实属矛盾。如果处理不当，顾此失彼，反而弄巧成拙。同时，习惯性流产的主要矛盾是肾虚而不是胎热。所以方中桑寄生、川续断滋补肝肾，益肾安胎；阿胶块凉血固涩而止血，又能养血而安胎；菟丝子辛甘平微温，既补肾阳又能益肾阴，温而不燥，补而不滞，上述四药均为补益之剂。另加椿根白皮是取其性寒能凉血固涩止血之效，出血时可以止血，未出血时可以预防出血。从药量上分析，补益剂每味药均为一两半共计六两，而清热固涩剂仅有五钱。突出了补肾的主要作用以治其本，稍佐清热固涩之剂以治其标，治本为主，治标为辅。改变服用的方法，为的是吃吃停停，不会因为过于补益而增加胎热。这样，既突出了补肾的特点，稍佐以清热固涩之品，又在药量上加以限制，完全解决了补清之间的矛盾，不但提高了疗效，而且节约药源。

解毒通脉汤

【组成】 桃仁三钱　大黄二钱　水蛭二钱　虻虫二钱　银藤一两　生石膏八钱　丹皮二钱　连翘五钱　栀子三钱　黄芩三钱　延胡索二钱　赤芍二钱

【功用】 活血化瘀，清热解毒，通脉止痛。

【主治】 产后急性血栓性静脉炎。

【按语】 刘老医生认为产后血栓性静脉炎，是由于寒湿阻络，恶露不下，毒邪逆窜经脉，气血壅滞，堵塞血脉，郁久化热而致。湿毒热邪瘀阻脉道，则见发热肢肿、疼痛难忍。脉道被瘀血所阻，此种瘀血均属死血，非一般活血药所能散。所以，他以抵当汤为主，根据本病的特点加味组成本方。抵当汤中是以水蛭、虻虫为主要药。水蛭成苦平，《本草经百种录》中曾记载，“凡人身瘀血方阻，尚有生气者易治，阻之久则无生气而难治。盖血既离经，与正气全不相属，投之轻药则拒而不纳，药过峻又能伤未败之血，故治之极难。水蛭最喜食人之血而性又迟缓，迟缓则生血不伤，善入则坚积易破，借其力以攻积久之滞，自有利而无害也”。虻虫又称蜚虫，苦微寒，《本草崇原》中记载“虻乃吮血之虫，性又善动，故主逐瘀血、积血，通利血脉九窍。”所以两者均入血分，化瘀血，蚀死血。刘老医生比较同意上述看法。另外桃仁活血化瘀；大黄苦寒入血分，化瘀血，清解血分毒热；赤芍、丹皮清热凉血，活血破血。由于本病系因湿毒热邪瘀阻血脉所致，多见高热、患肢疼痛，故加用石膏、连翘、栀子黄芩清热解毒而散结；金银藤不但能清热解毒，尚有通血脉活络的作用。另外仅用一味性平的延胡索行气活血止痛。完全针对产后急性栓塞性静脉炎的病理实质，既清热解毒，又活血通脉，且以清为主。只清不通则热毒不能解，只通不清，与热毒交阻的瘀血不能行，所以边清边通。使之湿毒热邪得以清解，瘀血死血得以活散。方中活血化瘀之剂，药虽不多但药力峻猛，又因虑其毒邪扩散蔓延，所以仅用一味行气止痛之剂，稍事通气以助血行即可。

清热除痹汤

【组成】 金银藤一两　威灵仙三钱　清枫藤五钱　海风藤五钱　络石藤五钱　防己三钱　桑枝一两　追地风三钱

【功用】 清热散湿，疏风活络。

【主治】 产后身疼、关节红肿灼痛等症。

【按语】 产后由于气血两虚，营卫失和，卫外抗邪能力降低，往往容易感受风寒。故产后关节疼痛及全身疼痛等证甚为多见。一般常用补气养血，温散风寒之法治疗。用药亦多辛温。如用当归、川芎、白芍、熟地以养血；用秦艽、防风、独活、桑寄生以散风活络。用此方法治疗血虚风寒湿痹症确有效果，但用于风湿热痹则疗效不佳。刘老医生从临床实践中体会到素体湿盛感受风寒，极易化热而与体内湿邪结合，表现为湿热阻络，流注关节而为热痹。若用辛燥之品反而助热，过用补益之剂，更易恋邪。而只能用清热除湿、疏风活络药物方能见效。

本方主要由清热祛湿与疏风活络两大类药物所组成。方中金银藤、防己、桑枝清热除湿祛风，威灵仙、清风藤、海风藤、络石藤、追地风散风活络除湿，使清热除湿散风活络而不伤正乃本方之特点。清热除湿药中，金银藤辛凉散热，又能清经络血脉中之热邪。散风活络除湿药中，威灵仙为祛风之要药，其性好走，能通十二经，辛能散邪，故主诸风，咸能泄水，故主诸湿。此二药清热除湿散风力著，为本方之主药。用清风藤、海风藤、络石藤加强散风活络作用。防己苦辛寒走经络骨节间，能消骨节间之水肿。

产后多虚是一般规律。产后痹证中虚证也居多。但是对于素体湿盛而又感受风寒，风寒湿邪蕴郁化热，即可由寒痹转化为热痹。所以治疗的大法也要随之而改变，否则反而恋邪助热使病情加重。当寒湿化热后，主要表现为身痛或身热，关节红、肿、灼、痛，活动不利，烦闷，口干渴，脉滑，舌苔黄。在此阶段邪实即上升为主要矛盾，而正虚为次要矛盾。刘老医生是在补虚祛寒失败的教训中，摆脱了“产后宜补”的常规，逐步摸索出这一方药。主要适应于产后热痹。所以治疗时应以祛邪为主，邪去则正气自复。用药虽然平淡，但是直中湿热邪实之的，实有“轻可去实”之妙。药后若湿热已解，尚应根据产妇体质情况加以调理。

清热解毒汤

【组成】 连翘五钱　银花五钱　蒲公英五钱　紫花地丁五钱　黄芩三钱　瞿麦四钱　萹蓄四钱　车前子三钱　丹皮三钱　赤芍二钱　地骨皮三钱　冬瓜子一两

【功用】 清热解毒，利湿活血，消肿止痛。

【主治】 急性盆腔炎属于湿毒热型者。

【按语】 急性盆腔炎多属于毒热壅盛，湿热下注，气血瘀滞。由于毒热壅盛，除局部红、肿、热、痛外，还会出现高烧、口干、尿赤、便结等全身热病病象。又因有湿热下注，故可见有尿频；湿热上蒸，则精神倦怠、嗜睡。且以高烧、下腹剧痛、拒按为主症。刘老医生认为急性盆腔炎属于中医内痈范围。治疗的原则仍是“以消为贵”。并抓住毒热壅盛、湿热下注、气血瘀滞的特点，集中药力以清热解毒为主，佐以利湿、凉血、活血。方中连翘苦微寒，清热解毒、消痈散结；银花辛苦寒、清热解毒、消痈肿；紫花地丁苦辛寒，清热解毒，消痈肿，善于治疗毒；黄芩苦寒清热燥湿；地骨皮甘寒，清热凉血退热以去气分之热。地骨皮一般习惯用于阴虚发热，但是在他学医阶段曾看到他的老师治疗小儿食滞发热时，善用地骨皮，后来，通过再实践，体会到，此药不但可用于阴虚发热，而且也可用于一般实证发热。不但能起到“热者寒之”的作用，而且又能保护阴津。若用于阴虚发热应与青蒿配伍，用于实热不必与其相配。瞿麦、萹蓄、车前子清热利湿；冬瓜子渗湿排脓，消肿止痛；佐以赤芍、丹皮清热凉血，活血化瘀。全方重在清热解毒兼能利湿，活血化瘀而又止痛。

解毒内消汤

【组成】 连翘一两 金银花一两 蒲公英一两 败酱草一两 冬瓜子一两 赤芍二钱 丹皮二钱 川军一钱 赤小豆三钱 甘草节二钱 土贝母三钱 犀黄丸三钱（分两次吞服）

【功用】 清热解毒，活血化瘀，消肿止痛。

【主治】 盆腔脓肿属于热毒壅聚者。

【按语】 盆腔脓肿系因热毒内蕴，腐肉蒸血而成脓。因脓肿部位深在，属于内痈范围。故本方重用连翘、蒲公英、银花、败酱草清热解毒消痈；丹皮、赤芍清热凉血活血；川军活血破瘀而又清热解毒，三者均能除败血生新血，消肿排脓；冬瓜子、赤小豆入血分，清热消肿排脓；甘草节、土贝母清热解毒消肿，另外配合犀黄丸以加强活血消肿清热止痛之效。

本方的特点是清热解毒药与凉血药合并组成。且以清热解毒为主，凉血活血为辅。清热解毒是针对毒热炽盛；凉血活血是针对气血壅滞。所以清解与活血并用最为相宜。但是必须在清热解毒的基础上凉血活血，而活血药不能用辛温助热的当归、川芎、桃仁、红花等，若使用辛温活血药则能使毒热蔓延扩散。所以须用丹皮、赤芍等偏于苦寒的凉血活血药。用量又不宜过大，过大也可以使毒热扩散，这是他的临床体会。另外使用犀黄丸的意义是取其清热解毒，活血止痛。其中乳香、没药虽然也是活血药，但是乳、没入经窜络，走气分通瘀血，行血中之气最速，活血而不助热，没有使毒热蔓延扩散之弊；麝香走窜力更强，能走气分行全身之经。其中又有犀牛黄大寒清热。清中有通，通中有清，可谓之治疗阳证痈疡的要药，配合本方最为适宜。

清热利湿汤

【组成】 瞿麦四钱 萹蓄四钱 木通一钱 车前子三钱 滑石四钱 延胡索三钱 连翘五钱 蒲公英五钱

【功用】 清热利湿，行气活血，化瘀止痛。

【主治】 慢性盆腔炎属于湿热下注者。

【按语】 慢性盆腔炎从中医辨证，有寒热两型。本方适用于湿热下注，气血郁结者。临床主要表现为腰痛、腹痛拒按，伴有低烧，带下黄稠，有时尿频。刘老医生在临床治疗中，发现使用一般淡渗药物效果不佳，很早就开始试用八正散治疗，收到一定的效果。但是由于也类盆腔炎患者，病情缓慢病程较长，非短期内可以奏效。而八正散中之大黄苦寒泻下，久用终非所宜；栀子虽可清热，但对于内蕴热毒之病症，其效不如连翘、蒲公英；灯草味淡，清热效果也不佳。因此经过一阶段摸索，遂将八正散中之大黄、栀子、灯草去掉、仅保留原方中之瞿麦、萹蓄、木通、车前子、滑石，既能清导湿热下行，又能活血化瘀是为本方之主药。佐以连翘、蒲公英清热解毒散结。本方经过临床观察，不仅适用于湿热型之盆腔炎症，而且也适用于妇科一切湿热下注兼有热毒等病证。

暖宫定痛汤

【组成】 橘核三钱 荔枝核三钱 小茴香三钱 胡芦巴三钱 延胡索三钱 五灵脂三钱 川楝子三钱 制香附三钱 乌药三钱

【功用】 疏散寒湿，温暖胞宫，行气活血，化瘀止痛。

【主治】 慢性盆腔炎属于下焦寒湿，气血凝结者。或用于宫冷不孕等证。

【按语】 盆腔炎以湿热下注及下焦寒湿两型较为多见。本方是治疗寒湿型盆腔炎的经验方药。主要见证为腰痛、少腹发凉，隐隐作痛，白带清稀，畏寒喜暖。刘老医生鉴于此类盆腔炎患者的疼痛部位与寒滞肝脉的寒疝颇为相似。凡属治疗寒疝的方药也适用于寒湿性盆腔炎的患者。慢性盆腔炎发病比较缓慢，治疗寒疝方药中的热药、补药（如肉桂、苍术、厚朴等）不宜久服。在这种情况下，他根据辨病与辨证相结合的观点，认为此类患者系因寒湿久蕴下焦，气血凝滞，故以橘核丸为借鉴，摸索出来温经散寒、行气活血、化瘀定痛的经验方药。其中橘核、荔枝核、小茴香、胡芦巴温经散寒以除下焦寒湿；制香附、川楝子，乌药、延胡索、五灵脂行气活血，化瘀定痛。本方温经散寒，温而不燥是其特点。在温经散寒的药物中，不用肉桂，而用的橘核、荔枝核。其中橘核辛苦温，入肝经，行肝经之结气，治寒疝及少腹两侧之肿痛；荔枝核辛温入肝经，行少腹两侧（包括男子睾丸、女子输卵管及卵巢）之气结而定痛，为肝经的血分药，行血中之寒气，为治疗寒疝及睾丸肿痛之要药；佐以胡芦巴、小茴香暖下焦祛寒湿，加强温经散寒，行气定痛的作用；香附，辛香偏温，生用走胸胁，制后行少腹，旁彻腰膝，入气分，行气中之血，故能活血；延胡索，苦平入血分，活血化瘀，行血中之气。二药相伍，一入气分，一入血分，行气活血，化瘀止痛相辅相成。配合川楝子、五灵脂、乌药以加强行气活血的作用。对于乌药一药，他体会其性辛散温通，既能散寒活血，理气止痛，又能排泄停聚之水湿，对于寒湿所引起的白带，又有通因通用之用，使白带有出路，湿去而带止。

疏气定痛汤

【组成】 制香附三钱　川楝子三钱　延胡索三钱　五灵脂三钱　没药一钱　枳壳一钱半　木香一钱半　当归三钱　乌药三钱

【功用】 行气活血，化瘀止痛。

【主治】 慢性盆腔炎腰腹疼痛属于气滞血瘀者。

【按语】 本方适用于慢性盆腔炎（气滞血瘀型）所引起的腰、腹疼痛。或遇有寒热难以分辨而又以腰腹痛为主症之本病患者。若按寒湿治疗而过用辛温之品，不合病机；若按湿热论治，过用苦寒燥湿之品，反而使气血凝滞不得畅通。刘老医生抓住其主症，以药性平稳不寒不热的药物组方，以行气活血疏通为主。药量虽然不大而药力集中。使之气滞得通，血瘀得散，气血通畅，疼痛自解。方中香附、川楝子、延胡索、五灵脂、没药、乌药行气活血止痛；枳壳、木香理气；当归养血。全方共奏行气活血，化瘀止痛之效。

刘老医生在密云山区巡回医疗时，结合当地自采、自种、自用的中药和草药，使用小方为群众治病，取得了一定的经验，按妇科常见病种，汇集如下：

1. 月经先期

热型：月经提前10天以上，经血黑紫有块，体壮，兼有热象者。

【方药】 黄芩三钱 地骨皮三钱 椿根白皮三钱

【服法】 水煎服，每月服10剂。或按上方比例加倍，共研细末，每服三钱，白水送下，每月服15天，每日1次。

寒型：月经提前10天以上，经血色淡红，清稀如水，体虚兼有寒象者。

【方药】 川续断三钱 黄精三钱 沙参五钱 防风二钱

【服法】 同上。

2. 月经后期

月经后错7天以上，或行经腹痛者。

【方药】 益母草四钱 香附三钱 川芎一钱

【服法】 按上方比例加倍，共研细末，每服三钱，每日1次，每月服10天。

3. 崩漏

热型：月经量多，血色黑紫有块。

【方药】 侧柏炭三钱 地榆炭三钱 贯仲炭三钱 升麻二钱 黄柏二钱

【服法】 水煎服，或按上方比例，加倍共研细末，每次服三钱，根据病情，每日服2~3次。

虚型：月经淋漓不止，血色淡红，血质稀薄如水，无血块者。

【方药】 侧柏炭三钱 椿根白皮三钱 白术三钱 藁本三钱

【服法】 同上。

4. 痛经

经期腹痛。

【方药】 延胡索三钱 五灵脂三钱

加减：有寒者（血色淡红，经血稀薄，少腹发凉）用艾叶适量水煎送服。有热者（血色黑紫黏稠）用瞿麦适量水煎送服。

【服法】 按上方加倍研细末，腹痛时服三钱，或每日服1～2次，或行经前7天，每日服1次。

5. 盆腔炎

腹痛隐隐、腰痛，白带量多。

【方药】 制香附 川楝子 五灵脂 延胡索

【服法】 上方等量，共研细末，每服三钱，每日1～2次。

加减：急性发作，伴有发热，用地骨皮三钱，瞿麦四钱，水煎送服。虚寒型：可用小茴香三钱，水煎送服。

6. 赤白带下

白带：白带清稀如水，量多。

【方药】 椿根白皮四钱 荆芥穗一钱 柴胡一钱

【服法】 上方加倍共研细末，每服三钱，白水送下，每日1～2次。

赤带：白带中带有血丝，可用上方加瞿麦三钱，服法同上。

7. 先兆流产

妊娠期间，阴道不规则出血，腰腹疼痛。

【方药】 侧柏炭三钱 椿根白皮三钱 黄芩三钱 川断三钱 桑寄生四钱

【服法】 水煎服，每日1剂。

8. 习惯性流产

多次流产，肾虚不能系胎。

【方药】 桑寄生一两半　川断一两半　杜仲一两半　椿根白皮五钱

【服法】 上方共研细末，每服三钱，白水送下，在未出现流产阶段；每月1、2、3日，11、12、13日，21、22、23日服药1次，共服3个月。

9. 妊娠呕吐

妊娠期间呕吐不止。

（1）体壮有热者

【方药】 黄芩三钱　黄柏三钱　半夏三钱

【服法】 上方煎汤，另外用生姜汁20滴兑服。

（2）体虚无热者

【方药】 藿香三钱　苏梗三钱　半夏三钱　橘皮三钱

【服法】 同上。

10. 产后关节痛

产后感受风寒，周身疼痛，体虚畏寒。

【方药】 当归三钱　川芎二钱　羌独活各二钱　防风二钱　威灵仙三钱　穿山龙五钱

【服法】 水煎服，每日一剂。

11. 产后恶露不下

产后恶露不下，伴有腹痛。

【方药】 蒲黄二钱　五灵脂二钱　益母草三钱

【服法】 上方水煎服，每日1剂，或按上方比例加倍研细末，每服三钱，每日1～2次。

12. 产后恶露不尽。产后数十天恶露不止，下腹疼痛。

【方药】 蒲黄二钱 五灵脂三钱 桃仁一钱 炮姜五分

【服法】 上方水煎服，或按比例加倍共研末，每服三钱，日1次。

13. 产后尿闭：产后尿闭，少腹胀痛。

【方药】 瞿麦四钱 萹蓄四钱 车前子四钱 黄芩三钱 黄柏二钱 鸭跖草四钱

【服法】 水煎服。

14. 产后缺乳

【方药】 四叶党一两

【服法】 水煎服。

（二）妇科常用中药心得

从妇科的常见病、多发病来看（胎、产、经、带四大证和杂病）以气血为病者居多。因此，在治疗法则上除与内科相同者外，如果能够掌握好调理气血这一环节，是具有临床实际意义的。一般来讲，气以通为顺，血以调为和。所以在用药上如果能够抓住“通与调”的基本属性，对于气血的调理；再加上对于寒热的辨治，可谓之掌握了基本要领。正如《医宗金鉴·妇科心法要诀》中所说的：“气血安和经水安，寒凝热沸风荡然”。从刘老医生在妇科临床的实践中，除了对中药的性味功能以及常规分类使用外，尚提出应从升、降、收、开、温、清、补、泻等八个法则进行归纳，更加切合妇科实际。当然从上述八个分类中不可能把所有的中药都包括在内，但是有些药在临床上，同中有异，异中有同。例如，温可寓补，清可寓降，补中有升，泄中有清，升中有补，降可有开，收必兼补，开必兼通等等。下面将妇科临床上常用的中药，按照升、降、收、开、温、清、补、泄八个分类谈谈他的初步体会和看法：

1. 升　药　类

升药多偏于辛温，也有的微寒或为散风药。因其味辛上升走窜，能够带动阳气上行，如果运用得当可以配合补益药以加强补益作用，故升中有补。有时与药物的用量相关，例如防风，少用可有人参之功；升麻，少用则能升阳，同参、芪同伍则有补气之用。藁本、蔓荆子，多用能散风，少用则可引血上行，以治疗血虚头痛。常用的药物如下：

升麻：甘辛微寒，入肺、脾、胃经。功能消散风热化肿毒，因其主升，宜于少火，壮热者不宜用。少火发之可解，壮热升之则热炽不愈。主治妇女狐惑病，口腔糜烂，以及中气下陷之崩中下血，功在升阳益气。炒炭用又能止血固冲。

荆芥穗：辛温，入肺、肝二经。祛风解表，发散风寒。一般主治寒热头疼、咳嗽等症。妇科应用较广，由于此药不但能解表，同时又入血分，所以对妇科出血类疾病效果较好。如荆芥穗炭可用于止血，治疗崩漏。也能治疗寒湿类带下病。寒湿在气分，湿邪伤脾，脾不胜湿则白带量多，方用完带汤。其中有柴胡、荆芥穗。因为荆芥穗为风药，风能胜湿，其味辛主升、主散，其性温可以升发湿邪，以化下焦湿浊之气。赤带多因湿热入于血分所致，炒荆芥穗能入血分，可以升发血中潜伏之湿热，使湿热从经络发散，故也能用于治疗赤带。荆芥穗炭也可用于治疗月经中期出血，因为月经中期系因血中内伏湿热，而荆芥穗可以入血分以透散血中湿热。另外，对于输卵管积水属于经脉闭塞，湿邪凝聚者也可使用，取其辛温疏通脉络发散湿邪之功。一般讲生荆芥穗能发表，炒荆芥穗升阳除湿，荆芥穗炭止血调经。

防风：辛甘微温，入膀胱、肝、脾经。功能祛风胜湿，发散风寒。治疗风湿头痛，骨节疼痛等症。妇科可用于治疗血虚头痛，因为防风入血分，行血活血，且能引血上行，如果用量大则能散风，少用则有养血的功用。若与黄芪同伍可治疗阳虚自汗，或风邪袭表而引起的自汗。另外尚有健脾除湿之功，可用于治疗脾虚下利。例如痛泻要方、升阳益胃汤中均有防风，取其升阳的作用，使湿邪化阳为气，行于上焦入肺而散。由于它能疏肝调脾，后天化源调和，水谷精微得行，故有类似人参补气之功的看法。人参虽能补气，但升阳的作用不如防风。人参甘温守而不走，防风辛温走而不守，所以人参、防风同用升阳益气最佳。若用于治疗产后受风身痛，可与四物汤合用，具有养血活血通络的功能。但是剂量宜小不宜大（一钱至一钱半）。若与白芷、当归、赤芍同用具有活血消肿止痛的作用，可以治疗筋骨损伤或妇科的痈肿。

葛根：甘辛平，入脾、胃二经。其气轻浮，能够鼓舞胃气上行，解肌热，生津液，为治疗脾胃虚弱泄泻的圣药；也可用于表实证具有发热、汗出、头项强痛的痉症；合麻黄又可以治疗伤寒无汗；因其具有升发胃气的作用，又能治疗伤寒邪热下利；若合养血之药（如四物汤），可治疗血虚发痉，例如四物汤加桂枝、葛根治疗产后虚痉等；柴胡与葛根同用又能解肌退热。

蔓荆子：苦辛平，入肝、膀胱、胃经。蔓荆子体轻而浮，上升而散，主治头面之风证。且入血分养血和肝，凉血散风又能明目；合白蒺藜治疗产后血虚头痛或偏头痛。蔓荆子虽苦，因其入肝能养血和血，能上升头面，故为治疗血虚头疼的常用引经药。

藁本：辛温，入膀胱经。发表散寒，祛风胜湿。本药辛温升散，善达巅顶，因此主治巅顶头痛。除主治风寒头痛外，也可合白芷、防风、当归以治疗血虚头痛。因为头为诸阳之会，巅顶至百会穴属于阳气至高之地，非藁本不能升达其所。若与荆芥穗、白芷同伍具有活血除湿、温通经脉、温化消水的功效，故可用于治疗输卵管积水。

柴胡：（详见临床使用柴胡的一些体会）

2. 降 药 类

降药多苦寒，故有下降的作用。因其能下降所以又能开下元。如萹蓄、瞿麦、木通、车前子能使湿热下行，开膀胱而利尿，使湿热排出。瞿麦、萹蓄、车前子又能入血分而通降，故有通经闭的作用。所以说降中有开。常用的药物如下：

木通：苦寒，入心肺、小肠、膀胱经。上能通心清肺，降心气，清心火，治头痛，利九窍；下能泻湿热，利小便，通大肠。导赤散中用木通利小肠以泻心火，清心火必须泻小肠，通过治腑以治脏。八正散中用木通泻膀胱之湿热以通尿闭。因此，临床多用于湿热下注所引起的妇科病，如赤白带下、盆腔炎等症。

车前子：甘寒，入肝、肾、小肠、肺经。能清肺肝风热，利湿热，治疗赤白带下。完带汤中用车前子治疗白带，取其清利湿热之功。八正散中用车前子清热、除湿、化带。本品入肾泄肾浊能补肾气，是以通为补。肾气丸中用车前子、牛膝佐六味丸治疗肾虚尿闭，取其下降补肾之功。五子衍宗丸中用车前子目的是补中有通，通中有补，既补肾又通利。车前子合萹蓄、瞿麦有通经之效，妇科常用于治疗经闭。

滑石：甘寒，入胃、膀胱经。滑石甘寒滑利，滑以利诸窍，通壅滞，下厚腻；甘以和胃气，寒以散积热。故为祛暑散热，利水除湿，消积滞，利下窍的要药。因其有淡渗滑利降下之功，故可以利水渗湿。合甘草为六一散，治疗暑湿泻利、利六腑、行气滞、化食滞。小儿消化不良用滑石佐木香、陈皮可以消其积滞。八正散中用滑石可以治湿热蓄结之尿闭、盆腔炎等。

萹蓄：苦平，入膀胱经。功专利水、清热、除湿。为治疗湿热尿闭小便淋沥不畅、尿频、赤白带下、盆腔炎的常用药。本药又能入血分，清热凉血，活血通经，故常用于治疗月经中期出血，妇人经闭属于血热者。

瞿麦：苦寒，入心、小肠经。泄降利水，导湿逐热。主治湿热壅滞，小便不利，尿频数、尿痛、尿血，赤白带下，或湿热型盆腔炎。本药入血分能活血，清血中伏热，合萹蓄、车前子有通经的作用，故能用于月经中期出血和血热郁结的经闭。

牛膝：苦酸平，入肝、肾经。性走而能补，善于下行，配车前子入膀胱有行水利尿之功。此药入经络，走腰膝，补肾阴治疗腰腿疼痛、妇女月经不通。因其有下降之功，能引血下行，若配合凉血药，可治疗倒经；配合平肝类药物，可以治疗妇女经前期或更年期肝热血逆之头晕头痛等症。怀牛膝补肾，是因为能引血下行入肾故而补肾；川牛膝活血通经，正是因为能补肾，肾气足则经血自行，通与补相辅相成。

冬瓜子：甘寒，入肺、胃、大肠、小肠经。入血分凉血清热，消肿排脓。上清肺中蕴热，下导肠内积垢。妇科可用于治疗盆腔脓肿，取其渗湿排脓，或用于急性盆腔炎，取其消肿退热之功。

龙齿：性味涩凉，入心、肝、肾经。功能镇肝安神，降心火，治疗浮阳上越。配合黄连、阿胶，治疗心经虚热不得眠。妇科可用于治疗先兆子痫，见有心惊动悸，欲抽，取其重镇之功，或用于崩漏下血，取其固涩止血之效。

3. 收 药 类

收药多属苦、酸、涩或兼温、兼寒。而补肾药中多为苦温以补为用，以收为治。收涩药中的止血剂如地榆、侧柏叶、棕榈、椿根白皮、乌贼骨、牡蛎等药性酸涩。因其酸涩，故能止血，但均为调冲、固冲止血之剂，是以收为用，以补为治，即所谓收必兼补。常用的药物如下：

地榆：苦酸微寒，入肝、大肠经。功能凉血收敛，入血分、行胞中，故有止血之功。血热则妄行，热不除则血不止，热既清则血自安。因其性收敛，既能清降，又能收涩，则清不虑其过泄，涩也不虑其过滞，故为肠风下血，妇女崩漏的常用药。因其有收缩子宫的作用，对于先兆流产之阴道出血应当慎用。

侧柏叶：苦涩微寒，入肺、肝、大肠经。具有凉血、止血之功。与黄连同伍治尿血。入血分既能凉血，又去血分之湿热。炒炭则可加强收涩止血之功。妇科多用于治疗崩漏或其他出血证。

棕榈： 苦涩平，入肺、肝、大肠经。烧黑能止血，治吐衄下痢、崩漏、带下、肠风便血，妇科多用其收涩止血。

椿根白皮： 苦涩寒，入胃、大肠经。苦能燥湿，寒能清热，有凉血收涩止血之功。治肠风便血，赤白带下。因其能固冲任，故可用于治疗月经前期及崩漏偏于血热者。

乌贼骨： 咸微温，入肝、肾经。收敛止血，止带固精。主治赤白带下，阴湿肿痛，冲任不固，崩漏下血。

牡蛎： 咸平微寒，入肝、胆、肾经。生用收涩止汗，煅用入血分能固涩冲任，治疗崩漏。其味咸又能软坚消积聚。其性重镇，故能治肝阳上逆之头痛。

白芍： 苦酸寒，入肝经。生白芍凉血清热。炒白芍补血。当归辛温，走而不守，其性开；白芍酸寒，守而不走，其性合，辛而不过散，酸而不过收。二药合用一开一合互相为用，养血最佳。血得养则肝自和，所以又能平肝。生白芍清血热，治血热之崩漏带下、胎热腹痛，也治肠热腹痛下利，配合黄芩、甘草缓急清热止痛。炒白芍减其寒性，用于补虚养血，治血虚腹痛。入四物汤配合其他药物治疗血分杂病。

4. 开　药　类

开药多属辛苦或温或寒，但温性药较多。功能行气行血、疏通经络、开脏腑。总之以疏开畅通为其主要功用。常用药物如下：

薄荷： 辛凉，入肺、肝二经。辛能发散通气，凉能清热，善解风热之邪，治疗风热头痛；因其入肺又能祛湿，可以通肺窍，治疗鼻渊、头痛、流涕、风邪夹热。

妇科调理气血常用的方剂逍遥散，其中薄荷配柴胡疏散解郁。

藿香： 辛微温，入脾、胃二经。芳香而不猛烈，温煦而不燥热，能除湿邪，而助脾胃，为治疗湿困脾胃，倦怠无力，饮食不香，舌苔厚腻者最为相宜。辛温可以发散四时不正之气，治疗暑天外感，头痛、发热、恶寒；芳香可以化浊，治夏日中暑，呕吐腹泻；升降失调，胸中郁闷不舒，不欲饮食。妇科常用于治疗妊娠恶阻、呕吐、厌食反胃者。佐砂仁、半夏、厚朴、效果更好。本品不仅治外邪内犯，凡湿阻中焦，脾胃郁滞闭而不开者，皆可使用。

威灵仙： 辛温，入膀胱。散风行气，通经活络，治全身痹痛、妇女产后关节疼痛。若夹有湿热，局部红肿者，可以配合金银藤，一清一开，效果尚好。

白芷： 辛温，入胃、肺经。有散风祛寒，活血除湿之功，主治阳明头痛。合藿香治四时不正之气；入胃祛湿治胃家湿热口疮；合防风、白蒺藜，藁本治疗血虚头痛甚效。风药所以能治血虚，因其能行气活血，且能引血上行，血以和为补即此义也；合荆芥穗活血通络，温化寒湿。可用于治疗妇女输卵管积水，取其开窍逐水之功。对于面部色素沉着，因与阳明胃经有关，故在治疗时可加用白芷，为引经药。

羌活： 辛苦温，入膀胱、肝经。具有散风活血通络，疏肝解郁的功用。主要在于发散表邪、活络，可治外感风寒头痛，全身酸疼。在散风祛寒活络之中，又可以除肌肉间之湿邪，所以治疗风湿身痛，实为散风除湿之要药。由于羌活有活血的作用，可以行脏腑之气血，妇科得生丹中的羌活，取其行气疏肝解郁之力。而治疗月经不调，经期后错、痛经、腰腿疼痛等。佐柴胡可以治肝气郁结；合益母草可以调经；配藁本，桂枝、川芎、白蒺藜，治疗由于血虚或受风所引起的颈项、巅顶部头痛。

香附：辛、微苦，平，入肝、三焦经。功能舒气解郁，调经止痛。利三焦，解六郁，因其辛味甚烈、香气颇浓，专治气结为病。此药既入气分，又能行血。生用走胸胁治胸胁胀痛，助胃气之运化；制用走少腹、腰膝，治少腹、腰腿疼痛。妇科用于治疗月经不调，经行腹痛，或虚寒气滞之盆腔炎。此药行气开闭，可为气病之总司，故为妇科的调气之常用药。

乌药：辛温，入脾、肺、肾、膀胱经。行气止痛，治妇女虚寒型盆腔炎所引起的腹痛，行经腹痛。合益智仁治尿频或妇女白带，功能驱散寒湿。服此药后，可使白带量增多，湿邪下尽而愈，属于通因通用之法。

瓜蒌：甘寒，入肺、胃、大肠经。宽胸利膈，化痰止喘，降气结，开气闭以治肺热咳嗽、胸痛。入胃肠降胃气，清胃热，通大肠，润便化燥。经验方瓜石汤中以此为主药，治疗冲气上逆，胃有燥热之经闭，以润燥降火，宽胸降逆。因为冲脉隶属于阳明，胃为阳明之经，瓜蒌清胃开胃，理气降冲脉之逆，故可以治经闭。

枳壳：苦微寒，入脾、胃经。功能破气行痰散结，消胀除满，又能调五脏，健脾开胃，下气止呕逆。合瓜蒌治胸膈满闷，而又润便；合厚朴治胃肠积滞结气，通调胃肠。入得生丹治妇女气郁不舒，肝郁气结，气血不调之月经后错；入胎前无忧饮可理气（能松弛子宫壁）治疗胎位不正而转胎；入芩连芍药甘草汤治疗里急后重，腹痛泻利。

赤芍：苦微寒，入肝经。赤芍与白芍主治略同，但白芍有敛阴益营之功，赤芍则入血分，凉血清热，活血破血，治烦热，清血中之浮热。佐黄芩可以治血瘀血热之痛经及盆腔炎、腹痛、盆腔脓肿、产后静脉炎，以及血热经闭，均用赤芍开之。

归尾：甘辛温，入肝、心、脾经。功能活血化瘀，引血下行而通经，常与赤芍同伍以凉血活血。

川芎：辛温，入肝、胆、心包经。功能活血行气，祛风止痛。上行头目，下行血海，清阳气，祛湿气，味辛升散而不守。四物汤中用之行血中之气，以助生血。配当归为佛手散能开子宫，加重剂量可下死胎；入得生丹可治月经后错，解血中郁结，治妇女月经病。

丹参：苦微寒，入心、心包经。养血活血化瘀，调经止痛。米炒养心安神；生用治疗妇女闭经不通。破瘀血消癥瘕。可用于治疗宫外孕之血瘀包块，及产后恶露不尽、痛经等。

桃仁：苦平，入心、肝、大肠经。活血破血，少用可以养血。治妇女各种瘀血病证。开经闭消癥瘕，治疗月经不调属于血瘀之实证者。

红花：辛温，入心、肝二经。功能活血通经，祛瘀止痛。少用养血，多用则可破血。配合桃仁化瘀血、开经闭，治疗妇女经闭。入生化汤养血活血，治疗产后瘀血停留诸证。合四物汤可养血化瘀，治疗血虚血瘀诸症。以其性本温和而辛散，凡瘀滞内积及经络不利诸证都可配伍使用，但本药走而不守，迅速四达，剂量不宜过大。

泽兰：苦辛微温，入脾、肝经。功能活血行气破瘀，通经行水。治疗气滞之经闭。走经络治胸背疼痛。

入生化汤治产后恶露不下之腹痛。由于泽兰有行水利尿之功，故可用以活血消肿。

益母草：辛微苦、微寒。入心、肝经。功能活血祛瘀调经，消水解毒，入肝清热活血疏散，专治胎前产后诸证，故名益母草。此药入血分，养血调经，化瘀血。凡血虚者能养，血瘀者能破，补而不腻，行而不骤，合当归养血。入妇科得生丹调经治月经后错，行经腹痛；入产后生化汤可行血化瘀，治产后恶露不下或恶露不止所引起的腹痛。

五灵脂：咸温，入肝经。通利血脉，散瘀止痛，既入气分，又入血分。能行气，治气滞之疼痛；活血化瘀，治疗瘀血停留之腹痛；因其有芳香行气活血之功，配砂仁、豆蔻治胃脘疼痛。古书记载与人参相畏，但临床使用治疗胃脘虚寒性疼痛其效尚佳。寒号鸟以食松子为主，五灵脂为其鸟粪，含松脂油故能行气活血、缓急止痛。与蒲黄合用为失笑散，治疗妇女恶露不下或不尽，瘀血腹痛，经行腹痛；入少腹逐瘀汤治疗胞宫瘀血、子宫寒冷、不孕症等。为妇女行气活血开闭之要药。

延胡索：辛苦温，入肝、脾经。功能活血利气，止痛，能行血中气滞，气中血滞。配合金铃子治疗气血瘀滞诸痛；与小茴香同伍治疗疝气疼痛；与当归、桂心配伍治疗气血凝滞、遍体作痛，及妇女行经腹痛。

乳香：辛苦温，入心肝二经。功能活血行气，主治痈肿，能止痛排脓托里生肌。妇科多用于治疗血瘀癥瘕，气滞腹痛，痛经、盆腔脓肿、包块等。

没药：苦平，入肝经，与乳香功用相同，合延胡索、五灵脂治疗痛经，子宫内膜异位症，产后心腹疼痛，盆腔炎性腹痛。入少腹逐瘀汤，治月经量少等证。

王不留行：苦平，入肝、胃二经。行气活血破瘀，主治妇女经血不畅。能通乳络，为治疗乳汁不通、乳汁不畅属于实证者之常用药。虚证不宜用或少用。

穿山甲：咸微寒，入肝、胃二经。行气活血破瘀，而又通经络。因其走窜力强，通行肝、胃二经，故为通乳药。多与王不留行同用，虚证而乳少者勿用。也可用于治疗乳腺痈肿以消肿止痛。

水蛭：咸苦平，有毒，入肝、膀胱经。有破血，逐恶血、瘀血，消癥通经的作用，且能通利水道，因其能蚀死血，可用于治疗血脉瘀阻。

虻虫：苦微寒，有毒，入肝经。有破血逐瘀，散结消癥之功。合水蛭入抵当汤治疗产后栓塞性静脉炎。抵当汤加减也可用于治疗子宫内膜异位所引起的行经腹痛，或瘀血经闭。

5. 温　药　类

温药，有甘温，也有辛温。凡温药均有舒发阳气的作用。气为阳，阳气舒发则气血流畅，气以通为补，故育补于温之中。常用药物如下：

豆蔻：辛温，入脾、胃经。温中散寒，祛湿除满。治胃腹疼痛、呕吐、恶心，不欲饮食。

白蔻：偏平性，入心、脾。气味浓厚，先升后降，温中下气，治胃寒痛、吞酸等证。因其性平既能温胃寒，也能散胃中湿热。

红蔻：温胃力较强，治胃腹冷痛。用于沉寒痼冷之胃痛效果最佳。

草豆蔻：辛温，入脾、胃二经。温中散寒，芳香健胃。温脾胃而止呕吐，除湿作用较强，主治霍乱吐泻，脐腹疼痛。合厚朴而消腹胀。

橘核：苦温，入肝经。走少腹两侧，故少腹两侧之寒痛用此为宜。妇科常用于盆腔炎（寒湿型）腹痛，取其温经散寒除湿。

荔枝核：辛温，入肝经。走少腹两侧，温经散寒，妇科多用于治疗盆腔炎。寒湿凝聚少腹两侧疼痛。此药在男子引药入睾丸，在女子引药入卵巢，所以合小茴香、胡芦巴、白芷、荆芥穗能温散寒湿，可用于治疗妇女输卵管积水。

吴茱萸：辛苦大热，有小毒，入肝、胃、脾、肾经。除能温中散寒，燥湿止呕，疏肝止痛外，尚能下行温暖胞宫，治疗血寒经闭、行经不畅、行经腹痛等。

肉桂：辛、甘、大热，入肝、肾、脾经。温中补阳，散寒止痛。可治胃腹冷痛，肾虚喘咳，虚寒经闭，经行腹痛，且能温运胃肠之积气。因其具有温经行血，化瘀生新的功能，妇科常用于治疗下焦虚寒、痛经、经闭诸证。

附子：大辛，大热，有毒，通行十二经。回阳救逆，温中止痛，散寒除湿。入附子理中汤可治经期虚寒之上吐下泻，腹痛绕脐之痛经。

6. 清　药　类

清药均属于寒凉药，有苦寒、辛凉、甘寒之分。寒者为阴，热者为阳，寒胜热以降阳气。故清可寓降。常用药物如下：

桑叶：甘苦寒，入肺、肝经。功能清肺泻胃，凉血燥湿，祛风明目。退表热治肺热咳嗽。因其性寒入肝故有平肝清降的作用。合菊花平肝阳上逆之头痛，适用于妇女经前或更年期肝阳亢盛之头痛、头晕、心烦急躁等症。由于配伍不同也可用于肝火、肝热上逆之实证，也可用于阴虚阳亢之虚证。

菊花：甘苦微寒，入肺、肝二经。功能散风清热明目。常用于解表热，治疗风热头痛，因其能清肝明目，合桑叶清肝肺之热。妇科可用于治疗经前期紧张症，更年期综合征，肝阳上逆，头痛心烦，急躁等症。

金银花：苦寒，入肺、胃、心经。功能清热解毒，主治温邪初起诸证，及外科疖、痈等症。妇科常用于治疗毒热感染、盆腔脓肿，或产后感染。银花炭可以凉血止血，治疗因血热而引起的崩漏。

连翘：苦微寒，入心经。连翘泻心经客热，去上焦诸热，为疮家圣药。治温病初起，表热不退，以及外科痈毒疮疡，皮肤痒疹等证。合麻黄、赤小豆为麻黄连翘赤小豆汤，以麻黄宣散发汗，连翘解心经之火，赤小豆利湿，泻心火，清利膀胱湿热而解毒。常用于治疗妇科盆腔炎急性发作和产后高烧，取其清热解毒散结之功。

蒲公英：苦甘寒，入肝、胃经。清热解毒消痈肿。妇科可用于治疗急性盆腔炎、乳痈、产后感染、产后栓塞性静脉炎等症。

败酱草：辛苦微寒，入肝、胃、大肠经。清热解毒，妇科常用于治疗急性盆腔炎、乳痈、产后感染、产后栓塞性静脉炎等。

黄芩：苦寒，入心、肺、胆、大肠、小肠经。清热燥湿，得酒上行，得猪胆汁清肝胆火。伍柴胡退寒热往来；佐白芍治腹痛下痢；配桑白皮泻肺热；同白术清热安胎；合橘皮、竹茹、半夏治妇女胃热上逆之妊娠恶阻；与阿胶同用，凉血清热安胎，治胎漏；协黄连治疗血热崩漏；合四物汤名为芩连四物汤，可用于治疗子宫肌瘤、阴道出血淋漓。另外单用黄芩二斤，醋浸 24 小时晾干，再用醋浸共计 3 次，研极细末，水泛为丸，名芩心丸，每服三钱，每日 1 次，治疗妇女绝经后经水复来，或用于断经效果尚佳。

栀子：苦寒，入心、肝、肺、胃经。清三焦火。入血分凉血清热，治妇科咯血、衄血、吐血、倒经、月经前期、漏血属于血热者。

黄连：苦寒，入心、肝、胆、胃、大肠经。黄连苦以燥湿，寒以胜热，入心经清心火，入胃肠清胃肠湿热，治胃热呕吐，胃脘痛，食欲不振，胸满痞闷，口疮，湿热下痢，烦躁不眠等。佐龙齿治心经有热不眠；佐阿胶滋阴清心热，治阴虚心经有热不得眠；佐肉桂治疗心肾不交之失眠；入血分清血中之毒热，治疗疮痈痒痛；佐藿香治暑湿夹热；合温胆汤降逆止呕而清热，主治胃热上逆妊娠恶阻。若为更年期经水不绝，或月经先期，可用芩连四物汤以清血热。

牡丹皮：辛苦微寒，入心、肝经。凉血清热，又能通血脉中之壅滞。桂枝偏温，善通血脉中寒滞，而牡丹皮气寒，善通血脉之热结。妇科常用于治疗月经先期、频至，产后发热，急性盆腔炎、产后栓塞性静脉炎、乳痈等。

地骨皮：甘淡寒，入肺、胃二经。入血分清血热，泻肾火，降肺火，又能养阴血，清虚热，刘老医生体会不但可用于阴虚发热，因其性寒而又能育阴，所以也可用于外感温邪发热。妇科可用于血热引起的月经先期。如清经汤，两地汤中均有地骨皮。或用于阴虚血热所引起的崩漏，或产后血虚、血热发烧等。

麦门冬： 甘微苦微寒，入心、肺、胃经。清肺热，养肺阴，生津止渴，合生地、玄参凉血清热生津。可治疗妇女月经先期量少。如经验方瓜石汤治疗燥热血涸经闭，用以滋阴生津。

石斛： 甘微寒，入肺、胃、肾经。可滋养胃阴，生津止渴，治疗胃热不欲饮食。入经验方瓜石汤可治燥热血涸经闭，也可用于胃热不眠，呕吐气逆，食欲不振等。也可用于治疗消渴症。

玄参： 甘、苦、寒，入肺、胃、肾经。养阴解毒，主治肺热咽痛。合生地、麦冬为增液汤，生津增液。妇科可用于治疗阴虚血热所引起的血涸经闭、月经量少。

7. 补　药　类

补药是指具有补亏益损作用的药物。包括补气、补血、补阳、补阴等药。甘药多有补气补血的作用。因其性温又能通阳，阳气主升，故补药多升；补阳药多辛温，以其辛温助阳也可育升。补阴药多咸寒，性属阴。升性较差，所谓补中育升者系指甘温通阳而言。常用药物如下。

人参： 甘微苦，微温，入肺、脾二经。补肺益脾，大补元气。治疗肺虚气短作喘，脾虚泄泻等证。妇科多用于治疗气虚不能摄血所引起的血崩，并且多与固冲药同用。大汗欲脱时，可用独参汤益气固脱。也可用于产后虚证。阴虚有热者慎用。

党参： 甘微温，入脾、肺二经。功用同人参。但温性较人参差，偏于补脾气。性平稳应用较广。可用于妇女崩漏、带下、月经前期、后错等，属于气血不足或虚寒型者。产后气血两虚也可用党参。

太子参： 甘微苦温，入脾、肺二经。益气健脾，温燥性较党参为弱，补而不燥。妇科常用于治疗月经淋漓、行经日久，月经先期、后错以及气血两虚等证。

沙参： 甘微寒，入肺、胃二经。补肺气，养胃阴，补而不热。多用于治疗阴虚胃燥所引起的虚证。妇科常用于阴虚血热所引起的月经淋漓、月经先期。

上述四参，急补骤补可用人参，温补可用党参，平补宜用太子参，养阴可用沙参。

黄芪： 甘微温，入脾、肺二经。大补元气。能升中气，入肺以补肺气。又能引肺气达于肌表以实营卫。补脾升中焦之气，使脾统摄有权。常用于治疗妇女崩漏及因脾虚引起之胎漏、习惯性流产等。黄芪又能益气固表。可治疗产后表虚汗出。配合当归则气血双补，可用于妇科气血两虚诸证。

白术： 苦甘温，入脾、肾经。苦温能燥湿，甘以补中，健脾和胃，为治疗脾虚之要药。妇科可用于治疗脾虚寒湿带下、月经淋漓，脾虚不能养胎之胎漏，先兆流产，崩漏以及阳虚湿盛之子肿等。

山药： 甘平，入肺、脾、肾经。功能健脾补肾，为平补之剂。多用于脾肾不足兼阴虚有热者。妇科常用于脾虚所引起的崩漏、带下。配台黄芩治疗先兆流产。有白术之功而无白术之燥。

当归： 甘辛温，入心、肝、脾经。有养血活血之功，治疗一切血虚诸症。血以通为补，因其具有活血之力，故能显示补血之效。常组成四物汤为妇科血证常用方药。合参、芪，名参芪四物汤，气血双补；合桃仁、红花为桃红四物汤，化瘀通经；配合羌活、川芎、秦艽可以活血通络治疗产后风湿痹痛。

阿胶：甘平，入肺、肝、肾经。本药一般均称性甘平，但是根据临床体会其性偏凉，故有滋阴清热养血安胎之功。入肺清肺热，治虚痨咳嗽咯血，入肝肾养血滋阴，治疗妇女崩漏、月经淋漓不止、先兆流产、胎漏下血。胎热重者配合黄芩，肾虚明显者配合川续断、菟丝子。配合艾叶名胶艾汤主治胎漏下血，但艾叶性温胎热者不宜。

酸枣仁：甘酸平，入心、脾、肝、胆经。功能养心宁神，又能敛汗。常用于治疗心气虚衰不眠。通过养心而扶脾以治心脾两虚，可用于崩漏，方如归脾汤。因其有养心气而又能舒郁结，故可用于妇人脏躁症。

远志：苦辛温，入肺、心、肾经。功能祛痰利窍，安神益智。养心以助脾，可用于治疗久郁伤心，精神疲惫，妇女脏躁症。

石莲：苦寒，入脾、肾经。功能健脾补肾，清胎热。此药为莲子坠入塘泥日久，得阴气较多，故为补肾固冲之要药。可用于治疗先兆流产，补而不热。

生地：甘苦寒，入心、肝、肾经。养阴凉血清热，合白芍酸甘化阴，滋养阴血。治疗阴虚血热月经前期。佐柴胡、丹皮凉血，治血热崩漏，合玄参、麦冬治疗阴虚血涸之经闭。

女贞子：苦甘凉，入心、肝、肾经。滋阴凉血，益肾平肝。合旱莲草为二至丸，合黄芩能清肝热，可用于治疗肝热上逆诸证。例如经前期紧张症、更年期综合征等。

旱莲草：甘酸寒，入肝、肾经。滋阴平肝，凉血清血热且能止血。合女贞子为二至丸，滋阴凉血，抑制肝阳，滋养肾阴，多用于治疗妇女由于肝肾阴虚所引起的月经先期、月经淋漓等症。且能用于治疗阴虚血热所引起的血压增高。若加桑叶、菊花清上的效果更好。

龟甲：咸平，入肝、心、肾经。滋阴益肾，多用于肾虚冲任不固，阴虚血热之崩漏等证。

鳖甲：咸平，入肝、脾二经。滋阴清热，多用于治疗妇女阴虚血热之低烧。又能软坚消癥，可用于治疗盆腔肿块等。

杜仲：甘温，入肝、肾二经。功能滋肝补肾，主治肾虚腰痛。炒炭可用于治疗妇女崩漏下血。与黄芪、白术同伍治疗习惯性流产属于肾虚不能系胎者。

续断：苦微温，入肝、肾经。补肝肾强腰脊，且能安胎，治疗肾虚腰腿痛，妇女崩漏、带下，以及肾虚不能系胎之习惯性流产等。若为胎热者宜慎用。

菟丝子：辛甘平，入肝、肾经。补肾益精，主治肾虚腰腿酸痛，以及先兆流产、胎漏、习惯性流产。其性平和，既能补阴，又能补阳。补而不燥又能生精，入五子衍宗丸，可用于肾虚不孕症。

覆盆子：甘酸微温，入肾经。主治男子阳痿，女子阴精不足，也能固冲涩精。

仙茅：辛热，有毒，入肾经。补肾壮阳，主治男子肾虚腰腿痛，女子阳虚经闭，因其药性较热，宜慎用。

仙灵脾：辛温，入肝、肾经。补肾阳，升发肾气而有兴阳之功，可用于肾虚经闭、不孕症等。与仙茅合四物汤、五子衍宗丸可治疗席汉综合征。

巴戟天：辛甘微温，入肾经补肾阳，妇科用于治疗肾阳虚阴精不足，月经量少，经闭等证。

肉苁蓉：甘咸温，入肾、大肠经。补肾气益精髓，调补冲任，主治肾虚所引起的腰腿酸痛，下肢乏力，妇女月经不调。因其性滑润，与当归同用可以润燥通便，主治血虚津枯，产后大便难。

鹿茸：甘咸温，入肝、肾经。入肝以养血，入肾以补精。主治营血虚亏，腰背疼痛，健忘，怔忡，或妇女经血不足之闭经，以及肾虚肾寒不能固摄冲任之崩漏下血，月经量少或淋漓不断。因其为血肉有情之品，能补肾填精，故能补督脉，填补脑髓，使人精力充沛。

8. 泄 药 类

泄药多属苦寒之剂，苦则能泄，寒则能清，但也有苦温之泄剂，苦以泄下，温能泄水。常用药物如下：

大黄：苦寒，入脾、胃、大肠、心包、肝经。泄腑热通大肠，润便化燥结，又能入血分活血破瘀。治疗妇女血滞经闭。合桃仁、水蛭治妇女产后栓塞性静脉炎。入八正散治产后或手术后尿闭不通属于实热者。

芦荟：苦寒，入肝、胃、大肠经。通腑泄热，清泄肝火，通大肠，化燥结。常用于治疗妇女经闭不通属于肝火上逆者，以及经前期、更年期肝火上逆所引起的头晕、头痛等证。对于肝阳外泄之实热汗出者也可选用。